U0165846

我們正在毒害孩子
Poisoning Our Children

原著／Nancy Sokol Green　譯者／程樹森　審訂／陳東隆

五南圖書出版公司 印行

譯者序

　　環境醫學是一門實用性的新科學，其源於日益嚴重的毒性化學物質污染環境所引起的人體健康問題，亦即所謂的環境疾病。身為環境疾病專科醫師除須具備基礎醫學的基本素養及接受完整的專業訓練外，本身尚須有敏銳的觀察力、正確的判斷力及豐富的環境疾病診斷經驗，方能確實掌握環境疾病根源，而對症下藥。據統計，平均每人每天所接觸到的化學物質種類超過五百餘種，雖然人體具有新陳代謝及中和化學物質的正常生理功能，惟一旦身體接受的劑量超過了人體能夠承受的最高限度時，環境疾病就會發生。

　　本書作者身為一位教育工作者及母親的雙重角色，將居家生活中因不當使用化學物質而引起環境疾病的親身經歷，現身說法，並將這些慘痛經驗提供給全天下的父母們分享，同時亦將其對兩位女兒的保護措施，貢獻給每位為人父母者，在此僅將本書作者所急欲表達的重要理念略述於後：

　　一、市售家用化學產品並非絕對安全。

　　二、政府尚未列入管制的化學產品，並不意味是安全無虞的。

　　三、化學產品所標示經測試合格的報告，不可盡信。

　　四、化學產品標示之主要成份雖不含有毒物質，惟並非表示其真正不存在。

　　五、有多種化學物質會引起慢性的環境疾病。

　　本書內容翔實生動，作者嘗試以其未經正統醫學專業訓練的立場，將一般生活上經常使用的化學物質所產生的環境疾病影響，鮮活的提供讀者共享，急切呼籲每個家庭應謹慎選用化學產品，並儘量減少暴露於有毒化學物質的機會，同時特別強調每個家庭的父母，應認清生活上使用的化學產品的毒性類型及緊急的處理方式，並應視提供家庭中每個兒童一個健康、安全的生活環境為責無旁貸的使命。

　　本書自國外出版以來，備受推崇，其原因不外乎是作者以本人深受其害的親身經歷為骨幹，同時扮演慈母的角色，對家庭中兩位女兒呵護備至，具有相當的說服力。本書的推出，相信對於每個家庭父母親們應能產生具有正面性的教育功能；同時，本書亦可視為家庭必備的醫學百科全書的部分參考資訊，對提升所有家庭的健康及整體環境的安全性應有相當大的助益。

致謝詞

本書的順利出版及個人的病情痊癒，全賴許多人的熱心幫助促成。

在此我要特別感謝父母親對我付出無盡的關愛及支持，以及兩位愛女窩心的笑容和鼓勵的擁抱，還有祖母對我難以置信的貢獻及特別的愛護，兩位姊妹對我家的照顧之情，兩位好友不可思議的友情，兩位專家對於針灸治療的協助及關心，兩位醫師提供有關環境疾病及毒性化學物質的珍貴資訊，加上出版社遵守約定，才使本書得以順利出版。最後，感謝我鐘愛的、支持我的丈夫，他是在黑暗中指引我回家的一盞明燈。

序言

過去二十年來，我有機會參與治療包括我自己在內以及其他數以千計不幸罹患環境疾病（Environmental Illness，簡稱EI）的病患，而他們又是如何得知自己身染此病呢？遺憾的是，絕大多數的病患並不瞭解自己的病情。前來就醫的患者，通常都有某些特別的症狀，例如：頭痛、注意力無法集中、不自覺的沮喪及慢性疲勞等，除此之外，他們也因為罹患慢性鼻竇炎、哮喘、結腸炎、濕疹、關節炎及許多其他症狀而前來就診。

環境醫學與臨床醫學在本質上是相同的。在傳統醫學裡，一位內科醫師往往根據一系列的症狀，完成病史研究及健康檢查，再根據這些資料進行診斷及開處方，甚至建議病患實施外科手術不控制病情。相反的，環境醫學醫師所看重的並不是疾病的「名稱」，而是如何去探索解決「病源」。此外，現在已經有許多方式得以發現，可能引發某些反應的環境因素及生化缺陷，藉此我們可以避免使用藥物，真正一勞永逸地擺脫許多病症的糾纏。

當我們的病患前來就醫時，其中大多數已陸續更換過十二位以上的醫師，病患為了早日減輕病情，只有將來希望完全寄託在醫師們所開的處方上，然而這些患者發現藥物並不能帶給他們健康，重要的是他們必須發掘真正的「病源」所在。

當這些病患獲悉自己真正的「病源」是——對灰塵及微菌過敏，或對某些食物、酵母菌及化學物質過敏，甚至是因為缺乏基本營養素等，都很驚奇，然而對此我很少感到驚愕。

為什麼人們對於某些化學物質變得特別敏感？究其原因，可能是因為我們這一代生活的環境四周都充滿了太多的化學物質吧！平心而論，根據家庭和辦公室的環境條件，以及我們食物和飲用水的供應管道分析，估計平均每人每天所暴露的化學物質超過五百種，某些人對於這些化學物質較其他人易受傷害。

在正常情況下，人體具有代謝及中和侵入體內化學物質的能力，然而一旦人體所接受的化學物質超過自然的中和劑量時，解毒功能就難以有效運作，環境疾病於焉發生。

人體對於某些化學物質的反應，只是生理代謝或處理入侵的化學物質，並有效去除它們。人體對於有效清除化學物質的最大阻礙，是生化解毒路徑（biochemical detoxification pathways)存在太多有競爭性的化學物質。當解毒系統本身功能由於人體養不良而減少弱時,情況就會更加惡化(畢竟我們是食用這些前所未有的加工食物的第一代)。

多數飽受化學性過敏所苦的病患,均異口同聲表示,假如他們事先瞭解農藥、家庭化學劑、加工食物、城市用水、牙科用汞劑及其他公認具潛在致病危機的物質,就不會讓自己重複暴露於那些化學物質中,而變得易受傷害。

誠摯感謝 Nancy Green 女士與我們分享她農藥中毒的故事 並提供我們學習的借鏡,藉此做為我們脫離毒性物質威脅生活的重要指針——她的故事是我所聽過上百宗悲慘故事中的典型例子。

本書可謂是近十年來對於美國家庭幫助最大的書刊之一,Nancy,謝謝您提供給我們這麼好的資訊。

Sherry A. Rogers /醫學博士
東北環境醫學中心

原著序

　　若干年前，我幾乎不可能去接觸閱讀有關化學物質的書籍，更遑論從事寫作了。畢竟我近似「雅痞」式的生活型態，並不能幫助我對於無數種化學物質進行徹底的評估，以至於讓它們干擾了我的正常生活。

　　假使我能事先瞭解自從第二次世界大戰以來，陸續發展出來將近七萬種以上的新化學物質，或許我就能認真思考它們對於我們居家生活的影響層面，畢竟圍繞在我們周遭的人、事、物，在在使我天真的以為我的生活方式是絕對安全無虞的。

　　我不曾看過校園內有任何危險告示，或於陳列、販賣清潔用品及農藥的超市有警告標示，亦未曾在電話簿上看過，提供殺蟲、清潔地毯或其他許多仰賴化學物質的服務業項目之後有警告標示。簡單來說，我認為販賣一項產品或提供一項服務，在本質上必須是安全的，然而，現在我確信這種想法可以說是眾多不可能實現的神話之一。

　　為了瞭解這點，我們可以調查某些通常使用在除蟲方面的化學物質，例如：（Triclopyr 與肺癌有相當關聯）、二嗪農（Diazinon 與許多神經中毒效應相關）、草甘膦（Glyphosate 與腎腫瘤及皮膚、眼睛刺激有關）、噁蟲威（Bendicarb 與過度活動力及視力問題相關），以及毒死蜱（Chlorpyrifos 與神經中毒效應相同，包括學習障礙）等。但是這些有毒化學物質並非侷限於農業，而是幾乎無所不在。

　　舉例來說，美國每年生產將近九十億磅的甲醛，該化學物質已經主宰為動物性致癌物質，目前雖然尚未主宰對人體有致癌性，但甲醛會引起頭痛、流眼淚、氣喘、支氣管炎、關節疼痛、方位感喪失、胸部疼痛、心悸、慢性耳朵感染，頭昏眼花及鼻竇炎等症狀。姑且不論甲醛的毒性如何，許多一般家用產品中，皆可發現它的蹤跡，包括：除臭劑、空氣清新劑、洗髮精、漱口水、牙膏、化妝品、整形用石膏、繃帶、面紙、紙巾、牙醫用圍兜、尿布襯裡、衣服、窗簾、地毯、三夾板、油漆、壁紙及其他產品。

　　根據加州公共利益研究團體估計，美國每年生產總數將近二千五百億磅的合成化學藥品，然而，直到最近媒體才真正開始將生活上許多不同化學藥品的不利影響呈現給大眾。事實上，在不久之前，我看到電視台播放由「母親及追求適宜

居住星球成員」組織（由梅莉，史翠普擔任主席）所製作編輯的一個電視特別節目，該節目部分表演秀，由女星貝蒂・米勒擔綱，她以充滿活力的神情登上舞台，同時笑容可掬地一面踱著舞步，一面告訴觀眾，自從她成為該組織會員以來，已經收斂個人行為甚多，但是當她邊唱邊說著如何關愛這個星球時，仍拼命揮動著塗滿鮮紅蔻丹的手指。當時目睹此景，我有一股莫名的衝動真想大喊說：「貝蒂啊！貝蒂！妳可知道指甲油的主要成份是丙酮及甲苯？這些化學物質會影響神經系統，亦可能會導致聽力受損或不正常的肝腫大。」

　　但是米勒女士就像眾人一般，可能不曾想過指甲油內的化學成份為何（或是根本不認為裡面含有任何有害物質），甚至不會想到當她的女兒坐在她身旁看她塗指甲油時，很可能已經吸入了這些化學物而受到影響。

　　對於有毒化學物是如此深入我們的居家生活，是令人非常震驚的，部分理由是因為我們從未重視化學物的過分使用問題，究其原因是醫學界尚未承認這些化學物對於人體所造成的影響，只有少數內科醫師們經過環境醫學的專業訓練後，才可能稍稍認識疾病與環境中的毒素之間的關係。

　　不只是因為醫學界對毒物不做任何警示，使我們誤認周遭任何事物都是安全無虞的：甚至政府機關對限制或禁用化學物質的相關法令之欠缺，也削減了我們對於日常生活用品的警戒度。但是歷史教訓我們，政府未規範的產品，並不意味是安全的。回溯至一九一四年，著名的石綿危害性曾迫使壽險公司拒絕受理石綿工作人員有投保，然而，直到近六十年之後，政府為保護人們免於受到石綿所帶來的危害而制定的管制標準，才終於被制訂出來。

　　製造廠商一再陳述產品已經通過測試的論調，往往使得消費者對於每樣產品皆符合安全的錯覺又加深一層，但是消費者經常不被告知所謂的測試其實是相當有限的。舉例來說，今天市面上大多數的產品鮮少測試過任何有關慢性傷害的實驗；且測試往往由產品製造商自行主持，而非由獨立或政府研究部門來執行，因為政府本身人力或預算不足，故許多製造商經常主導自己的工作，其中化妝品業願意承擔所有測試結果的責任，即為最具代表性的範例。

　　產品標示詳列產品所有成份，或許可使消費者稍覺安心，至少我們可以「想像」標示內容。事實上，農藥製造商業僅需列出所有的「活性」（active）成份，

即使某些時候「惰性」（inert）成份是該產品的主要成份，在某些情形下更高達百分之九十九以上的比例，但製造商往往以惰性成份是商業機密之故，而不必列出。然而，許多惰性成份屬於毒性物質，會造成嚴重的健康威脅，舉例來說，美國環保署（EPA）的幕僚群曾經提出滴滴涕（DDT）是業經證實具有毒性的公告禁用化學物質，但其本身在多數農藥配方中即屬惰性成份。因此，只因有毒化學物未經標示，並不表示產品中未含該種物質。

許多人已經被有毒化學物質所影響，一份根據美國消費者商品安全委員會的報告指出，單單在一九八八年醫院急診室所處理的病患中，就有超過兩千名傷者是與家用氨水有關（有將近百分之四十的病患是五歲以下的兒童），也有將近九千件意外事故與家用漂白劑有關（有超過百分之六十的病患是五歲以下的兒童），還有九百名病患與家具亮光漆、爐具清潔劑及紡織品處理商品有關（以下所有病患皆為五歲以下的兒童）。這些統計數字僅代表急性患者，並未將慢性患者考慮在內。

幸運的是，父母們可設法減低家庭暴露於毒素的劑量，不必等到任何實驗結果發表或政府改變政策。事實上，父母們可以立即改變家庭的政策，因為子女及家人的健康與幸福，是決定一切的因素。

有鑒於此，我決心以兒童為本書的重心。因為成人們往往會為某些對他們子女有不利影響的事物，才會激發他們接受新資訊，而他們對本身權益就不一定會如此熱心。

本書所有的內容，完全來自我及家人的親身體驗，希望這些親身體驗能使讀者在閱讀時感覺較為生動活潑。但是只描述我們的經驗，及提供一些統計資料和已知的事實，並不是我編寫這本書的唯一目的，倘若本書的內容不能提供高應用性、生活化的替代方案來喚醒父母們的話，其價值就有限了。因此，在每一章我除了列出與毒物有關的問題外，同時亦提供了減低生活中暴露於毒物劑量的解決方法及替代方案。

身為人妻及兩位幼兒的母親，我有強烈的動機想要幫助其他家庭瞭解這些資訊。假如我能早些瞭解本書內含資料的一半，今天我本身的健康及家人的幸福也許就會大不相同。我誠摯盼望大家在獲取這些資訊後，可以避免重蹈覆轍。

I

即使某些化學物經本書證實為安全的，我仍不認為實施我所建議的替代方案是浪費時間，因為這些建議僅可以改善我們的健康，尚能幫助瀕臨極度危險狀況的地球減輕某種程度的威脅。換句話說，萬一這些化學物經證明是致命性的（大多數人強烈認定會發生），這些改變可以確保多數家庭的健康幸福，同時可以為我們的下一代保存這個星球。

　　身為家長，我有足夠理由預測最糟的情況——商品的成份的確含有毒性，但是，我仍然可以選擇購買無毒性的替代產品，讓我的子女使用最安全的。當我坐著寫作，同時開始承諾要減少我們生活中的毒素起，我曾經思考著一件事，那就是雖然在女兒生活的環境四周有無數的化學物質，我還是要將毒素趕出她們的生活。我相信，我們可以依據各人的經驗，將生活的有毒物質排除，尋找另一種無毒性的替代物或解決方法。

　　對於尋求毒性商品替代物的決定，全依個人意願而定，對我個人來說，我不會再讓我的孩子成為商品毒性的試驗品。（事實上，我瞭解自己完全不願意藉由購買一般商品到毒性商品，而付出使孩子加入測試小組的代價。）同時，我和我的家人非常樂意以身作則，嘗試過著無毒性的生活方式。希望在不久的將來，無毒性的生活方式將不會被視為一種生活上的挑戰或試鍊，而是一種標準化的生活方式。

環境疾病認知測驗

1. （　）環境疾病是_____。
   (A)源於重複暴露於環境中一種多種化學物後，所產生的身體
   狀況。
   (B)因居住於擁擠的市區，而引起的精神狀況。

2. （　）環境疾病通常難以診斷，因為_____。
   (A)大多數醫師僅受傳統醫學訓練，僅有少數或幾乎沒有醫師
   受過環境醫學訓練。
   (B)環境疾病的測試功能有限，且倍受爭議。
   (C)多種環境刺激原可引發多重的病症。
   (D)以上皆是。

3. （　）某些人較其他人對化學性物質敏感，因為_____。
   (A)他們的免疫系統已因外科手術或慢性病而削弱。
   (B)他們體內能與環境刺激原相互反應的特殊酵素，天生就比
   正常人少。
   (C)他們曾經大量暴露於毒性物質中。
   (D)以上皆是。

4. （　）對於食物及化學物所引起的不良反應有_____。
   (A)情緒不穩。
   (B)過度活動。
   (C)記憶力減退。
   (D)以上皆是。

5. （　）新建築物或居所會觸發環境疾病乃源於_____。

(A)建築材料中所溢出的化學物。

(B)新家具及亮光漆中所揮發出來的化學物。

(C)新地毯所散發出來的化學物。

(D)以上皆是。

6. （　）根據國家科學院的估計，有_____的人口有某種程度的化學性敏感。

(A)百分之二。

(B)百分之十。

(C)百分之十五。

(D)百分之三十五。

環境疾病認知測驗解答

1. **答案：(A)**
   環境疾病乃由於個人對於一般環境中化學物的不正常反應所引起的結果，罹患環境疾病的患者會發生不良的過敏反應，往往會影響皮膚、眼、耳、鼻、喉嚨、肺、胃、膀胱、陰道、肌肉及關節，甚至包括腦部的中樞神經系統。

2. **答案：(D)**
   非常不幸的，不僅大多數醫師未能認識環境疾病，某些醫師更否認它的存在。環境疾病難以診斷的主要原因，在於對環境刺激原的反應會有延遲，有時甚至長達二十四小時，而且多種的刺激原會引起多樣的症狀，在這些情況之下，往往醫師們或病患都無法清楚地分辨刺激原和症狀間的類型及相關性。

3. **答案：(D)**
   已被削弱的免疫系統及反覆暴露於毒性化學物之中，會增加個人化學性過敏的機率，然而遺傳因子往往也涵蓋在內，每個家庭至少有一位成員帶有某種型態的過敏反應。在許多情況下，個體皆有顯示過敏的潛能，但直到個人身體所接觸到的化學物超過負荷之後，才會開始出現健康問題。

4. **答案：(D)**
   情緒不穩、過度活動、記憶力減退、焦慮、沮喪、妄想狂及暴躁等，為化學性反應的一般症狀。

5. **答案：(D)**

   許多隱藏在新的建築材料、家具及地毯中的化學物會引起環境疾病。然而，室內空氣污染（這些化學物排放的結果）很少發生，即使有，也會被監測到。室內空氣污染在現代化、能源使用效率高的建築物內情況最糟糕。

6. **答案：(C)**

   許多人為化學性過敏深以為苦，甚至並不瞭解它的成因，因為他們很難將症狀及環境刺激原聯想在一塊兒。例如，一個人在前往購物中心採購而感到頭痛時，並不會考慮到這可能是因為散布在購物中心的過量甲醛所引起的。然而，像頭痛等輕微反應，應該視為對未來潛在問題的警訊，因為即使暴露於微量的化學物中，也足以觸發更嚴重的不良反應，因而罹患環境疾病。

目錄

Contents

目錄

Contents

目錄

Contents

目錄

Contents

第 一 章

一位媽媽的故事

我自認為是一位好母親，我為女兒誦讀許多故事，以激發她們的想像力；很謹慎地篩選褓姆；帶她們外出旅遊；甚至還變換職業，以便能有更多時間在家陪伴她們。

我有些朋友或許認為她們是比我更好的媽媽，所謂母親即是全年哺乳無休；將孩子放置於購物推車前，她們一定會先行擦拭清理一番；更不會把幼兒交付予除了家庭成員外的任何人。身為母親，我們每一位皆為確保我們的子女能擁有健康、美好的生活，而做出我們認為最佳的選擇。

但忽然間，自從一九八九年元月份起，我不再標榜我自己是「好媽媽」了。這是頭一遭，我體認到過去我所做的決定，已經對我的家庭幸福造成了極大的危害，同時我也終於明白，為什麼我會病得如此嚴重。

混沌不明時期

一九八八年一月，我感到身體不適，同時第一個症狀發作了，我的胸部竟然開始分泌乳汁！這原來不值得大驚小怪——在整整二十個月前，假如我還未停止哺育我最小女兒的話——但是突然我的胸部竟充滿了乳汁。幾乎在同時，我注意到我的身體即使在冬季也會大量排汗，這實在深深困擾著我，因為在過去正常情況下，即使是大熱天，我也從未使用過體香劑。除了前述兩種特殊症狀之外，我感覺還過得去，但為了安全起見，我仍然和醫師預約了門診時間。

那位醫師幫我進行了多項血液檢驗，檢驗結果顯示，我「可能」罹患了腦下垂腫瘤。身為兩個幼兒母親的我，這無異是我最不願聽到的結果了。但與其恐慌不已，我還是決定再次就診。

然而，第二位醫師基本上同意先前的診斷，我陸陸續續前往診治多次並提出許多問題，之後我仍然同意按前一位醫師所建議的藥物治療法去進行，期盼能使腫瘤委縮。

將近一週之後，我的產科醫師通知我，說我做過的第二級乳突抹片檢驗結果顯示，我的子宮頸存有前癌細胞，因此需要接受雷射手術，醫師

一再保證手術過程極為安全,可以清除所有的前癌細胞。我雖然還是相當憂慮,但是再一次的,在我詢問過許多問題之後,我仍然又同意遵循醫師的建議。

秉持著事事如意的信念,我明白實在沒有必要因為動手術之事而取消家中原訂舉行的晚宴派對,我也認為不需要由丈夫陪同前往接受手術。但是當我的腿伸在腳鐙皮帶上,身體躺在檢查檯上時,我不得不承認,並開始祈求,早知道我就不這麼獨立自主了。

眼見醫師抵達雷射儀器旁時,我突然強烈地渴望丈夫在身旁。看見雷射儀器是使我想到了小火炬,同時在我心裡仍然還不能接受我早已躺在那兒的事實,而醫師正按部就班地灼燒我那已經麻醉了的子宮頸。當我看到醫師手持威力強大的雷射刀正一步步接近我敏感的子宮頸時,我心中感到一陣陣的憂慮。我以幾乎神經質的語氣詰問:「嗯!大夫,你不會在這個節骨眼上打噴嚏吧?」

就如我所預料的,一切都非常理想,手術完成後,我返家準備晚餐,以便招待我的賓客,自以為凡事都會很順利。但是,三天後情況有了變化,我開始經歷一陣一陣的頭昏眼花、虛弱及嚴重的口乾舌燥。這些症狀會延續好幾個小時,然後又突然地消失無蹤。直到身體連續幾天經歷有如乘坐去雲霄飛車般的極端變化之後,我開始懷疑所謂治療腦下垂體腫瘤的藥物,可能是引起這些症狀的罪魁禍首,於是我轉而求助於內分泌醫師。

那位醫師同意我可能是藥物引發的過敏反應,故而建議我減少服藥量。然而幾天之後,我的症狀仍然未曾稍減,於是他建議我暫時停止服藥,他會設法尋求其他適合我服用的藥物,而且保證只要減少先前的藥物治療就會開始感覺好過些。他充滿自信地鼓勵我持續進行既定的週末家庭旅遊,並一再強調只要我停止服藥及登山之後,我一定會覺得更舒服點

兒。

但實際上，事與願違，因為我在小屋裡耗盡了整個星期五晚上及整個星期六，甚至是躺在床上度過假期的。說我僅是頭痛實在不足以描述我所經歷的要命疼痛，它的感覺就像有人一再將一顆保齡球丟在你的頭上一樣，罹患頭痛對我而言的確是種新的經驗，過去我總是自誇，生產阿斯匹靈的公司要想靠我這類顧客生存的話，鐵定會血本無歸。我深信那個週末為了證明一切，使我付出了慘痛的代價。

令人難以置信的，週日上午頭痛竟然消失了，雖然我仍未感覺完全復原，但我覺得自己足以加入家人的登山之旅。吃完早餐，我們就朝山區小徑走去，但是當我們尚未走遠，我就覺得似乎有小量的尿液從體內慢慢流出，當我坐下時，狀況就會停止；而一旦我站立時，則情況又再度發生。不久後，就在山裡的小徑某處，我發生了陰道出血症狀。

大家第一個反應就是以最快的速度返回小木屋，並經包紮後再送醫。然而，當我們剛剛返抵小木屋時，我就開始大量出血，我瞭解必須直接前往當地的緊急救護站。到達那兒之後，救護員立即為我吊點滴，並將我安置於車後。當我發現自己正被送下山前往距離當地將近四十哩遠的最近醫院時，我感覺這整個事件似乎是那麼虛幻。

第一次住院

急診室的醫師在檢查完畢之後，告訴我說，出血現象係由於我的子宮頸過雷射手術後的併發症，為了止血，他仍要進行手術。因為我對這位醫師及這間醫院是一無所知，所以我堅決表示我想回家求助我的家庭醫師（將近兩小時路程）。但是一位和藹可親的護士，以柔和的語氣告訴我：「親愛的，我可能會撐不到家。」按我當時仍不斷出血及在檢查檯

上以厚重的止血墊不停地吸收出血的狀況來判斷，我知道她所說的可能
是正確的。

　　當時我同意在當地醫院接受手術，因此就結束了全家暫時隱居山林的
活動，但是我想至少最壞的情況即將要結束了。第二天一大早，腦中謹
記著醫師所交代的不要起床要多休息的囑咐，我辦理了出院。

它

　　回家後不到一天，我又開始感覺比在住院時還要虛弱及難受。我的眼
皮浮腫，而且又頻尿，然後在幾天之後，全新的症狀開始出現。例如，
有一天下午，我的左腿上下突然發生痛徹心扉的神經痛，疼痛的程度相
當厲害，痛得甚至無法走路。另一個下午，當我正在觀賞電視脫口秀節
目時，我的胸部感到灼熱，而且有一陣陣異樣刺激的感受瀰漫著全身。

　　對於近來各種奇怪的症狀，我十分地掛慮，因此又延請了醫師診療，
他認為似乎像是焦慮症。這對我來說完全不合理，不僅我以前未曾經歷
過任何類似的焦慮症狀，而且實在難以想像在觀賞平凡無奇的脫口秀時，
會有什麼令我焦慮不安的因素。還有更奇怪的症狀發生了，但每一次發
病總是來得快也去得快──除了被某些其他病所取代。於是我開始稱我
的病為「它」，因為我的確不知道「它」究竟是什麼毛病，或是何時或
者何地「它」會發作，我一直將我的情況比喻為似乎是一個人不停地被
邪惡的女巫所毒害。

　　當我愈來愈虛弱，症狀種類也愈來愈多，就醫的頻率也愈來愈高。當
我從山上返家之初，我的內分泌醫師即安排腦部斷層掃描來判定到底是
否罹患腦下垂體腫瘤，掃描結果竟然是正常的，我沒有罹患腫瘤。

　　在接下的兩週內，困惑的內分泌醫師將我轉診給其他專家。除了多次

就診於內分泌醫師及產科醫師外，我還求診於腸胃科醫師、心臟科醫師、家庭醫師及內科專家。每一位專家都有他個人的診斷——愛迪生氏症、狼瘡、克羅恩氏病、後天免疫系統不全症候群（愛滋病）及愛潑斯坦——巴爾病毒等。每當我等待各項檢驗結果時，我都會託丈夫為我買些醫學用書，使我可以熟悉每種被提及的疾病。但當我讀完每本書時，我發覺僅有少數症狀適用在我身上，沒有一種疾病似乎可以真正涵蓋我所有的症狀。更令人困惑的是，我經常與某些疾病有關的一般性基本症狀不相符，這不令人驚訝，直到不斷探索、刺激及安排一綜合性檢驗之後，沒有一位醫師可以證實任何一種疾病。再者，根據血液檢驗及多項診斷過程結果顯示，我是健康的。

然而，我卻一點都不感覺健康，當我還在沉思到底下一步行動該如何進行時，有一天午後，突然一種新的、令人震驚的症狀發生——我開始感到呼吸困難。我仍盼望這種症狀會像其他發生過的症狀一樣，來得快去得也快，但是我的呼吸情況愈來愈糟，直到我因為缺乏足夠的氧氣而竟然無法說話時，我才延請醫師診治，他說我必須前往醫院急診。

第二次住院

急診室的醫師檢視我的病情，並安排一系列的檢驗，包括：心電圖、胸部 X 光及肺活量測試。三個小時後檢驗結果顯示——陰性反應，根據檢驗結果，我的病情尚可，我仍然可以看到醫師站在一旁告訴我丈夫，他實在已經沒別的法子可想了，我只能在病情轉劇時再來醫院診治。

僅因為一次呼吸困難就弄得氣喘噓噓的我，勉強張開肥大、腫脹的眼皮看著醫師，實在不敢相信我所聽到的一切，病情還能比我目前的情況更糟嗎？毫無疑問的，我已是極度虛弱，百病纏身，同時呼吸極度困難，

對醫師來說,他已經有肯定放棄醫治我了。

回到了家,我不死心,想對過去種種發生的情況尋求合理的解釋,我總以為凡是人生了重病,就應該前往急診室「求助」,所以我把白天所發生的事情合理化,藉此說服我自己,我確定是感染了某種有害病毒。我得到的結論是:病毒由於我的失血而日益頑強,而這些整體衰弱的病情,進而影響了我的呼吸。畢竟,我提醒自己,即使是醫師也常承認他們對病毒的瞭解不如想像的多。

第二天,我的情況更惡化了,由於先前白天經歷的事件,我決定不去急診室,事實上,我虛弱的身軀,實在沒有把握有足夠的力氣登上車,就在那時候,我和我丈夫都決定尋求其他替代的醫療資源,因為我們對於整體醫學或哪些醫師開業幾乎一無所知,故只有依賴電話簿來做覓醫的指示。

漫長的三週

當我因虛弱得臥病在床及呼吸不順而難以開口說話時,我妹妹幫我查詢電話簿,當她翻到「針灸」的那一頁,撥通第一個號碼時,她一面搖著頭,一面與電話另一端的人說話,當她掛上電話時,她說時,她說實在「太怪異」了;接著,在試撥第二通電話時,我看見她的臉上浮現笑容,她說 Nobo Asano 醫師會來我們家看我(我必須承認我喜歡被一位日本針灸醫師診療的點子,因為它似乎較為可信)。

自此以後,Asano 醫師開始定期診治,每隔一天他會在我虛弱的身上扎許多針,並讓我喝不同種類有治療性的茶。在這幾週裡,我幾乎不能進食,甚至有時候連喝水都困難。現在我虛弱得連穿衣服都需要我丈夫幫我,看著我自己時,我簡直不敢相信僅僅在短短幾個月前,我還是球

場上生龍活虎的網球健將，在奧林匹克級的泳池中盡情戲水，同時協調一個全國性的基礎教育計畫。一個人健康和生命的改變怎麼可能如此快速？

我認為每次經過針灸治療之後，病情都會有些許改善，但是直到 Asano 醫師突然返日探視他生病的母親前，我真的並不瞭解他對我病情的減輕有多大的幫助。從那時起，不論是否使用氧氣鋼瓶，我都幾乎不能呼吸。幾乎每一個清醒的時刻，我都靜靜地躺在床上，目光集中在牆上某一點，只要我維持在催眠昏睡狀態下，我會稍微感到呼吸順暢些。但是經過這種不可思議的精神集中狀態下五天之後，我感覺精疲力盡了。我耗盡了我體內每一滴的精神能源，不管我曾經嘗試相信我只是感染了有害的病毒，也試著回想所有的專家都找不到我有任何毛病，我還是害怕我的病情愈來愈嚴重。因為不能說話，所以我潦草的寫了一張紙條，請母親打電話給我原先的內分泌醫師，問他願不願意再來家裡一趟。

在這個時代很難相信一位醫師肯親自回病患電話，而這位具有高度同情心的醫師竟滿口答應。事後他曾告訴我丈夫，當他看見我虛弱的病情時，他深受震撼，因為僅僅在兩個月前，我曾笑容滿面地走進他的診所，並以開玩笑的口吻說我的副業快變成奶媽了（因為我的胸部正分泌乳汁），但是現在的我，是一個戴著氧氣罩、久病不癒、憔悴衰弱的女人，即使想跟他講悄悄話也是不可能的。

醫師強調我必須馬上住院，他向我們保證尚有其他呼吸有關的檢驗，而急診室醫師沒有做的，他會親自協助我們直到醫院為我安排妥當為止。儘管對於醫院及專家實在沒什麼信心，我還是勉強同意前往就診。實際上，我實在不知道還有其他什麼選擇。

第三次及第四次住院

辦完住院手續之後，我見到了內分泌醫師推薦的肺部專家，他並未激起我更大的信心，尤其是當他提及他身為醫師，偶而也會因為壓力過大而產生呼吸困難的現象。然而，儘管他心中隱藏些許疑點，他還是按照我的醫師的要求而安排多項檢驗。

那天稍後，我進行了痛苦難捱的肺功能檢驗，當結果顯示是氣喘時，一位興奮莫名的技師急著找尋肺部專家，那位肺部專家正值班的夥伴也證實我的確罹患了氣喘，儘管半信半疑，我們仍忘形地吶喊，終於一切真相大白，我為什麼不能呼吸，我的病是可以診治的！

醫師開出治療氣喘的處方，而我也馬上開始接受治療，這種藥物治療對我而言是一種重要的刺激原，自此以後，即使喝咖啡也難以習慣。在歷經因缺乏足夠的空氣呼吸而不能開口說話的一個月之後，情勢逆轉，現在你無法叫我閉嘴。我不僅興奮終於診斷成功，同時也對於即將出院返家而快樂及狂喜。

不過快樂及狂喜卻極短暫，在二十四小時以後，我又感到呼吸不適，起初我以為服用的治療氣喘藥物劑量不夠強，其原因為服藥劑量乃因病患而異，於是丈夫和我打電話給診所，卻未能接獲肺部專家的回電。後來我與內分泌醫師在電話中交談結果得知，兩位肺部專家對我的診斷結果意見不同，第一位肺部專家並不確信我罹患了氣喘，第二位則診斷出我罹患了氣喘，而給我藥物治療的第二位專家因為我不是他的病患，故現在起已經不再支援我的診治了。這的確令我感到困惑及挫折，但更糟糕的是，我的呼吸愈來愈困難了。我們又嘗試打電話給第一位肺部專家，好在他終於在當晚八點整回電，他認為我應該前往急診室——假如我覺

得有必要的話。午夜時分，我們認為沒有別的選擇了。

這是我在三週前第一次因不能呼吸而就診的同一間急診室，然而這次情況卻是大不相同。我想說的是，兩天前我已經被診斷為罹患氣喘，其次，我知道醫師們為我注射甚多副腎素，以至於我的脈搏跳動高達一百五十次以上，並且身體不停地顫抖。我想這種「治療法」跟不能呼吸的情況同樣糟糕。五個小時之後，我帶著疲憊的身體返回家門，雖然我的病情稍有起色，但是我仍然覺呼吸不怎麼順暢。

那一天大早，我們與先前肺部專家約了時間會面，商討由急診醫師所建議的藥物治療。因為在八個小時前，我曾在急診室接受了氣喘病治療，現在我認為有關我的氣喘情況，在專家心中應該是毫無疑問的了。

他同意為我看病，但是當我抵達他的診所，他所做的第一件事卻是使用不同的儀器，為我進行其他氣喘檢驗的結果，但他使我確信我罹患氣喘的時間並不長，他不認為必須更換他的同事所開出的劑量。

然而，二十四小時之後，我又再次感到呼吸極度困難，肺部專家也沒有回我電話，這種情形真像反覆夢魘一般。因為我實在害怕我的身體無法再承受任何的副腎素，所以我決不再前往任何急診室就醫。就在不知如何是好的情況之下，我打電話給自從我血崩後就一直未再聯絡的家庭醫師，他檢視我的病情，同時證實我確實罹患氣喘。他告訴我為了恢復呼吸順暢，應該嘗試短時間使用類固醇藥物。我實在非常討厭使用類固醇的念頭，但是在我幾近絕望之餘，只有相信他的診斷。我只要能不費力呼吸就好了。

當我初次服用類固醇藥物時，也正是延請除蟲公司來噴灑消毒劑的量候，儘管我曾就診過的所有醫師皆使我相信，殺蟲劑不會影響我的呼吸情況，我仍於除蟲公司噴灑、消毒後的當晚離開家。基於最近兩次氣喘發作的情形，我不願冒任何險，我在附近的旅館預訂房間過夜。

但是，誰知道那個晚上卻轉變成我認為最近於生活在地獄中的晚上。當我開始服用類固醇時，我立刻感到一連串的症狀，好像在毀滅我的身體及靈魂一般的痛苦，我的胸口感到嚴重的灼熱，好像有人正用滾燙的煤塊在我的胸腔內擠壓一樣。而且，我突然對於外界的噪音及刺激變得非常敏感，甚至連電視都不能看。令人難以置信的，我甚至也不願意讓孩子陪在身旁，在這整個痛苦經歷過程中，我第一次感受到我不確定還可不可以再活下去。

我拒絕離開旅館房間，由於類固醇及氣喘藥物的協同刺激效應，在過去那五天以來，我可能僅僅只睡了八個小時——並且還是靠我從未使用過的安眠藥的幫助才能入睡。我感覺緊張，煩躁不安及畏縮，似乎是有一個完全不同的人正在我體內冒充我，儘管病情有些許改變，我仍無法正常呼吸。就在我正體驗這些可怕的事情時，我接獲原先肺部專家幾乎寄丟的一份檢驗報告，提到並無證據顯示我罹患了氣喘。

然而，假使這一切都是事實，那為何他仍讓我接受這些可惡的藥物治療？即使在我告訴他這些治療對我而言太過強烈了，為何那些急診室的醫護人員仍為我注射副腎素？又是什麼使我的家庭醫師在聽診過胸腔後，仍堅持我需要服用類固醇？同時假使若我沒有罹患氣喘的話，那為何我仍須服用類固醇？……我幾乎已快呈歇斯底里的狀態了。

現在醫師們對我又有另一種新的診斷結果——精神病。包括這次治療，幾乎所有診治過我的醫師（第一位肺部專家除外）都相信我身體某部位有毛病——只是他們找不出答案罷了。體驗每一位不同醫師的診療過程，可謂紀錄空前，診療過程中我總是冷靜及理性，而且我絕對沒有理由「裝病」來逃避世事。

然而，現在自從我血崩之後，對醫生來說，可以算是創下了另一種新的病例，亦即我就是那位不斷更換醫師，並抱怨有一長串症狀的病患。

暫住於旅館房間這期間，我變得無理取鬧，即使家裡僅殘留少許殺蟲劑的氣味，我仍然堅拒返家。我大聲咆哮及狂暴地指責肺部專家如何欺騙我，甚至堅持每次不準超過一個以上的人留在旅館房間內陪伴我。

毫不意外的，醫師的建議是把我送精神病院治療，就連我的家人也暫時考慮如此做，他們也感覺身心俱疲、非常迷惑。況且，對於我突然的、戲劇性的行為改變，他們實在也提不出任何合理的解釋。

老實說，我早已接受被歸類為瘋子的事實，只要任何人瞭解這種情況，也會認為我真的發瘋或罹患重病。說真的，我那時還真害怕他們是否會把我鎖住及隔離，如此我就沒有機會發掘我當初所相信的身體不適症狀的病源。我確信這個結果，因為我的體重一下子掉了二十磅，且在發生陰道出血而失血頗多時，我竟然還會分泌乳汁。過去當我哺育女兒時，我的奶水會因為罹患輕微感冒或生病而急劇減少，因此，當我感到愈來愈虛弱時，我卻仍有分泌乳汁的現象，真令人不可思議。我瞭解我無法證明，我並沒有幻想自己有呼吸困難、胸部灼熱感以及偶而有整個身軀將被吞沒的感覺；然而，醫師及我的家人根本不能否認我的胸部充滿乳汁的既存事實，同時醫學找不到合理的解釋。所以我想求我的家人考慮，暫時不要將我送進精神病治療，至少等到我停止服用類固醇為止。

當他們傾聽我的請求時，他們同意我的行為開始戲劇化的改變是因為服用類固醇的結果，同時他們與醫師不同，畢竟我的家人與我相處多年，對我的瞭解夠深，他們深信我絕非是一個愛發牢騷、歇斯底里的女人，或打算遁世而活。相反的，他們瞭解我是一個典型果斷、自信及有創意的——雖然有時是傻乎乎而且頑固的，但是絕不、絕不是個瘋子。

他們同意再等一段時間，如同我所預料的，當所有的藥效排出身體系統外之後，我的怪異行為自然消失，不藥而愈了。我不再呈歇斯底里狀，我能接受噪音，同時我渴望見到及擁抱我的孩子。最重要的是，我好想

回家。

　　但是，返家只有幾個小時後，我又發生呼吸困難的現象，我想恐怕我開始要打破金氏世界紀錄了，難得的是我們幾乎異口同聲地說：快找新的醫師。

本週醫師

　　然而，在我看過這麼多醫師後，我已經開始用編號而不用名字來稱呼他們了。十六號醫師最後一次進行一種被認可的「激發免疫檢驗」，來判定我是否罹患氣喘。檢驗結果顯示還是陰性的，同時他將我原先的氣喘藥物治療方法全部排除，當我停止服藥後，頓時感到如釋重負，但是我仍然對我到底得了什麼病，感到有如蒙在鼓裡一般。我渴望瞭解為何我的呼吸困難？為何我會分泌乳汁？為何我連站著都有問題？為何我沒有胃口？十六號醫師有了答案：經過 X 光攝影結果顯示，我罹患了靜脈竇感染，因血崩影響身體抵抗力，再加上長期臥病在床，使得我的肺部被深度感染。他接著解釋這種情形，說我的氣管也受到影響，進而使呼吸減弱。這聽起來似乎蠻像回事的，於是我們又再次感到輕鬆，因為得知我身體的病因，而且我神秘的病情也有了名稱，所以我頓時渴望馬上開始進行他所建議的抗生素治療。

　　但是在進行了六週三個回合的抗生素治療之後，我的病情仍舊沒有起色，然後醫師告訴我要進行靜脈竇手術，以切除感染的部位。因為最近多次與醫界接觸的經驗告訴我要謹慎、小心，於是我將 X 光片拿去給其他四位醫師診視，為的是要多聽他們的意見，其中三位醫師毫不猶豫地同意我應該要接受手術，惟有一位醫師勸我不要接受手術——他就是從日本回來的針灸醫師。他不要求知道我的病因，但是他從東方醫學的觀

點堅持表示，我的靜脈竇絕非我的問題。他憂心我如果再接受這樣的大手術，會對我已經服藥過量及筋疲力盡的身體造成更嚴重的壓力。我雖然很擔心他的意見，但是我更希望正常地呼吸。假如有任何能幫助我呼吸順暢的事，我可能會不擇手段去完成。因此，終究我還是選擇動手術一途，別無他法。

第五次住院

當我因麻醉藥效漸漸減弱而緩緩甦醒後，我知道有某些不對勁的地方。我感到極度虛弱——與我預期的一樣，但是我也體驗了自從上回接受雷射手術之後前所未有的快感，我感到我的身體好像是位於某一條大道上，而汽車正以不要命的速度疾駛而過。我雖虛弱得幾乎不能站立，但也因太過亢奮而無法入睡。在醫院病床上，我輾轉反側，難以入眠，腦海中所浮現的全是欣喜若狂的感受。

護士認為我可能受到麻醉藥影響而產生不良反應，只要藥效減弱反應就會消失，不幸的是，我的情形幾乎維持二天的時間。第三天我帶著醫師熱情的通知，出院返家，從醫師眼中泛著希望的光芒，顯示他對於我的逐步復原充滿信心，同時對我的手術成功也相當樂觀。

再度返家

我當然想信任他的判斷，但不過幾天之內，任何有關靜脈竇手術的樂觀想法全都付之一炬——這是我身旁關心我的人最不願意聽到的結果。他們一致表示，再等段時間看看，但是有誰比我更瞭解自己呢？我瞭解自己的感受，我肯定自己比接受手術前的情況還要更糟。舉例來說，某

晚我突然變得好虛弱，就好比體內每一個系統都被關機一般，回想當時我曾努力掙扎想要保持清醒，結果這種半死不活的情況足足持續了兩個多小時。基本上而言，我感覺喉頭非常緊繃，就像一條大蟒蛇圍繞在我的頸子上，愈纏愈緊。

在手術後的門診，我向醫師說明這次靜脈竇手術並沒有幫到忙，而且我惟恐還有其他未知的毛病。但是他並不想聽到這些話，我記得他草率地說道：「你最好必須接受現在是八○年代而沒有人確知你的毛病的現實。」回憶至此，我確信他所說的話是被他自己的挫折感所激發出來的；然而，在當時我認為：「他或許能接受無法確認我的病因的事實，但是我不能接受這種論調。」我決心發掘我真正的症狀來源。

不消多說，我又選擇了新的醫師，二十一號醫師，他又將我送往下一位醫師，二十二號醫師為我進行了多項檢驗來判定為何我的喉嚨感覺緊繃，最後他還開了一些藥來鬆弛我的喉嚨肌肉——即使他對於如何引發此症狀尚無概念。但是當服用藥後，我立即又感到莫名其妙的快感——只為了讓我的喉嚨感覺舒坦些，所付出的代價實在太大了。

因為我似乎不能忍受他頭一次所開的藥方，故醫師又為我開了心臟藥物治療——β阻斷劑，即使我根本沒有罹患心臟方面的毛病。他解釋說這種藥物的副作用即是鬆弛肌肉，但為我開出心臟藥物治療似乎是太怪異了。然而，雖然我被弄迷糊了，我仍請同樣一臉茫然的父親為我照顧著藥方配藥。

當父親從藥局配好藥回來時，我正倚臥在沙發椅上，基於圍繞著頸部的「大蟒蛇」緣故，我仍無法說話。父親感到我的病況緊急，趕忙將新的心臟藥物（並非為我，而是為了喉嚨）遞給我，不過我沒有馬上打開藥瓶，只是靜靜注視著那瓶藥良久，有一股命令我除去環繞頸部「大蟒蛇」的強烈欲望，幾乎壓得我透不過氣來。但是在我內心深處，有某種

更強大的力量叫我不要服用這些藥丸，於是我下定決心，瞭解現在是個重要的轉捩點，我將藥瓶交還給父親。

這是頭一回，我對我的情況逐漸清楚瞭解的一次，我的廚房碗櫃上堆滿了從二十二位醫師處所開的藥物，多得可以讓我能開一家屬於我自己的藥房。但實際上，這些藥物都對我沒有幫助，反而大多對我產生了不利的副作用。我不要服用那些可能對我有害的藥物，同時我在往後有限的生命裡，我不再依賴藥物。我要確知到底為什麼我的喉嚨感到像封閉一樣，為什麼在三十二歲之後才發生呼吸不順的毛病，而且為什麼我竟虛弱得連站立都有問題。因此，我決定在明瞭所有問題的答案之前停止所有的藥物治療。在我繼續尋找答案時，只考慮接受針灸及草藥茶的治療。

一個月後，我仍沒有起色，我的決心逐漸減弱，並感到很沮喪，最後我還是同意接受先前最後一位我曾就診的醫師檢驗。這些檢驗結果出來也同樣顯示正常，故他開始針對我的病因猛下抗沮喪的藥物時，我真的不覺得大驚小怪。根據他的診斷，我曾經是個強壯、健康、獨立的女人，卻因遭受一連串的誤診，而引起痛苦體驗，但她此時身體並沒有什麼毛病。他認為我接受這些痛苦經歷，的確是一段艱辛的過程，他直視著我的眼睛，同時以誠懇的語氣告訴我，假如我能服用這些抗沮喪藥物的話，他認為我可以在一個月內恢復往日的健康。

我瞭解他相信他所說的話，能夠在一個月內結束這件夢魘聽起來相當棒！我已經整整五個月完全不適任各種角色，同時沒有任何事能比我重新擔任一個有幫助的妻子、母親及作家還要重要。然而我內心瞭解抗沮喪藥物絕非答案——無論醫師如何告訴我會竭盡全力幫我以及「不會讓我受傷」等語。對於他的驚慌失措，我甚至告訴他不用麻煩再開什麼處方了。

至於我求診於二十三號醫師，就並非完全浪費時間。在診斷期間，他告訴我靜脈竇外科手術的報告內容顯示，似乎這位外科醫師已經將我罹患超過二十年的靜脈竇感染病源切除，同時，它應不至於是我現在問題的病才對。二十三號醫師接著表示，從接受手術前準備工作週之前，並未發現有任何感染的症狀，這位外科醫師就已經明瞭，發現我的新感染機會是微乎其微的。

我沒有任何反應，當然我有時候還是會對十四號至二十二號醫師感到憤怒不已，不過現在我變得麻痺了，我料想若真有所謂的投胎輪迴、因果報應之說，那麼想必我的前世一定做過某些人神共憤的壞事，所以，我才會在短短五個月內就經歷求診過五家醫院、二十三位不同醫師及可能創新遍嘗不同藥物治療的世界紀錄後，仍感覺完全使不上力。我現在的症狀包括：虛弱、暈眩、喉嚨腫脹、上氣不接下氣、痢疾、神經灼痛和麻痺，以及胸痛和其他毛病。

黴菌關聯

在這段期間，我繼續接受針灸治療，因為我相信這種治療可以減輕我某些症狀。有一天 Asano 醫師提到有種情形是，當人體免疫系統被破壞時（毫無疑問的，我就是），白假絲酵母菌就會大量生長。他接著說，某些醫師現在確信這些黴菌過度蔓延會觸發大體的慢性健康病況，產生許多類似我以往所經歷過的症狀。

我馬上請妹妹去尋找相關書籍，沒多久她僅僅帶回她所能找到唯一的一本有關黴菌的書，我急忙開始閱讀。我立即變得興奮起來，這本書的作者好像太瞭解我了！某些我怪異的症狀竟白紙黑字的印在書上！但是真正令我驚訝的是，該書作者是一位醫師，主張黴菌會對經常服用多種

抗生素的人體乘虛而入，當我想到在過去五個月內我曾口服及注射過太多的抗生素時，我總算確信黴菌與我的病情有關。

然而下一個問題，是嘗試找出相信黴菌大量生長會引發複雜的慢性健康問題的醫師。大多數醫師只肯相信酵母菌會引起陰道少許不適（一般歸咎為「酵母菌感染」）或口腔鵝口瘡，並不相信黴菌過度生長會引發某種身體組織不適，或影響全身的症狀。然而，影響全身的黴菌正在傳統醫學界裡爭論不休的事實，並未干擾我的思緒，因為過去我與醫師們相處的結果，並沒有改善我的健康。再者，對於這種慢性健康情況的治療應該是無害的——尤其是與雷射手術、靜脈竇手術、類固醇或其他治療過程及為我開的藥物治療處方比較而言。

幾週之後，我終於找到符合條件的醫師了，他為我安排了無酵母菌及無糖的食物療法，同時為我補充營養及提供抗菌茶。一個月之內，我感到有明顯的進步，明確地說，我幾乎不再虛弱，但是我仍罹患許多症狀，且有些症狀相當嚴重。

發現新大陸

當黴菌治療病情逐漸有起色時，我愈發關注表面上似乎為神經方面的新症狀，我身體的左半邊經常會發作劇烈的神經痛，同時我仍然持續感到暈眩。直到現在，我已經閱讀超過三本有關黴菌的書籍，而我更確信，我也正遭受與罹患全身性黴菌感染病患相同的內分泌病痛。因為有一項特殊的檢驗可以用來決定是否有該種病情，所以我與書中列出的一位醫師聯繫，並約定了應診時間。

當我進入醫師診所，映入眼簾的即是許多提及「解毒病患」的標示，我對於這些標示究竟代表何種意義是一無所知。那位醫師的問題相當獨

特，例如：我家中噴灑殺蟲劑多少次？屋齡有多久？地板是否鋪設新的地毯：問答過程持續了將近四十分鐘，最後，那位醫師僅僅告知，他相信我已經被自己的家毒害了。

直到這次，我可能已經接受超過了二十四次的診斷，但是這一次異於往常，我直覺地判斷這似乎是正確的。這是頭一回診斷與接踵而來的一連串症狀有相當程度的關聯性。就在診所裡，我立刻想起，我是怎麼從山林間返回，緊接著接受第二次子宮頸手術。回想起我們家那時候殺蟲劑的氣味較平常持續的三週還要歷久不退，每當家中其餘成員進進出出時，我卻正處於手術恢復期間得全天待在屋內，就是在那段期間，我開始感到呼吸不順暢的問題。

突然所有因為藥物治療而產生的奇特反應，就如醫師所解釋的一樣，找到了合理的答案。我的嚴重反應主要是由於我的身體已中毒太深，以至於再也無法處理身體組織內的任何藥物。居住於旅館內所感受到的胸口灼熱，非但不是我的想像，反而是因為每四個小時我那已經中毒的身體服用過多的化學物——類固醇、氣喘藥物、安眠藥的結果。因此，進而不斷觸發身體上及精神上的過敏性反應。

當我坐著沈思，一切現象也變得愈來愈顯而易見，那就是為什麼我接受靜脈竇手術後，反而感覺情況更糟的原因。我記得那時候返回療養的家，同樣也是剛噴灑殺蟲劑，現在一切對我而言變得一目瞭然，那就是每次返家都會經歷呼吸困難。簡言之，我是被農藥及其他化學物所毒害，主要是從我新家的家具、地毯及建材所排放出來的甲醛所影響。

回顧過去，我瞭解在居住新家長達兩年半時，我的體內已逐漸蓄積農業及其他有毒化學物質。當我開始為腦下垂體腫瘤接受藥物治療後，我體內的解毒系統極可能已經過度負荷，從前後兩次手術時所接受的麻醉劑及壓力，和家中殘留的殺蟲劑，毫無疑問更加速健康惡化。

　　曾經受過環境醫學訓練的那位醫師進一步解釋說，這種持續不斷的化學物毒害已經破壞我所有的免疫系統了。他要為我安排某些特殊血液檢驗，而他相信這次檢驗會證實我體內含有高濃度的化學毒性，我同意接受這類檢驗，但是我決定不等檢驗結果出來，就直接參加他為病患所提供的解毒計畫，因我的直覺告訴我，這項治療會有相當幫助，直到現在，一些所謂的權威人士仍企圖說服我說直覺沒有根據，然而，我不得不回想，我始終直覺地相信那些殺蟲劑的氣味已經影響到我，不過在許多醫師告訴我這種可能性不高的情況下，我只有暫時停止堅持這種觀點。因此，我等不及確定我的保險公司是否可以涵蓋這個解毒計畫，我只想要快點復原，而且我堅信，走向健康復原之路，就從解毒診所開始。

解毒診所

　　第二天我決定參加這項解毒計畫，實際上的解毒區域包含一間位於醫療設施後方的大房間，房間內有五間蒸汽浴室，每一間都是用不同類型的木材所建造而成，其目的是讓病患能測試對不同化學物的敏感程度。這種解釋理由為某種類型的木材質，剛開始我認為這種作法有點偏激，後來結果發現，我無法忍受由西洋杉所製造的蒸汽浴室。

　　每間浴室內緊排著一張白色大椅子，房間中央設置一張護士用桌子，以及運動器材（運動腳踏車及一座小型跳躍床），而病患往往在剛報到時，習慣在這裡接受輪流運動。房間內其他唯一的一件家具，是一張緊靠著一面牆壁的按摩桌，我很快發現這張桌子在解毒計畫中扮演相當重要的角色。

　　護士為我將進行的治療詳加解說，我將接受營養補充及每天服用定量的菸鹼酸，幫助我釋放早已蓄積在脂肪組織中的毒素。除此之外，我將

進行物理治療，然而治療的主要部分將集中在蒸汽浴室，每天我必須待在裡面三個小時，室內溫度設定在華氏一百八十度，使我體內組織裡蓄積及排入血液中的毒素，藉大量出汗而排出體外。我將要接受每天六次，每次三十分鐘的治療，包括週末，根據進展好壞，連續進行三～六週的蒸汽治療。

　　我認為一切似乎都逐漸好轉，我終於可以和護士們說說笑笑了，假定蒸汽浴能對我們有好處的話，我確信出點汗絕不會有任何傷害。儘管如此，我似乎忽略了一項最大的影響因素──一般人並沒有流汗排出農藥、甲醛、甲苯……。

　　在診所的頭一天，我就發現為何椅子要緊挨著每一間蒸汽浴室。有些時候，我看見病患從浴室出來後感到太虛弱或病毒嚴重到不能動的時候，他們往往就會將整個身軀無力地深深埋入座椅之中，但有些時候，椅子也不敷使用。在頭幾天，我看見有些病患被搬運移置在緊靠著牆壁的按摩桌上時，就覺得相當觸目驚心。

　　此時護士會趕緊將血壓計或氧氣裝備推來，醫師往往隨後就到，我只有遠遠看著一切，但是依稀有個人在桌上不是嚎啕大哭，就是因為太虛弱而發不出聲音。

　　然後，我幾乎不敢相信這個事實，我眼睜睜看著工作人員將病患搬離桌子，而且馬上又移入蒸汽浴室內，繼續將已經被激發且流出太快的體內殘留毒素排出體外。我常在想那些病患確實有相當大的勇氣再回到浴室，我不曾夢想有一天我會淪落到在桌子上面對同樣的挑戰。

　　我每天待在浴室內，開始結交其他病患，大部分病患都來自於國內其他地區，每一位都期盼能將破壞身體健康的化學物清除殆盡。這些病患訴說著同樣悲慘的故事：無法忍受化學氣味、相當多的醫師診斷錯誤、服用抗生素的過程以及無益的急診等，已經將他們折磨得不成人形了。

同樣症狀及體驗的病患之間，先前竟然沒有任何交流，委實會令我感到不可思議。

我和其中許多病患成為好友，包括：瑪莉罹患的神經性症狀及健康狀況不佳，是由於每個月除蟲公司過量噴灑殺蟲劑的直接結果；蘿拉一年到頭工作於霧茫茫的印刷廠裡，吸入有毒的有機溶劑；麗絲因居住於毒性廢棄物棄置場附近而罹患重病。這些病患也包括兒童：保羅在剛學走路的幼兒時期，就因活動屋的建材中使用了化學物，而引起必須終身接受氣喘的威脅；約瑟夫所裝置的齒列矯正器，使用了含有機溶劑的黏著而觸發神經性病變，使他眼睛往上吊，蘇珊及凱兒因新房子裡瀰漫高濃度的甲醛而不定期發病。

後來我遇見了比爾和雪莉，比爾是肯塔基州政府部門主管，而雪莉是其執行秘書。他們兩人（及其他二十位同事）因工作於所謂的「患病大樓」（Sick building）而罹患了慢性病。在我與比爾及雪莉相遇前，我所能想的是，解毒診所在接下來的六週即將成為一個極端令人意志消沈的環境，我已經決定將嘗試儘量輕鬆度過這段期間；但直到與比爾及雪莉相處後，這一切都變得可能了。

首先，比爾也以身為道地的肯塔基人的觀點，不斷批評加州人而製造了許多笑料。我記得有一天，他以他與眾不同的南方腔調大聲嚷嚷地走進診所說：「我真不敢相信你們各位在這兒住旅館，竟然是以小時計租金！」其後比爾、雪莉及我藉助於盡情高唱，企圖將看來似乎遙遙無期的日子弄得好過些。當我們親眼看到許多怪事，如有一位病患，從她的皮膚裡解毒出來的小粒潔白的結晶顆粒，使她的浴袍被染色成一大片，我們就開始哼出「黎明地帶」的主題曲。身為這群病患的撰稿人，我將這地方戲稱為「化學物劇場」，而且創作了有關病患生命的連鎖續劇劇情。為了讓事情更饒富趣味及刺激，我經常對某些員工胡謅瞎掰，往往

都惹得大家哄堂大笑，就因為我們能開懷大笑，因此，我們的蒸汽浴室遂成為著名的「娛樂蒸汽浴室」。

我們尋求幽默，只因為其他的選擇是待在蒸汽浴室內靜靜面對恐懼感：什麼時候下一層的毒素會傾倒於我們的血流之中？解毒計畫能否成功？如何生存於化學物世界中？然而，不論我們如何努力將一些輕鬆氣氛帶到此地，我們耗費時日正設法解毒的化學物還是相當頑強的，因此，笑聲有時也是於事無補。

當我開始解毒之初，我的臉和手部幾乎立即開始轉變成不同的黃色及橙色的陰影——不僅顯現這些淡淡的顏色，而且尚包括鮮艷的黃色及橙色陰影。隨同我新的膚色，我體驗頻繁的噁心及多重和神經性症狀。然後，當我剛剛習慣於新的帶狀染色的外觀、視覺模糊及陸地暈船症，我的症狀開始有變化了。

在解毒的第十四天，當我正進行蒸汽浴時，我開始體驗過敏性症狀，例如眼瞼浮腫。於是我不斷思考：「在蒸汽浴室內怎麼會發生過敏呢？」這似乎不可思議，但是我馬上發現我正在對從我體內排出的一層殺蟲劑毒素發生反應，我真的開始散發出已經噴灑在我家的殺蟲劑的濃烈氣味。當天在接下來的每個階段蒸汽浴，氣味是愈來愈濃烈，在診所內有少數對殺蟲劑敏感的病患，因為恐怕會觸發他們不利的反應，因此都被迫與我保持距離，以策安全。

同樣的氣味一直持續到隔天，在我進行第三次蒸汽浴後，我噗通一聲倒在其中一張白色椅子上，然後，突然間我的身體感到頭重腳輕、天旋地轉，我的心臟和胸口開始一陣灼熱，我的血壓驟降，以及忽然感覺好像有某個人在我腳下大掃除一般。我試著想站起來，不過我的雙腿（我幾乎難以感覺它們的存在）感覺像果凍一樣軟，我想當護士從桌後急忙起來的反應，想必已明白在我企圖站立之前已發生了什麼事情。我瞭解

23

我將往那裡去——前往恐怖的靠牆桌子。

我躺在桌子上將近兩個小時，不停地顫抖及害怕，好像毒素將壓迫我的身體一般，站在我身旁的安妮是診所內另一位病患，因為她正接受第七十三天的解毒，所以我稱她為「鬥士」。在兩個半月之前，安妮是坐在輪椅上、吊掛著氧氣進入診所診治的，而且差點兒不能活命，但是現在她幾乎停止所有的藥物治療，並且每天駕著輪椅來診療。她比其他人還要瞭解體內的毒素突然逆入血流時的感受，我記得她告訴我：「當初妳在農藥進入體內時，妳活過來了；現在妳也會在它們排出體外時，活得很好。妳一定行的！」很幸運的，她說對了。

我的治療繼續進行，但接下來這一週並不好過，每天我耗費在浴室中整整三個小時來排出毒素。現在因為我的排汗量極大，所以我每天飲用將近一百八十盎司的開水來補充流失的體液。

在我進行第二十三天的解毒時，我決定停止治療，我知道我尚未完全解除蓄積在體內的化學物，但是我的身體及精神已不能再忍受這種壓力了。我希望我已經排出足夠的化學物，使我的肝臟能再度正常運作，我期盼我的身體能繼續自然地除去體內殘餘的化學物。

生活於毒性物質充斥的世界中

即使離開解毒診所，我也還不能接受自己是個對於一連串生活用品會產生化學性過敏的人。僅僅在短時間前，我還是一個不會過敏的人，這件事對我而言仍然是不可思議的，然而今天我罹患了所謂環境疾病（或稱為多重化學性敏感）。對於我及大多數病患所發生的健康狀況，是因為起初過度暴露於某些化學物之中，而我的情況則主要為殺蟲劑及甲醛，這已經觸發對於其他一系列日常化學用品的過敏性。

　　幾乎一夜之間，我必須面對生活及活動在這個讓我過敏的世界這件殘酷的事實，突然間，油漆、肥料及家用清潔劑等似乎無所不在。當我待診所這段短時間裡，鄰里附近的苗圃好像急速增加，而且我確信除蟲劑公司的卡車剛好繞過我家。因為貨架上陣列著許多產品會排放出許多對我有不利影響的化學物，所以我不能再進入百貨公司、玩具店或雜貨店了；因為其他顧客身上所擦的香水及味道，也會觸發我的反應，所以我也不能去看電影；此外，因為汽油揮發出的氣味會幾乎令我嗆暈過去，所以我不能將愛車添滿汽油。似乎每件事都改變了，不過，我知道真正唯一改變的事，就是我對這個世界的認知，我現在所看到的是大多數人為無害而我卻視為不安全的世界。

　　我確實承認許多人並不相信日常用品會對我們有害，他們感受擁有健康，就是他們的證明，同時在醫學界對於環境疾病的爭議，亦剛好強化這種信念。但是，對個人而言，我無法認同這種觀點，在我生病前，我只是一位普通的母親、妻子及職業婦女，幾乎沒有任何預警或徵兆，會讓我即成為見證──對於一般日常化學用品會使我們生病的事實，現在當我聽到所謂的權威人士，藉著主張暴露劑量低不會有害，而懷疑危害與日常化學用品有相關性，我瞭解得更透徹。我並沒有居住在愛河或與發生爆炸的印度農藥工廠為鄰，我亦不與有毒化學物的工作為伴，我僅僅暴露在與許多人持續堅持那種所謂的「劑量低得不會有害的」相同安全濃度之下。

　　迄今當我繼續生活在無毒的環境及自然解毒情況下，我確實注意到病情已有起色。事實上，我罹患的某些過敏已經顯著地減低，就在不久前，我甚至還真的「烘烤」任何的新書、雜誌或報紙，因為在閱讀之前，往往會由於接觸到剛印刷好的氣味而產生反應。（嘿！有人看到時代雜誌嗎？有啊！就在烤箱裡呀！）極幸運的，現在我已經不再需要做這種事

了。就因為病情有些許進展，促使我相信慢慢地、相當緩慢地，我也會
對於許多其他化學物變成較不敏感，但是當別人一再追問我：「妳認為
妳會恢復到以前的樣子嗎？」說實話，我也沒有答案。

設法改變

當我離開診所，我瞭解我及我的家庭生活型態將會發生劇變，我必須
承認，我的第一個念頭是；「哦，不！我這輩子身為金髮白膚及燙髮的
日子已結束！」顯然的，這並非最顯著的改變之處，但是我料想我真的
害怕面對我們即將必須過的不同生活。然而，為了要早日恢復健康，我
願意接受一切有必要的改變。其中第一件我們所表明的態度即是取消除
蟲服務，幾乎同時，我們開始購買不含任何生長荷爾蒙或抗生素的有機
水果、蔬菜及肉類食品；接著我們丟棄所有的化學清潔用品，取而代之
的是天然的替代品；最後，我們賣掉了房子。

我們的不動產經紀人想要為我們尋找一間不曾噴灑過殺蟲劑，及不座
落在苗圃或毒性廢棄物棄置場下風處的住宅，的確遭遇極大挑戰。我們
接下來所要居住的住宅，最好不是新房子，因為從建材排放出的化學物
會觸發我的反應；同時，它也不能是曾歷經多位屋主居住過的老房子，
因為屆時我們必須能夠追溯到這間屋子噴灑殺蟲劑的紀錄。要想在南加
州尋獲這類房子確實並非易事。

約莫一個月之後，我們總算從原屋主購買了一幢兩年屋齡的屋子，同
時屋主也簽署了一份他們絕未使用或延請他人在屋子裡噴灑殺蟲劑的宣
誓聲明。但是一旦我們買了房子，真正的工作才剛剛開始，我們在搬入
新房子前，必須進行所有必須的改變工作，時間僅僅只有一週而已。

雖然須經過許多謹慎的協調，然而每件工作皆能準時完成，所有的地

毯全部撕開，取而代之的是瓷磚及硬木地板，同時鋪設時不用黏膠而以
無毒性的膠水來密封。為避免夾板櫥櫃排放甲醛，故以無毒性的密封劑
來包封。與廚房只有一牆之隔的車庫，以鋁製防蒸汽的屏障來防止汽油
味外洩。我們裝置了全屋使用的淨水系統，而且分別將瓦斯爐及熱水器
的瓦斯燃料改以電力來取代。最後，我們還添購了一套蒸汽浴設備，所
以我可以繼續在家進行每天的解毒治療。

每次當我們學習到有關某些新的互性效應時，我們往往會尋求替代物
及解決方法。我們期望看到長期的結果，但是我們往往驚訝於立即的改
變。在遷入新居的幾週裡，我女兒臉上的出疹現象已然消失；冬天到了，
但是以往經常發生的流鼻水及感冒並未隨之而來。此外，我丈夫是一位
業餘的三鐵運動選手，他開始注意到自我訓練愈來愈嚴格，睡眠量減少，
而且在比賽中打破個人紀錄。同時，毫無疑問的，我的健康正持續改善
中，這也是當初我們搬家的主要目的。

展望未來

我誠懇地希望政府的政策及醫學界，將會開始認真地接受化學物及健
康間的因果關係。然而，在過渡期間，我還是很感激能有足夠的資源及
選擇，給予那些想要選擇一種無毒生活型態的人們。

對於許多意外，我真的還是較偏好我新的生活型態，即使至今仍然因
為許多的健康問題而顯得相當的煩瑣，但事實上，我真的感激所發生的
每一件事——即使這種聲明往往會使大多數「期待採取比法律行動及憤
怒更為適當的反應」的人們目瞪口呆，但是這些人恐怕無法理解，我是
由於生病的結果而付出相當代價，才能獲得這些珍貴的資料。

我並不相信任何人曾經企圖惡意中傷我或蓄意傷害我，他們只是有做
他們認為是正確的事。再者，並沒有強迫我雇用除蟲公司或接受無數次

外科手冊，結果我最後還是一一下了決定，因此我必須對於往後所發生的結果擔負所有的責任。對我而言，提醒自己努力恢復力量及健康的這種觀點，是我治療過程中主要的精神支柱。

事實上，環境疾病是我們周遭最能夠預防的疾病之一，只要我們瞭解並相信它的存在。因此，我之所以願意提供分享我的故事，一方面是將我們生活中接觸的有毒化學物所帶所來的衝擊人性化，一方面是想要鼓勵讀者為他們自己獲得這種知識。希望藉由這種方式，其他人可以不必經歷部分或所有曾經發生在我身上的痛苦。而在得到某種啟發後，我尤其盼望這個資訊能對兒童們有利，這不僅是因為我身為一個母親，而且是因為一年半之後，我仍然無法忘記兒童在解毒診所的那一幕景象。他們之所以會在那裡，只因為他們的父母（如同我們大多數）對於有毒化學物確實存在於子女生活中一事是毫無概念。

我必須承認要想相信我們的生活中充滿了有害化學物，是令人困擾及驚慌的，但是我希望父母們不要僅僅因為感受到威脅或覺得不可思議而拒絕獲得資訊；相反的，我期望父母們應該因為沒有獲得資訊而感到驚恐及受到威脅。同樣的，獲得無毒性替代物及產品的知識，並非就意謂著承諾進行改變，這仍然是個人的選擇。

接下來所呈現的我的故事及資訊，是希望能帶給父母們一個警訊，如此，他們才能真正地感受到他們正在為子女進行一項教育性的抉擇。

我承認有時候這種急於分享資訊的念頭，使我自己不勝負荷。我有時候也會忘記其他人並未有機會實際暴露於這些事件當中，或曾經直接體驗過這些化學物的不利效應。當我時常耳聞有些不認識我的人，對我的故事反應是：「這個女人真是冷酷，她是不是有點兒瘋？」這些評論往往令我大吃一驚。同時，這些評論困擾著我的不只是因為他們質疑我所知道的事實，而且提醒了我，有那麼多人現在所擁有資訊是何等貧乏。

　　但我還是頗為樂觀的，只因為在不久前，我可能也會發表這樣的評論。我不能忘記我的生活及我的家庭環境中，曾如同許多人一樣瀰漫著無數種化學物。現在我證實無毒的生活型態是可行的，即使像所謂的「雅痞」也同樣能接受這種改變。當我聽到我的朋友訴說著自從減少日常化學用品的暴露量後，他們的子女健康已有顯著的改善時，我真的受到莫大的鼓舞。最後，我仍誠摯地期待並相信，當父母們已確實認知存在於我們環境中有關化學物和壓倒性資訊時，他們將不願再以他們的兒子及女兒的生命作為賭注。

建議改變及實行查核表

- [ ] 開始閱讀有關健康、環境疾病及相關主題的資料，也開始閱讀提供無毒的替代物的書籍。

- [ ] 加入「主婦聯盟」（編按：此為國內既有之組織，故以此取代原書組織）等致力於減少或去除生活中的殺蟲劑及有毒化學物的民間組織，以獲取有關環境健康主題及無毒替代物建議的更新資訊。

- [ ] 質疑一般大眾所接受的觀念，包括我們應該期待一年會罹患感冒五至六次、經歷一整個冬天流鼻水、以再發性耳道感染為苦等。假如你正經歷再發性的疾病，請你馬上請教曾受過環境醫學訓練的醫師，探索是不是食物或化學物引起或觸發你的症狀。

農藥認知測驗

1. （　）將「使用殺蟲劑這安全無虞的」聲明作為指示是＿＿。

   (A)違法的。

   (B)合法的。

2. （　）當兒童居住於使用家庭殺蟲劑及園藝用農藥的居所時，罹患兒童白血病的機會將增加＿＿。

   (A)二倍。

   (B)四倍。

   (C)七倍。

3. （　）一九八三年舊金山市估計，＿＿被認為是生鮮食品中最常被發現的農藥殘留物。

   (A)馬拉松。

   (B)滴滴涕（DDT）。

   (C)家畜。

4. （　）在過去三十年內，因為農藥的使用量增加十倍之多，以至於由昆蟲造成的農作物損失已經＿＿。

   (A)減半。

   (B)超過兩倍。

   (C)超過三倍。

5. （　）在國內一種原先曾經禁用的殺蟲劑，至今仍能被使用係因＿＿。

   (A)環保署允許緊急措施免罰政策。

   (B)製造商提出新的測試報告。

6. (　) 被禁用的殺蟲劑仍然可以在國內製造，只要＿＿＿。

(A)公司提供進行中的健康及安全數據即可。

(B)這些殺蟲劑是計畫外銷即可。

(C)它們並不運送到別處即可。

7. (　) 由曾延請除蟲公司服務的九百個家庭得知，有＿＿＿的家庭使用殺蟲劑高於正確的用量。

(A)百分之十。

(B)百分之二十五。

(C)百分之六十四。

8. (　) 據粗略估計，每一年約發生五萬起家庭殺蟲劑中毒意外事件，而其中發生在四歲以下兒童身上的案例有＿＿＿人。

(A)五千的。

(B)一萬七千的。

(C)二萬五千人。

9. (　) 農藥能於＿＿＿內維持它的活性。

(A)幾天。

(B)幾週。

(C)幾年。

(D)以上皆是。

10. (　) 在美國使用的三萬五千種農藥，其中有＿＿＿曾經被檢測過。

(A)百分之十。

(B)百分之二十五。

(C)百分六十。

農藥認知測驗解答

1. **答案：(A)**

   根據美國聯邦政府法案 162、10 所示，即使在商品標籤上包含如「請按指示使用」等合格字眼，但是如果宣稱殺蟲劑是安全無虞的，仍屬不合法的行為。

2. **答案：(C)**

   兒童業經確認由於暴露在殺蟲劑中，而瀕臨極大的危險。因此他們所吸入的殺蟲劑，每單位體重的實量較成人為多；他們的遊戲習慣，又常使他們直接接觸殺蟲劑殘留物；同時，他們的細胞分裂極快，會增加細胞突變機率。

3. **答案：(B)**

   儘管滴滴涕自從一九七二年起已經被禁用，但它仍然在食物中被發現。例如開樂散（Dicofol）是一種登記有案的農藥，包含高達百分之十五以上和滴滴涕污染物，環保署卻仍容許其維持登記，就因為滴滴涕並不屬於標籤上所列的活性成份。

4. **答案：(B)**

   由殺蟲劑所引起的農作物損失因為多種理由而加倍。首先，昆蟲發展出對付農藥的遺傳性抵抗力，由國家科學院發布的一份報告中提到，幾乎在田野間所發現到的每一種主要昆蟲，都對一種以上的農藥產生了抗藥性；其次，現今農藥的使用，消滅了多種昆蟲的自然天敵；除此之外，單一栽培農業的實施也導致農作物損失。姑且不論美國每年使用高達十億磅農藥的事實，據估計，每年仍然有百分之三十三的各種農作物因蟲害而損失；反之，替代的非化學性控制害蟲的方法，業

經證實相當有效。例如：美國所種植的二千九百萬英畝的紫花苜蓿中，有將近九百萬英畝已被斑點紫花苜蓿蚜蟲所蹂躪，然而，這種害蟲基本上已經藉由「自然天敵」及種植對於蚜蟲有抵抗力的紫花苜蓿種系來控制。

5. **答案：(A)**
   假如確知某一種農藥沒有「替代品」時，環保署會對任何一種，包括那些先前已遭禁用的農藥認可緊急措施免罰政策。例如：因為會殘存在土堆中及有潛在致癌症，於是 Ferriamicide 在一九七七年被禁用；但在一九八二及一九八三年間，環保署卻允許緊急措施免罰政策，所以在三個州裡可以用它來對付火蟻。

6. **答案：(B)**
   現階段只要農藥本身是計畫外銷，就沒有法令可以禁止美國廠商製造未經登記、禁用或嚴格限制的農藥。另外，這些廠商不管工廠作業的勞工是否裝卸化學物，或其餘易受週期性毒物溢漏所苦的勞工仍然暴露於這些化學物中的事實，而不需要對於他們的產品提供任何健康及安全的數據。

7. **答案：(C)**
   消費者無從監測除蟲服務作業是否受到適當的管理，除非他們雇用私人公司來進行作業後檢測，不過由於檢測費用昂貴，因此極少有人肯花錢來檢測。

8. **答案：(B)**
   每年有一萬七千名幼童因家用殺蟲劑而中毒，有將近七千萬磅的殺蟲劑在家中到處被使用，同時其中有過百分之九十的殺蟲劑未經正確的急性毒檢測。

9. **答案：(D)**

　　農藥乾燥後即不再有害，是一般對於農藥使用上的誤解，事實上，某些農藥（如滴滴涕）的半衰期長達五十～七十五年。此外，來自於多種不同農作物的農藥殘留物會結合，產生更毒的化合物。

10.**答案：(A)**

　　在國內使用過的農藥中只有百分之十曾經被檢測過，而使用在農作物上百分之四十的農藥，也僅僅是要讓食物外觀看起來漂亮而已。

注：Pesticides可譯為農藥或殺蟲劑，本書譯者係針對情況使用不同譯名以符合本國國情。例如：家用殺蟲劑、園藝用農藥。

第 二 章

在我們生活中的農藥

自從我們由原來居住的毒屋搬遷到新居約莫一個月之後的
某一天,住在隔壁的鄰居打電話給我,她想要通知我關於
除蟲公司即將於明天到她家進行消毒的事,因為她想到我
對於殺蟲劑過敏,所以預先通知我,如此我就可以及早做
出必要的安排。

掛斷電話之後，我對於是否要回電話給她，在內心交戰了近一個小時，我覺得每個人皆有依自己的生活方式而活的權利——即使我現在認為噴藥是一種致命的化學物。換句話說，我想讓她瞭解尚有其他非化學性的方法可以處理蟲害問題，我甚至可以介紹一家專精於應用完全無毒方法的當地公司給她。經過反覆思考後，我終於決定做這種建議，反正沒有任何妨害，所以，我還是打了電話。我的鄰居客氣地傾聽著，不過她說她必須馬上解決這個問題，同時她相信，她找來的除蟲公司可以讓她家的螞蟻從此不再進到屋子裡，她承諾下次會考慮找使用無毒方法的公司。我以和藹的語氣告訴她，說我瞭解她的立場，同時我剛下了決定，只要她找的除蟲公司一到，我就會暫時避開。

我在當天下午返家，感覺還好，但當隔天早上冒險進入後院後，一切狀況就改變了。當我站在靠近我們兩家共用的圍牆邊近兩分鐘時，突然，我開始感覺天旋地轉，假如不是站在旁邊的人趕緊抓住我，我早就被擺平在地上了。在接下來的二十四個小時裡，我持續經歷嚴重的反應，包括：心跳加快、暈眩、虛弱、眼睛腫脹、胸悶及脾氣暴躁。我再一次耗費六個月的時間來解毒化學物，同時又遷移到不含化學的居所……我完全變得和廢人一樣。

在我產生反應期間，那一位鄰居的小女兒過來跟我女兒一起玩耍，當她看到我病得不輕，關切之情溢於言表。我躺在床上，無意間聽到她問我的女兒說：「你媽媽為什麼生病？」我三歲的女兒以不帶恨意，但相當堅定的語氣回答說：「我媽咪因你媽咪噴藥而生病。」

在我畏縮地聽到女兒這樣說之前，我們一直相當謹慎教育女兒有關於面對化學物的新信念要保持低調處理。但直到那天，當我罹患多樣可怕的症狀而臥病在床時，我什麼都不在乎了——我女兒僅僅把事實說出來而已。

我的態度隨著那次反應而徹底改變，我不再害怕發表我對殺蟲劑強烈的定罪聲明。這類壓倒性、有文件證明的可信資料，合併我個人的體驗，驅使我得到非常精確的結論：農藥使用對於任何人都安全的論調是絕不可能的。

本章從頭到尾，我檢視關於農藥安全的要求。一個重要的事實是：大多數今天所使用的農藥，有許多未經完全或正確的檢測，甚至根本未經檢測。本章也以農藥相關的健康危害為關注焦點，尤其是針對兒童們，以及食物中、住家四周、工作場所及學校中農藥的使用。在本章後半部中所展現有關無毒性的解決辦法，將安全、有效的化學性除蟲替代方法，以充滿希望的方式，完整地呈現給讀者。

問題剖析

農藥對健康的危害

加州的麥克法蘭是一座四周環繞著棉花田及杏樹園的小城鎮，除了擁有一項令人吃驚的統計數字外，幾乎是毫不顯眼。麥克法蘭當地人罹患癌症的比率，是全國平均值的四倍，自從一九八三年以來，有六位年齡分布從二～十五歲的兒童死於這種致命的疾病。當其中兩位居住在同一條街上兒童同時接受診療時，當地居民開始感到害怕，緊接著，與前兩位兒童僅僅住在隔一條街上的第三位兒童，也被診斷為罹患癌症時，他們變得開始恐慌起來。

接下來的調查結果，於一九八八年二月份公布的一份初步調查報告下了結論：在這個地區爆發癌症的最可能解釋是使用了農藥。

可悲的是，麥克法蘭是橫越這個國家中的眾多地區中，唯一被確認為

癌症「集團」的地區。此外，雖然癌症是與使用農藥相關的許多致命性健康問題中的一項，但是它只是許多問題中的其中一項罷了。

農藥是有毒的事實是毫無疑問的，它們是專門來毀滅昆蟲的，其中常用的一種農藥有機磷類，是藉由破壞其神經衝動而毀滅昆蟲——讓昆蟲的神經系統變成過度負荷，最後昆蟲會因喪失神經協調而死亡。有一項攸關大眾利害值得關切的是，有機磷農藥並不具備分辨昆蟲及哺乳動物的能力。

有機磷農藥在許多農藥配方中出現，與製造神經性氣體的化合物源於同一家族。事實上，它們起源於化學戰的研究。

人類的腦部及神經系統往往是農藥侵襲的兩個主要目標，這也取決於個人體質及暴露型態，其典型的症狀包括：記憶減退、注意力不集中、感覺異常（神經痛及麻痺）、焦慮、沮喪、聽覺過敏（感受噪音似乎比實際還高）、疲勞及運動失調（平衡感差）。

最後一項症狀，對於我最初我最初前往臨床生態學家就診期間，變得顯而易見。我記得他曾要求我閉上雙眼，同時以單腿站立，約半秒鐘後，他必須在我跌倒之前扶著我，我再度嘗試，（畢竟以三十三歲的年齡，我瞭解我能以單腿平衡身體，對吧！）但是，我又失敗了，幾乎當我閉上雙眼時，我就跌倒在地。當我下決心證明我的平衡能力時，我確實證實了醫師的看法，亦即我已經被農藥毒害了。醫師解釋說，一個人在正常情形下，能閉起雙眼以單腿平衡身體重心，至少可以持續十秒以上，我一直持續自我測試，直到完成解毒治療，我已可以輕易保持平衡至少三十秒鐘。

由於農藥暴露引發之症狀，有可能立即顯示出來或是很久之後才顯示。而急性及慢性病況間也有極大差異，在急性情況下，個體會在極短時間內暴露於高濃度農藥中而發生中毒，國家毒物防治中心報告顯示，該機

構估計，每年有將近十萬通與農藥中毒有關的電話申訴案件。

　　然而，根據在維吉尼亞州瑞斯頓的薩瑞摩醫師實驗室服務的羅索醫師指出，有將近一千六百萬人正對於農藥所引發的某種不利反應而深受其害，據其研究結果顯示，有近五百萬人正遭受足以導致死亡的潛在嚴重反應深以為苦，其他五十萬人感染了氣喘、支氣管炎、濕疹或偏頭痛，同時其餘將近一千一百萬人染患蕁麻疹或以肌肉及關節病痛為苦。

　　當長時間暴露於低劑量農藥中，介於症狀與農業間之因果關係，會因多種原因而不明顯。首先，農藥被儲存在人體組織中，然後其中有少量被儲存的農藥會在短短幾個月當中慢慢釋出而進入血液中。因此，儘管單次暴露劑量低得難以被醫學檢驗所測量到，但卻足以造成永久性的症狀。

　　其次，農藥被公認為是「打帶跑」的好手，換言之，他們往往在「離開」人體前，會摧毀關鍵性的解毒酵素。在這種情況下，農藥本身雖已經排出體外，但在此之前人體整個解毒系統早已遭受不利影響。結果是一個人就連其他普通日常生活中使用的化學物無法解毒，這種「打帶跑」的農藥本性是特別值得關注的，因為許多傳統的醫師並不相信低濃度的農藥暴露，會引發慢性健康惡化或摧毀解毒系統。結果想當然耳，很多與農藥相關的健康惡化，幾乎無法診斷出來或誤診。在我健康情形走下坡的前幾個月，我曾就診的二十位傳統醫師中，我至少詢問過其中的七位醫師，到底噴灑在我家中的農藥是否會影響我的呼吸，我所得到的回答，一而再、再而三的千篇一律是「絕對不會」。

農藥對兒童健康的危害

　　誠如農藥對於成人的危險性，它們對於兒童甚至會造成更大的威脅。

39

許多專家主張兒童對於農藥中毒遠比成人暴露於更高的風險中，對於這種主張的一個理由是此與體重有關，而且兒童較成人吸入或食入毒素的機率百分比較高；除此之外，測試研究顯示，兒童體內對於能自然去除毒素的酵素需求濃度較低。

年齡小於五歲的幼童呼吸速度較成人為快，這也意味著他們吸入比成人更多的化學物；同時因為兒童多傾向於用嘴來呼吸，因此，許多殘留物會滯留於通往肺部的鼻腔通道之中。一旦毒性物質進入肺部，就會傷害肺部組織及被吸入血液之中。

兒童們的遊戲習慣也會使他們接觸到更多的農藥殘留物——在地毯上翻觔斗、赤足在草地上奔跑或是玩泥巴等活動，都會增加兒童暴露於農藥威脅的可能性。此外，大多數的父母對於延請除蟲公司前來，當該公司所建議的等待期滿之後，他們的子女就在已經噴灑過農藥的區域嬉戲乙事，是毫不關心。我瞭解在我家剛噴完農藥之後，讓我的寶寶在家中的地毯上短時間爬行，並不是什麼大不了的事。我從不會想到去質疑除蟲公司是如何決定等待期應該有多長，我也不會去質問到低農藥殘留藥效是如何強到可以持續數個月之久——然而就在幾小時或在往後幾個月間，卻不會強到影響我及我的家人。

兒童與成人間尚有其他生理上的差異，也說明了農藥對兒童有較大的影響。兒童的細胞活性及器官發育均異於成人，在兒童幼年期細胞分裂比較快，快速分裂會增加細胞突變及併發癌症的可能性。研究亦顯示，兒童不成熟的消化系統會讓他們吸收更多的毒性化學物；其他器官的不成熟性，會更使兒童容易受到健康的危害。

舉例言之，因為兒童從出生後，腦部即繼續不斷發育，故甚至更可能受到神經毒素的影響。腦部在所謂的髓鞘脂形成發育階段，最容易受到毒素傷害。處於髓鞘脂形成最快速期完成於二歲前，然而，直到青春期

髓鞘脂形成仍未完全終止。因為幼童的神經纖維仍然不停分支擴大，所以對於神經毒素也比較敏感。

最後要關切的是，農藥與嚴重的兒童疾病——所謂的雷氏症候群間可能的關係。這種病會導致快速的肝衰竭、昏迷及死亡，同時被認為會伴隨著某種病毒感染，特別是流行感冒，庫歐克醫師在德拉哈斯大學所從事的研究，發現雷氏症候群與農藥中毒有相當關聯。該疾病的發生通常隨著空中噴灑農藥而引爆，庫歐克醫師利用實驗室老鼠構築了實驗模式，來研究農藥的效應。在實驗中，某些老鼠暴露於殺蟲劑，某些老鼠暴露於流行感冒病毒中，某些同時暴露於兩者之中。許多接受殺蟲劑處理過後的老鼠，就如同許多接種病毒的老鼠命運一般，皆一命嗚呼。然而，所有同時暴露於殺蟲劑及病毒之中的老鼠死因，都是罹患了類似雷氏症候群的疾病。

🔲 食物中的農藥

假使你思考的方式如同我過去一樣，你可能不會去認真考慮到底我們所食用的農產品中使用過什麼化學物質，但是，下一次當你決定要享用一頓美味的、健康的沙拉午餐時，請記住，單單僅胡蘿蔔中就被檢測出含有三十種不同的農藥。

儘管滴滴涕由於其毒性而自一九七二年被禁用，然而在最近的測量結果顯示，仍有將近百分之十七本地出產的胡蘿蔔中被發現含有滴滴涕殘留物。滴滴涕之所以仍能在食用農產品中被偵測出來，主要是因為它能殘存於環境及土壤中。

同樣令人困擾的是，在胡蘿蔔中重複偵測出狄氏劑。狄氏劑在動物研究中已知是引起生產畸胎及生殖毒性的物質，即使是低濃度也會引起猴

子的學習障礙。就如同滴滴涕的命運一樣,狄氏劑從一九七四年起也被美國環保署下令禁用,但是其殘留物仍殘存於食用農作物中。

胡蘿蔔並非是唯一被挑選出來的農作物,每一種非有機性水果及蔬菜均包含多種農藥殘留物。

女演員梅莉‧史翠普女士及天然資源保護委員會,聲明經常應用於蘋果上的 Alar 是有毒的時候,同時也呼籲關切食物中的農藥殘留物。

一般而言,許多父母現在對於有關 Alar 的警訊及食物中農藥殘留漸趨關心,往往在清洗農產品的時候,抱持特別謹慎的態度。然而,在大部分情況下,有多種理由可以解釋僅僅清洗農產品並不能去除農藥殘留物。第一個理由是,因為農民及栽種者都不希望所使用的農藥會被大雨給沖刷掉,所以大部分農藥都被研發為特殊的耐水配方;第二個理由是,許多農藥是全身組織性藥效,使得任何外部的擦洗都是徒勞無功。

此外,已經被上蠟的農產品也因為將農藥殘留蠟封其中,而引起相當大的關切,更遑論是已經被添加於蠟本身內的殺菌劑。

當大部分的消費者瞭解黃瓜是經過上蠟的時候,他們可能不曉得有許多其他水果及蔬菜也是固定被上蠟的。這包括了蘋果、酪梨、青椒、甜瓜、茄子、葡萄柚、甘藍、南瓜、甘薯及蕪菁等。

農藥殘留比較可能發現於外觀必須具有高標準的農產品,或是當農產品在生長過程中可食用的部分與土壤有直接接觸。這些農產品包括:草莓、桃子、芹菜、櫻桃、南瓜、青椒及番茄等。

進口食物

並非所有農產品都含有等量的農藥殘留物,在一項從一九八三至一九八五年間對於農產品的檢查報告顯示,進口食物較本地生產的食物含有

較高的（幾乎二倍）農藥蹤跡，甚至更令人困擾的是所發現的農藥類型。

當我開始研究農藥應用及使用時，我震驚地發現在第三世界國家中，較常使用的農藥幾乎是未經註冊、禁用或在美國嚴格限制使用的，儘管這些農藥已經證實具有危害性，而現階段法律卻允許美國公司製造它們，只要它們是出口商品。

這種不合理的不正當行為，並不僅僅是影響居住在第三世界的家庭，藉由許多未經註冊、禁用或嚴格限制使用的農藥的幫助，有高達百分之七十生長在國外的食物輸回我國，有極多在你家附近的雜貨店售物架上所擺設的食物，往往是靠著這些有危害性農藥的幫助才能順利成長。這麼多生長在國外的食物輸回我國的事實，對於第三世界國家需要危害性農藥以種植食物來緩和饑餓的主張，提出了相當大的質疑。

只要美國公司製造農藥出口，但對於他們真正所生產的商品不必提供合法的健康及安全數據時，美國家庭將更進一步感受到這些化學物危害之苦。這些工廠的勞工，將化學物裝卸上卡車、船舶、飛機或火車上（同時他們常暴露於毒性濺出物中），都變成部分合法輸出、未經測試或證實的危害性農藥的世界性問題。

住家環境的除蟲

有將近百分之九十一的美國人針對住家環境需要，而使用某種類型的除蟲或草皮保養化學物。事實上，每年單單在草皮保養上的花費就將近十五億美元，但是，這些化學物是什麼？同時它們有多安全？

例如一種常用於住家內及四周環境中的有機磷農藥——二嗪農，這種農藥會抑制膽脂水解酶（ChE），而導致呼吸停止、麻痹、痙攣甚至死亡。二嗪農中毒較輕微的症狀，是引起胸悶、減低心跳次數、嘔吐、抽

筋、頭痛及暈眩。在一九八六年四月，加州食品及農業部回顧二嗪農檢測數據後顯示，檔案中並無足夠檢測資料。換言之，儘管這種農藥可以被任何消費者購買及使用，卻缺少針對癌症，慢性影響、生產畸胎、生殖影響或基因損傷所做的檢測紀錄。

就像其他農藥一樣，二嗪農在霧中會變成高度濃縮。例如，在加州霧中發現它的濃度竟然比預期高達一千一百倍，同時在四十六個州的開放水源及地下水中也可以發現它的蹤跡。

當然二嗪農並非僅供消費者做為農藥使用，事實上，它也幾乎存在於大部分家庭裡可以發現到的日常用噴霧殺蟲劑之中。但是，就因為可以在雜貨店或超市買到這些產品，所以我擔心大部分人並不真正瞭解這些也是明顯危害健康的農藥。例如，一種殺蟑螂產品中的活性成份「毒死蜱」（Chlorpyrifos），已知會對人類生神經毒性效應，包括學習障礙。但是自從我知道「毒死蜱」與我家使用的農藥配方的活性成份相同，我的驚慌就逐漸消失，因為至少我已經知道如何防範它的毒害。

除蟲公司

有許多人不願意為去除害蟲而傷腦筋（就像我生病前一樣），因此，這些人都會轉而雇用除蟲公司（編按：原譯為害蟲控制公司，唯本地業者皆稱之為除蟲公司）來進行消毒工作。

當然我認為雇用服務業者來處理跳蚤及螞蟻問題是一項相當好的解決方法，不幸的是，我對於房子在過去二十年間即使是只噴灑一次殺蟲劑，而殺蟲劑殘留是否會繼續持久不衰一事並無概念。已知的是在我家使用的杜絲本（Dursban）產品，該產品能持續十～十五年，其中氯丹殘留甚至會穿越冷凍庫的塑膠包裝，在冰箱的冷凍庫門及橡膠零件上被偵測出

來，該殘留物會維持長達二十五～三十五年之久。

　　假如我們過去曾經考慮所有關於農藥安全問題的話，那麼我們至少應該對所延請的不同公司間的明顯差異感到懷疑。例如，我們曾經延請過的三家除蟲公司（現在我瞭解不合法性），皆強烈聲稱他們的施作是安全無虞的，然而，每一家對於進行噴灑作業時如何處置我們的狗，作法都不盡相同。甲公司告訴我們施作期間，我們的狗仍然可以留在院子裡，沒有關係；乙公司則說在屋外噴灑期間，將狗安置在車庫中，但在屋內施作期間則須立即將狗放回院子裡；丙公司則通知我們狗兒必須完全離開房子，房子在噴灑完後要緊閉門窗。

　　整個家庭在返家之前所必須等待的時間長短，也因公司不同而異，時間範圍從二到四小時。此外，服務人員相較於他們所服務的客戶，為自己設定較高的安全標準。有一回，就在我的子女和我正準備離開家之前，一位服務人員在我家後院開始噴藥，他穿戴著防毒面罩，而我們沒有！

　　同樣的，大部分的人雇用除蟲公司──害蟲終結者，並不是以名字為基礎。我想，我之所以委任這些完美的陌生人進入我的住家及噴灑毒性物質，只是假設這些陌生人是腦筋清楚、負責任、不能在工作上犯任何錯誤的員工。

　　這種假設現在對我而言是絕頂荒謬的，所有員工──不單單是害蟲終結者──在工作中都有運氣好及倒楣的時候，同時他們必須分擔與工作有關的錯誤。因此，即使他們深信殺蟲劑在指示量下施作是安全的，也不能忽略身為服務人員的變數，這些人只能希望他們自己的家可以正確的施作方法來消毒。

　　此外，大部分除蟲公司都有一項其實是鼓勵過量噴灑的商業政策，假如害蟲問題在契約約定期間內並無改善時，這項商業政策允許消費者請求公司免費再噴灑一次。然而，這項免費的售後服務會把大部分的除蟲

服務人員變成熱誠的腳踏轟炸機——想要來取悅你，同時要確定公司並不必派他再一次，故而更賣力地噴灑殺蟲劑。

就在這些免費的除蟲施作之後，儘管屋內的空調全天候實施換氣，農藥氣味持續不衰仍達三週久。就在這段期間，我從幾乎很少生病變成完全不能活動及不能正常呼吸。

一年之後，我不經同意地向另一位履行契約而來檢查我們房子的除蟲公司服務人員提到，我是如何認為售後服務已經變成是一種「過度殺傷力」的施作方式。當我越來越相信這個想法時，我仍對他的反應尚未有心準備。這位服務人員不僅猛點頭的動作表示同意，甚至還告訴我他的觀點：「哦！對的，他們真的在那個售後服務中把你給整慘了。」

「過度殺傷力」並不只發生在家中，許多商業場所也例行性地噴灑殺蟲劑。自從我開始研究以來，我不能確定是否有更多過度噴灑殺蟲劑的事件發生，或是否我只是太注意這種可能性。例如：最近有超過一百個人從加州爾灣的貝爾電話公司辦公室中撤出，在一百人之中有四十位因罹患嚴重頭痛、呼吸急促、衰弱、嘔吐、眼睛紅腫、喉嚨痛及心律不整等化學性暴露症狀，而在當地醫院中接受治療。此乃由於辦公室因遭到「紙蚤」侵襲，所以整個週末延請當地公司噴殺蟲劑所致。

在事件之後，辦公室進行徹底清理的第二天，員工仍聲稱他們留意到一股徘徊不去的二嗪農味道。以我個人經驗，我瞭解如果持續吸入農藥之後，人體就會變得敏感或衰弱（因過度噴藥之故），同時會緩緩出現嚴重的、慢性的健康狀況。

過度噴藥亦發生於室外，我有一位曾實施短暫噴藥的鄰居在我們遷入之後，對她的家庭健康變得較為開心——當我丈夫指出她家外面在使用殺蟲劑四十八小時之後，仍能聞到化學物的氣味時。到底這種氣味會持續多久？除蟲公司的回答在屋外施作氣味會持續二～三小時之久，因此，

根據公司自白，必定有某些環節出錯，但是什麼呢？不正確的化學物混合？洩露？過度噴藥？或以上這些因素都可能是原因？

懼昆蟲症

我曾耗費很長一段時間企圖理解，為何有些人漠視所有可利用的資訊，仍然堅持非用殺蟲劑不可。有時候我感覺我像哥倫布一樣孤掌難鳴，當他明明知道世界是圓的時候，眾人卻仍深信是扁平的。我真的很想說服我的鄰居，告訴他重複噴灑、使用殺蟲劑是有害的，但是我依然要找到更多的信徒才行。

我仍然時常在我住的巷子裡看見，許多農藥卡車定期停在住家門口前，然而，當我看見卡車時，我並不認為我的鄰居是「壞人」，相反的，我也不認為我能與「好人」為鄰。我真的不認為任何的鄰居或朋友，相信我虛構症狀及故事，當這個顧慮影響到他們子女的安寧時，我當然深信他們會真正關心及專注。所以我認為一定有某些比事實及個人經驗，還要更強而有力的東西，可以持續不斷地引導他們的注意力轉移至殺蟲劑上頭。

我相信我已經找到一個解釋：懼昆蟲症──非理性地恐懼昆蟲及喜歡動物。這確實是一種事實，而且這也可以解釋為什麼我的鄰居曾經婉拒我們為他們付費，提供一項無毒性的除蟲服務的好意。也許這些人看見少數螞蟻或其他害蟲即將接近他們家時，就會變得非常煩惱，他們相信唯一的解決方法，就是立即撲滅它們。

例如：近來某些芳鄰堅持他們再度發生蟲害問題，因此必須電召他們的除蟲公司，我丈夫和我發現一個相當不可思議的趣事，就是我們已噴藥的鄰居又有其他的螞蟻問題，而我們（從不在住家噴藥）則完全沒有

困擾。根據資料指出，重複使用殺蟲劑可能促使長期性蟲害問題，使我們更加深信長久以來所瞭解的：除蟲公司的最大目標可能絕不是真的想控制蟲──假使他們這樣做的話，那他們會馬上面臨失業。

我們也懷疑到底我們的鄰居是否真的有蟲問題，或是否僅有少數螞蟻進入他們家。然而，他們對我們解釋說，麥片中有螞蟻而且有些花枯死了（即使是在十一月份）──在他們心底毫無疑問的，絕對需要服務。

目前，當他們決定噴藥時，我所能做的，就只有緊閉門窗及深深嘆息而已，但我總是發現自己企圖問他們：「假如你能使用農藥，你認為會發生可能最壞的結果是什麼？是不是有幾盒麥片會爬滿螞蟻？你的部分草皮會變成棕色？還是你院子裡的花開會減少？」

我無法想像他們的答案，就在我警覺到關於農藥與癌症間確實的關聯，我最糟的惡夢就是聽到我的孩子罹患白血病（根據一項研究顯示，兒童一旦暴露於居家毒物，得到白血病的機會將增加七倍）。

校園中的農藥

與健康有關的事件

身為五年級的老師，我清楚記得在一個陰雨綿綿的早晨，當學校的管理員正在忙碌地為螞蟻而在地板上噴藥時，教室內的三十位學生正認真的上課。回想起來，我記得當時並沒有任何政策來約束管理員消滅螞蟻。身為教師，我常必須為任何需要而填列數不清的申請表，我記得其中並沒有要讓個人的教室噴藥的手續。實際上，我相信我只能按鈴通知辦公室，同時希望螞蟻快點兒移動。

　　想到兒童長時間待在學校裡，往往使人將增加兒童罹患與農藥相關疾病的風險聯想在一起，而且在學校中使用農藥是一項極重要卻又經常被忽視的爭議點。自從我開始研究以來，我變得會注意許多細節，尤其是許多在學校中例行性的農藥施作，對信任學校的學生而言，變成了如同惡夢一般。例如：在華盛頓州亞其瑪地方，有一位七歲大的男孩吃了學校操場楓樹下的一小撮「沙」，然而這些「沙」實在是具有高毒性的農藥，這孩子幾乎因此而喪命。

　　在夏威夷另一所小學，有二十八位學生及三位教職員，在學校為了處理跳蚤問題而噴灑學常用的農藥杜絲本後，出現頭痛、胃痛、呼吸困難及嘔吐等症狀。結果所有學生及職員被送回家，同時第二天學校仍暫時維持關閉狀態。

　　但是，並不意外的，僅管使用了大量農藥，這所小學的跳蚤問題依然存在。不幸的是，學校並未實現預防策略（例如圍籬）來防堵可能的跳蚤之源——野狗睡臥教室附近。這不僅較為有效，而且無可否認的對於兒童及職員是一項較安全的解決方法。

　　假如這僅僅是兩個獨立事件的話，就無可厚非。不幸的是，類似事件不斷增加，在奧勒岡州一所中學裡，有二十位教職員不斷抱怨，說他們就在學校裡為了去除白蟻，而雇用「害蟲終結者」使用杜絲本之後，顯現出不同的症狀。二十四所芝加哥中學學生在他們暴露於克蟑藥那天之後，深受嚴重嘔吐、暈眩、頭痛及其他症狀之苦。在西維吉尼亞州查理斯頓地方有一所國中，就在學生及教師們抱怨罹患持續性疲勞、頭痛、嘔吐、呼吸問題及四肢麻痺等症狀四年之後，終於宣告關閉。美國職業安全衛生研究所（NIOSH）的調查人員發現，那所學校已經被氯丹所污染了。事實上，調查人員發現該校空氣中的氯丹濃度較美國國家科學院（NAS）所建議的一所學校的限制還要高出十一倍之多。

政策

很不幸的，在大部分學校裡，農藥政策依然無法成為一項主要議題。現階段，兩個主要教師聯盟尚未在這項議題上表達正式立場，就因為如此，才使得除蟲政策隨地域不同而異。一項由改善政府協會主導的調查顯示，在三十八個芝加哥地區學校區域中，有二十一個曾反映他們每個月至少要使用農藥一次，調查過程中類似的反映，在國內陸續地報導開來。再者，這項例行性噴藥沒有通知父母也是極不恰當（更遑論滿意了）。

這個事實令我吃驚，自從身為教師以來，我從未在沒有得到父母充許之前，讓學童服用普遍被使用的阿斯匹靈。然而。學校當局似乎相當不可能會打電話聯絡父母，只為了說明下列事項：「喂，葛西亞太太，我打電話來是要通知您，我們要讓您的孩子接受一種活性成份尚未經不利健康效應測試過的產品（或者，事實上是檢測不實）。至於其他成份（惰性成份），我很抱歉，我無法告訴您任何有關訊息，因為我們真的搞不懂它們到底是什麼成份。我猜想我們只是期盼這種產品不會包含任何已知為五十五種常用惰性成份的毒性物質——我們唯一確知的是這種產品的主要作用就是致命。」

應用

父母們經常在錯誤的假設之下，認定只有當學生不在學校時，學校才會噴灑農藥。這並非事實，因為即使在周末噴灑——即學生不在那兒時，也不能解決由於噴藥所引發的可能危險後果。許多農藥就是為撲滅害蟲

而有意設計能延續數周或數月的殘留效應。學校教室包含很多多孔材料，例如：地毯、書籍及塑膠等，而農藥殘留會與之結合，進一步延遲分解程序。此外，在許多地區新設的全學年學校，也取消了暑修，以做為大量化學噴藥的「安全」月。

其他問題就是農藥由未經認可的人員來施作。根據法令，每一州可以決定施作某些化學物的人員之認可條件，特別是申請者必須參加幾周的課程，同時必須通過筆試。然而，法律本身的漏洞，卻允許不合格的申請者可以在合格人員的監督下使用農藥。這個漏洞的直接結果，是許多學校負責噴藥的管理員並未接受合格的訓練。

在學校中農藥過度使用的其中一個原因，就是經常根據某些預定的時間表而噴藥──不管噴藥時害蟲到底存在與否。此外，相對於實施預訪策略，危機管理使得學校本身過度使用及依賴毒性化學物。

再者，在學校通用的農藥型態也值得高度關切。例如：2.4D（2.4 一二氯苯氧基乙酸）僅管是惡名昭彰的禁藥橙劑（Agent Orange）中的一種成份，卻常用於某些學校的草地及運動場上。在聯邦地方法院裡，就在推斷 2.4D 與一位勞工的死亡有關聯之後，陪審團裁定該已故造林勞工遺屬，可獲得一百五十萬美元的補償金；此外，就在國家癌症研究所最新針對堪薩斯州農民所做的研究顯示，2.4D 與某些癌症有關聯之後，草皮化工公司（國內最大的草皮照料公司之一），馬上就停用 2.4D。然而，這兩項行動並未使得校園避免使用 2.4D。

治療虱子

父母們有時還真的會被懲惩，讓他們的孩子與農藥直接接觸。國家虱病協會（NPA）所進行的一項研究報告顯示，有多所學校正陸續通知家

長如何處理孩子的頭蝨。建議的處理方法包括：無差別環境噴藥（取代周密的真空抽取），以及推薦全家而非僅受感染兒童，使用一種靈丹基殺蝨劑（取代一種毒性較低的產品）。

任何在學校工作或有孩子的人，都非常注意頭蝨可能是一項實際問題。事實上，我們預期在已知時間裡，有百分之五的學童會感染頭蝨。因此，在一九八七年針對治療人類蝨子上，花費了超過四千萬美元（在殺蟲劑上），並不值得大驚小怪。

然而，特別推薦的靈丹基洗髮精，對於兒童是非常具有毒性及危險性的。誠如其他有機氯碳氫化合物（如：滴滴涕），靈丹會穿透皮膚，進入血液中，最後會儲存於人體的器官及組織中。一旦如此，當血液中或腦部組織中達到足夠濃度時，它就會逐漸累積，並產生神經毒性。想到為了治療頭蝨就必須使它和頭皮直接接觸，這些已知事實就引發了相當大的顧慮。

即使所有使用的殺蝨劑不含靈丹基，也同樣應該注意它的危害性，因為今天所有在市面上販售的治療蝨子的藥劑，都是由某種殺蟲劑所製造的。

複雜因素

許多因素牽涉農藥安全性，例如：許多農藥僅僅擁有不完全或不正確的檢測數據，同時，對於惰性成份的健康危害目前也缺乏可利用的數據，足以公諸於世；而經濟上的考量，對於某種農藥能否正式上市，更是重要及具影響力的因素之一；其他兩項因素，則為廠商不合法的安全告示以及不實廣告。

不完全或不正確的檢測

當我們回顧這些化學物是如何被檢測、真正檢測了什麼（什麼未檢測）以及誰來做檢測等問題時，就難以對農藥安全遽下結論。

美國環保署與食品藥物管理局（FDA）相當仰賴工業界贊助的研究及檢測，來決定農藥潛在的健康風險。在一九八一年，於工業生物檢定實驗室所呈報的二千多份有關農藥的研究中，有超過百分之九十以上被美國環保署發現是偽造的及無效的，在該公司所有人被起訴及監禁之後，有關公平性及不正確檢測的問題於是浮上檯面。然而，直到一九八四年中期，僅有二百四十三種農藥被再評估過。

事實上，雖然美國環保署現在決定，其餘有問題的化學物，要透過環保署的正常回顧程序後，再作評估。但由於嚴重的人力不足及持續預算緊縮，因此這種情形在一段非常長的時期內並不會發生。簡言之，儘管不實檢測已經無可否認及證實，大多數依賴工業生物檢定實驗室的檢測結果而登記的商品仍然繼續上市，同時被消費者每天選用。

此外，工業界贊助的研究，主要係強調哪些農藥會致癌。只有極少量的時間或經費，花費在研究農藥對於損傷免疫系統及造成神經及心理失調間之相關性，以及對於兒童會增加傷害性及老年人或成人罹患慢性健康問題，或是暴露於多種農藥殘留的協力效應。雖然致癌研究很重要，但這些也是需要一一提出來的重要議題。

現階段，環保署僅要求做一種檢測，來決定農藥對於人類的潛在神經毒性效應，這項測試僅著眼於多少暴露量會引起麻痺及死亡，環保署並未要求急性及漸進性暴露是如何影響運動神經協調（未進行學習障礙或記憶力等測試）。然而，多項獨立研究結果顯示，暴露於有機磷農藥會

嚴重改變及影響，神經傳導和神經肌肉功能、神經受體發育和腦部電波活性。

安全告示問題

　　主張農藥是安全的立論，常根據科學性的農藥半致死劑量（LD50），任何低於這項劑量的農藥都視為是「安全的」。然而，LD50 數字所代表的意義僅僅表示有百分之五十的受測動物死亡時的劑量，根據這項規範，殺死高達百分之四十九的動物時的劑量，仍被視為是安全的。

　　無可見影響濃度（NOEL）是用來「證明」農藥低於某種劑量下是無害的。然而，無可見影響濃度僅意味著在一項特殊測試過程中，研究人員在他們測試種類中並未發現他們想找的。利用無可見影響濃度做為評估農藥安全策略，並未將其他觀察方法、不同暴露類型或觀察不同器官（如肝或腎），對同一種農藥會產生什麼不同的反應等因素納入考慮的範圍。

食品安全告示的缺點

　　這似乎令人難以置信：現階段，所有我們在一九七七年以前所引進的農藥，並未進行致癌性、基因突變性、畸胎性或不孕性影響檢測。因為在環保署立法強制工業界為健康危害而測試化學物之前，這些農藥就上市了，所以它們免於被測試。

　　其他有關食品安全告示的缺點，在檢視環保署法令規定的農藥殘留物的濃度時，就一一浮現。首先，環保署利用一位體重一百二十五磅的人，做為平均消費者的標準。環保署在測試中，不僅未將體重較輕或較重的人考慮在內，而且也未考慮兒童不同的飲食習慣。

　　再者，這些所謂「可容忍的」濃度，制定於一九六〇年代晚期，代表所食入農藥濃度被認為對人類顯示極無或全無健康風險。然而這些濃度並未考量在過去十年間，所增加農產品的消費量，例如：環保署臆測每年我們所吃的朝鮮薊、酪梨、藍莓、黑莓、甜瓜、蜜瓜、瓜類、茄子、李子、橘子、油桃或紅蘿蔔，不會超過半磅，根據環保署自訂的標準，消費者食用這些食物超過半磅的話，會潛在暴露於比當局所認定的安全度更多的農藥殘留物之中。此外，可容忍的濃度也是設定於一個人一生僅暴露於農藥一次的錯誤假設之下，環保署並未計算一個人暴露的總次數，也未考量使用於食用農作物的多種農藥。「容忍濃度」的整個前提，僅僅是一種根據理論的假設。

　　除此之外，因為有超過一半使用於食用農作物的農藥，無法利用例行性的實驗室方法偵測出來，所以沒有人能正確地決定食物被農藥殘留物污染的程度。同理，我們的食物中僅有將近百分之十真正取樣過。然而，偵測高濃度或不合法的農藥殘留物，仍未必能避免受污染的食物到達消費者的手中。例如：一九八六年洛杉磯一所實驗室，在一批至少有六船次的墨西哥甜瓜中偵測出不合法的農藥殘留物，然而，這批船貨其中有兩船次仍在美國境內販售，因為食品藥物管理局允許某些易腐爛的食物船貨僅採樣檢查，當然，在獲得樣本分析結果之前，這些食物就已經賣出了。

　　當我們獲知食物安全告示的這些缺失之後，我寫信給食品藥物管理局，表達我對農藥殘留物的關切之意，令我意外的，我真的收到回信，但這種回應幾乎是可預料到的。

　　兩份新聞稿傳單伴隨著寥寥數語的感謝函。很明顯的，這些傳單主要是為了應用在，每一封當局收到的無數封信函而準備的。這些傳單解釋的非常詳細，附帶許多統計數字，只為了證明我們的食物是多麼安全等

語。他們的陳述令人印象深刻，如果一個人缺乏這個領域內的知識，可能會認為自己對於食物安全的關切是不必要的。畢竟傳單中指出食品藥物管理局已經為農藥的殘留物進行檢測，一般而言其遠低於環保署的容忍濃度。

但是真正令我們關切的事實是，食品藥物管理局僅作選擇性的檢測，當局瞭解僅檢測約百分之一的販售食品，和利用例行性實驗室方法，會有超過一半使用於食用農作物的農藥無法被偵測出，也瞭解在傳單中廣泛引用的環保署容忍濃度是制定於幾十年前，同時並未考量兒童的飲食習慣；最後，當局亦察覺到現今農藥及食物的檢測，並未著眼於慢性健康問題或同時使用多種農藥的協力效應。然而，食品藥物管理局並未在傳單中涵蓋任何這方面的資訊。

對我而言，僅提出選擇性的事實及統計數字，當局實在正冒著失去公信力的風險。一份完整的報告，應包括當局的發現及現階段檢測農藥的相關限制。

惰性成份及漏洞

農藥包含兩種成份：活性及惰性。活性成份明列於產品標示中，預定來消滅目標生物；惰性成份事實上是產品的其他所有部分，因為被視為「商業機密」，遂往往不列在標示中。有時候不到一茶匙的活性成份，會使一個二百磅重的男人喪命，因此，由惰性成份所組成的液體賦形劑是必要的。一般常用的惰性成份有丙酮、石綿、苯、甲苯、酚、二甲苯、戴奧辛、甲醛及四氯化物，以上所有成份皆被認定是有毒的。

現在，法令只要求檢測活性成份的潛在健康危害，即使惰性成份經常佔整個產品的百分之九十～九十五，法令亦未要求其檢測。有將近一千

二百種屬於商業機密的惰性成份從未被檢測過，在任何時間亦未被安排檢查。在一千二百種成份中，有八百種實際上沒有可採用的資訊，有五十五種已經確定有嚴重的毒性影響。

配方中的惰性成份會極端影響暴露於含有惰性物質農藥的人。在一九八七年五月，奧勒岡州立大學的一位教職員，因為短暫暴露於噴灑在辦公室裂縫中的二嗪農PT-260而罹病，要精確指出觸發她嚴重反應的化學物是相當困難的，因為二嗪農PT-260只包含百分之一的二嗪農及百分之九十九的惰性成份。經過調查之後，發現這種二嗪農配方大部分是二氯甲烷及1,1,1－三氯甲烷，二氯甲烷是一種神經毒素，是一種致突變劑（引起基因損傷），也是一種可能的致癌劑（引起癌症）；1,1,1－三氯甲烷亦是一種可能的致癌劑。

其他有關農藥配方中惰性成份的顧慮，是農藥的空中噴灑，例如馬拉松（Malathion）。在社區進行農藥的空中噴灑時，工人及社區居民都會被通知正在使用農藥。然而，工人及居民無從瞭解農藥配方也包含了苯、甲醛或任何多種毒性的惰性成份。

許多農藥製造商本身甚至也不能確認他們商品中所使用的惰性成份，因為他們可能向惰性化學物製造商購買一些自己也不知道的配方。如此一來，即使環保署想要求製造商通報他們的農藥中包含哪幾種「五十五種有害惰性物質」也不可能，因為製造商本身也一無所知。

即使環保署確實擁有在農藥配方中，被使用的多數惰性成份的名單，這份名單也往往並不為當局所重視（假設有的話）。當環保署官員發現滴滴涕（自從一九七二年起禁用）做為現今使用中的多種登記有案的農藥惰性成份時，這種觀點獲得了證實。在某些案例中，甚至環保署也不瞭解在農藥中的惰性物質是什麼，這一方面是由於檔案中缺乏資訊；一方面是因為在一九七二年石油短缺期間，環保署發布一份公告，允許登

記者購買少見的溶劑及乳化劑，然後在配方說明中列出替代物。

瑪麗・奧布蘭是一位科學家，她因科學專業技術及對於改善農藥政策的貢獻，而在一九八九年獲頒羅勃・包舒紀念獎，當時她曾經下過這個結論：「任何宣稱知道農藥配方安全性的人——不論農藥成份是未經確認還是未經檢測，都是欺騙或不誠實的。」

不實廣告

農藥廣告可能都是誤導及虛偽不實的，許多消費者因為有「環保署登記有案」的聲明而放心使用。然而，這項聲明並不意味環保署已經決定該種農藥是安全的。因「環保署登記有案」僅表示產品在一九七七年之前完成登記，或因為認知其利益較已知風險重要而變成登記有案。農藥已經證明對於大眾沒有安全危害時，則不必登記。事實上，環保署說明：「因為農藥本質上是為殺死害蟲及雜草，所以我們以相對風險而非安全性來表示。將毒性化學物帶進環境中，的確會對人體健康及環境產生已知及未知的風險。」

經濟考量

環保署根據充足、有益健康及經濟性的食物供應需求而設定標準。因此，當環保署決定「安全」食品時，必須在經濟利益前提下權衡健康風險，健康因素並非他們唯一的考慮。

以下事件無法真正證明什麼，但民眾發現有趣的事是，在一九八一至一九八六年間，擁有六十五億美元資產的農藥工業，捐贈超過一百二十萬美元給美國參議院及眾議院農業委員會的成員，我猜想這是他們不要

推展有機農業的表示。

專家意見的問題

當評估與農藥有關的風險時，有關農藥是否有潛在危害性的討論相當稀少。更有甚者，討論集中圍繞著能被吸入或食入，而沒有立即不利健康影響的農藥量的不同評估。

許多科學家聲稱在動物研究中所發現的結果，並不能適用於人類。其他專家們藉忽視動物研究及使其失效而爭論不休，消費者於是變成「測試」動物。

科學家是最常為媒體所引證的專家，但請注意許多專家往往是被化學公司所雇用，這些事實往往被媒體所省略或忽視。化學公司對於安撫大眾對化學的安全性有極大的經濟興趣，必然不能否定科學家意見的影響性。不過科學家是否會受制於先入為主的觀念，當他們發現所服務的公司正製造某種有害人體健康的化學物時，他們會甘冒著失去工作的危險而告知大眾嗎？

環保署內部本身，亦採取懲罰性的行動來抵制那些不守規則的科學家們。例如安德里·葛羅斯是環保署有害物評估部門的一位資深科學家，就在他撰寫了一份長達四十八頁的備忘錄，來責難他的直屬長官非法幫助兩家主要的化學公司，完成一種被他視為「強勁的致癌劑」的農藥登記手續後兩週，遭到降級處分的命運。他的新職，剝奪了他能接觸環保署所有有關健康及安全檔案的任何機會。

休斯·考夫曼是環保署內的毒性廢棄物專家，他對國會小組委員會陳述說，假如他是蘇維埃的密探而企圖毒害美國的話，他就不會改變美國有害廢棄物的計畫，之後他被當局檢察總長辦公室扣除了兩天薪水，並

派人跟蹤。在「六十分鐘」裡，考夫曼也陳述說：「假如你的州或地方政府不能保護你的話，那麼環保署也將不會保護你。」四位眾議院小組委員會委員已經被指派，來調查環保署是否會因為考夫曼的直言不諱而騷擾他。

除了環保署之外，其他機關內部的科學家也曾面對類似待遇。當馬文‧盧伯將一份尚未正式發表，有關馬拉松的致癌物質形成的文章，寄給曾經對於在市區內使用農藥來控制地中海軍蠅，而表達過強烈關切的加州環保團體之後，他就變成國家癌症研究所的「前任」科學家了，他的行動受到相當強烈的譴責。

就個人而言，當瑪莉和卡羅（是我在解毒診所認識的一對夫妻）對我敘述以下故事時，我逐漸感受到科學家與雇主間潛在的衝突所在。

瑪莉和卡羅兩人在一次除蟲公司噴藥後，產生了立即性健康不良狀況，而被迫遷出他們的家，最後他們從除蟲公司處取得一項承諾，即派專家來決定這個家是否真的由於施作不當而受到污染。

當這些人抵達並開始進行檢查時，瑪莉在屋外等候。片刻之後，這些人與她碰面，再三向她保證沒事，他們甚至驚呼這是間多麼可愛的住家！

瑪莉堅持她受到污染，於是她提出異議，並要求他們回到屋內，同時把鼻子湊到地毯上，其中有一個人接受這項挑戰。根據瑪莉的敘述，他立即打個噴嚏同時眼睛變得通紅而淚眼汪汪的飛奔出去。然而，這位檢查員仍堅持房子不曾受到污染，他聲稱他僅僅不過是因為灰塵刺激而反應罷了。

瑪莉感到極端沮喪及挫敗，她不知道該如何思考這個問題。然後，其中有一個人在離開之前，把她拉到一旁，告訴她不管在任何情況下，他都不會前往法庭作證，甚至也不會承認他們曾經交談的事，但是他要讓她瞭解，她家的確受到嚴重的污染。他所能做的就是鼓勵她另尋一家獨

立的公司，來證實這項污染。然而，因為他實在不能丟掉這個工作，所以他將報告這間房子一切正常。

　　就在一家私人公司檢視這間房子後，該公司立即被衛生局所譴責。

解決方法及替代方案

　　對於所提出有關農藥的每一項問題，替代方案的確存在，然而，必須有人願意嘗試它們，替代方案才會變成解決方案。

⊡ 有機食品

　　在一九八九年，當「六十分鐘」報導，天然資源保護委員會對於蘋果及化學藥品 Alar 的發現及建議之後，對於食物中農藥殘留的關切，吸引了全國注意。這份報導引起了全國恐慌，突然間，蘋果都被毒化了。媒體為了回應這種歇斯底里，於是出版了許多責難父母由於恐懼農藥殘留物而排除「好的」農產品的報導。父母們似乎只有兩種選擇：與受農藥污染的農產品共存或不與農產品共存。然而，許多人都忽視了「第三種抉擇」——一種理性的、健康的選擇，涵蓋所有不含農藥的農產品——簡單的有機食品（Organic food）。

　　一提到關於「有機」這個字眼，在人群中似乎就引發不同的反應：「太貴了」、「太難找了」、「食物中有蟲」。

　　然而，這些反應經常來自於那些甚至連嘗都未嘗過有機食品的人們。例如：我們的一位朋友及他七歲大的兒子，就在我們決定改吃有機食品不久後造訪我們，在拜訪我們之前，我們這位朋友曾告知他的兒子說，我們在家裡會以有機食品為食，這位男孩非常想要知道，是否這就意味著他在這整個拜訪過程中，只能吃到一堆芽甘藍。

在他們抵達之後與我們共進的第一餐，包含湯、麵包及多種以溫火炒過及置於南瓜殼中烘烤的蔬菜。這位父親不願表現得太過失禮，因而沒有告訴我們他兒子通常都不吃蔬菜的，但是出乎他意料之外，他兒子竟然將所有的菜及後來我們端上桌的每樣菜都吃個精光！這位父親終於下個結論，說有機食品的味道的確不錯。

然而，有機食品確實不如其他食物一般容易令人接受，假如有必要的話，社區居民團體可以成功地影響傳統食品店，將有機食品增列於他們的貨架及櫃子上。要獲得不含農藥食品的成功方法包括：與農產品經理會面，寫信給公司管理階層及提供商店人員有關有機食品栽培者的名單。此外，許多有機穀類、豆類及其他不易腐爛的農產品，也能透過郵寄方式購買。

有機食品是否花費較多，完全根據個人的價值觀而異。現在我們家的優先次序是：食用好的、純淨的食物。基於這種堅持，即使有機蘋果的價格是經過噴藥及上過蠟的蘋果的兩倍，也無所謂。對於我們而言，有機食品採購是較佳的交易。很顯然的，我為我下半輩子採購有機食品，仍然比我在生病期間所花費的醫藥費用還要省。我寧願現在花費較少的購買有機食品費用，也不願將來花費較多的醫藥費用。

應該注意的是，「有機」這個字眼至今僅有三個州有合法的定義。在加州定義為：「食物在生產、收割、配給、儲藏、加工及包裝過程中，並未使用人工合成的肥料、農藥或生長調節素等。」這種定義與食品廣告僅強調「不含農藥」，有相當大的不同。

當某些主要的食品連鎖店藉著提供「不含農藥」的農產品，試圖致力於滿足大眾所關切的食品安全問題而讚揚的時候，消費者應該明白這種食物與經認可的有機食品之間的差異。「不含農藥」表示，在收到食物的碼頭進行食品的隨機抽樣檢查結果，並未偵測出農藥，然而，因為有

超過半數使用在農作物的農藥，不能依例行性檢驗方法偵測出來，同時也因為食品可能會全面性地被進一步污染（在到達食品貨架上之前），故「不含農藥」並不保證食品真的沒有農藥！相反的，凡被認可為有機性的食品均種植於不使用農藥的農地。

實際上，即使是被認可的有機食品也仍然不會完全純淨，因為食品會在無意間被鄰近使用化學物的農地、被污染的供水、從鄰近空中噴灑並藉空氣傳播的農藥或被土地中已經存在的化學性肥料所污染。然而，經認可的有機食品，顯然是比經過有意及例行性的噴藥、噴毒氣、上蠟及染色過的食品，受到較少的污染（假如是這樣的話）。

有機食品不僅較健康，同時也是較符合生態耕作的結果，而且也相當美味！我丈夫在食用有機食品一段時日之後，有一次陪同父母前往一家他始終喜愛的餐廳共進午餐，當他父母正享受美食的時候，我丈夫卻發現他的食物竟索然無味、「淡而無味」。或者，換句話說，加工過的、噴過藥的食物絕對不是有機性的。

我瞭解並非每一個人都可以吃有機食品，但即使你不先選擇轉而購買有機食品，仍然有許多方法可以讓你減少暴露於食品中的農藥。首先，是罐頭食品，在開罐前先清洗罐頭本身，然後從底部開罐，這些動作會幫助你去除來自於食品店重複噴灑的殺蟲劑殘留物。其次，要求超市標示農產品的來源，然後只購買本地栽種的農產品，以避免買到靠出口、禁用農藥來幫助生長的食品；然而，要注意所謂本地食品，並未包括栽種在夏威夷的食品，因為在裝船運往美國本土之前，必須經過燻蒸消毒。最後，只購買合於時宜的農產品，同時留意「完美的」或「無缺點的」水果或蔬菜，因為危險往往存在於使用農藥來使農產品完美，或使用過季的農產品在一年到頭都可以買得到。

無毒性的除蟲方法

有相當多可以去除家庭害蟲的無毒性替代方法,保持耐心及願意去嘗試評估不同的方法是最有效的。而「耐心」正是去除蟋蟀入侵我們家的關鍵。

在我們無毒的家裡,我們已經在我們的硬木地板下增設一層粗木板,這個步驟讓我們不用任何黏膠就能鋪設地板。我們從未預期這層粗木板會變成一個蟋蟀的度假中心。

不過情形並沒有那麼糟,除了這隻小蟋蟀打算在我的床下方的粗木板中與我共渡良宵這檔子事以外;以及整晚不停地唧唧叫及尖叫時——這隻蟋蟀擺明了就像是要爭奪「年度最佳歌喉蟋蟀獎」般的拼命。

我們看到靠近牆邊留有狹小空隙,可能這就是蟋蟀進入粗木板的通道,但是我們仍無法把蟋蟀誘騙出來。

就在第六個失眠的夜晚,我開始思考這種惡夢可能是除蟲公司捉弄我們的一種惡作劇——專門對付那些決心以無毒方式除蟲的人,所施展最後的恐嚇手段。儘管我用盡所有的研究及資源,我還是不知怎麼樣才能把這個小東西引誘出來,這才教人更覺得心灰意冷。

在第九個失眠之夜,我甚至還在腦海中幻想一些影像,在幻想中突然出現許多種的罐裝甲蟲噴霧劑,同時罐內的東西正好噴灑在下方的小空隙裡。最後,在幾晚過後,當我們正要就寢時,我丈夫發現蟋蟀就在他鞋邊的地板上。而我想要描述的是,我丈夫僅提起鞋子,在幾秒鐘之內,就粉碎了這隻無憂無慮的小蟲。

我們耗費了十一天不去用化學物質而消滅了蟋蟀,假如我們使用了殺蟲劑,我們勢必就會暴露於有害的農藥殘留物之下長達十一年之久。

整體無毒性除蟲方法

儘管有相當多殺蟲劑問市，而人類卻從未完全「消滅」昆蟲，只因為牠們的數量多過我們。專家估計，地球上有多達一千萬種昆蟲（真正個別昆蟲的數量恐怕不只此數），然而，只有不到百分之一的昆蟲是真正的害蟲——雖然沒有一個可接受的害蟲定義，而「除蟲熱線」為害蟲下的定義是：不具價值及有害人類健康的昆蟲。當實施無毒性除蟲時，我們必須謹記在心的是，因為是建築物自動驅逐了成千上萬種小動物，所以無論新房子是何時所建，新居住者總是真正的入侵者（而非害蟲）；假使一個家提供美味的乾糧及飲水的話，「前任的」居住者會被鼓勵重返家園。

整體的無毒性除蟲預防措施包括：檢查及修繕你的房屋（如：紗窗、外牆裂縫、鏽蝕的排水管、破損的洗手間），以及變更房屋四周的景觀。沿著房子周圍界線種植的灌木林及花卉，是害蟲極佳的入侵路徑；在房子四周鋪設十八吋的細長條形水泥或沙粒，則是設立有效害蟲路障的絕佳方法。

此外，去除任何草地邊界的阿爾及利亞長春藤，因為它是黑寡婦及老鼠的完美棲所；將食物儲存於適度密封的容器中（把乾糧存放袋內及硬紙箱都有如門戶大開，是歡迎許多害蟲之舉）；立即擦拭所有食物殘渣，每週使用硼砂溶液為垃圾桶除臭；丟棄雜物（如舊報紙、盒子），如此害蟲才不會有「安全的」避難所；輪流穿著不同的衣服，如此所有的衣服都會經常穿著及清洗（這是防杜紡織品害蟲的最佳方法）；以及定期重新安排家具及壁畫（這樣可以去除隱藏的害蟲）。

假如發現害蟲出沒，可探索害蟲進入的位置，找出牠們發現食物及飲

水的處所，查出究竟何種條件不利於害蟲，以及進行適當的改變。

並非所有技巧都會對所有情況同樣有效，期望去除「所有的」害蟲是不切實際的想法。然而必須謹記在心的是，化學殺蟲劑也不能保證百分之百的成功率。假如你下定決心實行無毒性的除蟲方式，你可以享受在大部分時間裡僅有少數害蟲，而無時無刻享受居家的樂趣。

以下係某些特別的無毒性除蟲的替代方法。

無毒性蟑螂防治

值得注意的是，蟑螂能夠在斷糧情況下生活三個月，同時在缺水情況下生活三十天。由於牠們往往在吃東西前先淺嚐食物，因此牠們瞭解如何避免接觸經化學處理過後的食物表面。而尚未孵化的卵，對所有的殺蟲劑是完全免疫的，為人所熟知的是，牠們會巢居於電話、電視、收音機、冰箱、電子鐘、紙箱、書籍、舊雜誌及報紙中。

防杜蟑螂入侵住家的方法有：

‧清理熱水器周邊區域。
‧將儲放器皿處後方的鬆脫壁紙黏緊。
‧勿將盛裝寵物食品的袋子或盒子，或是將潮濕的洗碗布置於廚房的洗滌槽之下。
‧將浴室內有濕氣積水的地方擦拭乾淨。
‧將使用過後的橡膠製浴缸止滑墊晾乾（其成排的吸盤有如為蟑螂提供訂做的隱藏場所）。
‧定期檢查及清理壁櫥、電視、收音機及電子鐘。
‧以吸塵器打掃窗簾褶層。

- 丟棄成堆的舊雜誌、報紙、紙箱及衣物。
- 修理滴水的水龍頭及漏水的廁所。
- 填補牆壁及木製品的裂縫。
- 封填任何通往家中的水管或瓦斯管線周邊的間隙。
- 於水錶室內鋪設幾吋厚的砂礫層。
- 拔起常春藤或其他種類的寬闊地面遮蔽物。
- 丟棄雜貨袋或硬紙箱。
- 清除任何寵物的剩餘飯菜。
- 每晚將垃圾拿出屋外。
- 在購買前仔細檢視所有用過的家具。

　　居住在公寓的人應該將紗窗釘牢於共用的暖氣通風口上，同時將通往任何共用走廊的門縫塞住。

　　最近我的管家有機會將有毒及無毒的去除蟑螂方法實際表現出來。儘管她所居住的公寓建築物，已經在兩個月期間內先後由除蟲公司噴過兩次藥，她的公寓仍飽受蟑螂肆虐之苦。對於公寓管理員的噴藥決定（自從為我們工作以來，她學習到農藥相關知識），她已經感到很苦惱了；而每當她打開碗櫃或抽屜，總是發現蟑螂匆忙尋找掩蔽物藏身時，她同樣感到惱怒不已。

　　我告訴她我在研究時，閱讀到有關所謂的「酒醉的蟑螂」陷阱。這種陷阱包含一塊浸泡在啤酒中的吸布，這破布會吸引蟑螂，同時在牠們喝啤酒變得「酒醉」之後，使牠們不能動彈，而易於清除掉。

　　當她嘗試這個方法以後，出乎她意料之外的，第二天早晨她竟找不到她曾浸泡過啤酒的任何破布的蹤跡，原來這塊破布上面竟然被將近三百隻因酩酊大醉而動彈不得的蟑螂完全遮住！現在她大約每週設這種陷阱

一次，同時她告訴我說，她確實看到蟑螂問題的明顯改善（假如居住在公寓建築物裡，而無法要求鄰居也照著實行這種預防措施的話，害蟲問題可能會更難解決）。

其他無毒的解決蟑螂的方法，是所謂的「英國式陷阱」，開始製作這種陷阱時，首先要在一支空的果醬瓶外的四周包上偽裝膠帶，然後在瓶內裝填由啤酒、少許香蕉片及幾滴的茴香精所組成的混合液，最後在瓶口內緣塗抹一薄層帶狀的石油凍。食物是用來吸引蟑螂的，同時石油凍可防止牠們逃脫。據報用十二支這種陷阱，在三個月期間內總計捕捉到超過八千隻蟑螂。

其他無毒的消除蟑螂的方法，是改變你們家的環境條件，蟑螂會死於溫度在華氏一百三十度以上或華氏二十三度以下，溫度大約在華氏八十度時，它們會大量繁殖。

無毒性的螞蟻防治

我們大多以為螞蟻毫無價值可言，但實際上，這種昆蟲可以增加土壤肥沃度，同時保護橙樹免於受到柑橘害蟲的侵襲，此外螞蟻也會捕食蟑螂及避免白蟻損害（螞蟻會攻擊築巢的無翅女王白蟻）。當我四歲大的女兒瞭解螞蟻能做什麼事時，她認為螞蟻真偉大！她說她寧願有隻小螞蟻爬過，也不願有隻白蟻咬嚙她的家。

想要避免螞蟻橫行，可嘗試這些建議：

・修剪你家所有的樹種及灌木樹枝（螞蟻會沿著它們爬行進入窗戶或門戶裂縫處）。
・在你家四周種植薄荷或艾菊來驅除螞蟻。

．修補所有窗戶、牆壁及門的裂縫──無論有多細小。

．不要在庭院過度澆水。

．立即清掃所有食物殘渣。

．將食物儲存於密封的容器中。

．確保瓶裝的黏性甜食物（如：果醬及糖漿）在使用後清理乾淨。

當螞蟻一旦進入你家，可追溯牠們的進入地點，同時以石油、油灰或其他填充物封住，以等量的醋及水混合來清洗工作檯面、地板及碗櫃。在結構物四周散布下列一種（或全部）物質：玉米粉、紅辣椒及硼砂，同時在垃圾桶內外四周散布硼砂粉。此外，找出屋外巢穴，並開水或熱水澆灌其中。

假如無法找出螞蟻巢穴，可將蜂蜜及麵包酵母置於花盆土壤中，來誘出螞蟻，當螞蟻到達時，再以開水或熱石蠟摧毀新的聚居地。其他的方法是將幾粒濃度百分之九十九的工業用（非醫藥用）硼酸及少許蜂蜜置於果醬瓶蓋內，同時在夜間將其放置室外，螞蟻會被蜂蜜所吸引，並將其帶回巢穴中，但它們同時也帶回了硼酸，如此一來即會將巢穴中其餘的螞蟻殺死。硼酸如被吸入是無毒的，但是假如被人類或其他動物吞食即是有毒的，因此，這種方法只能於當時及當地，不可能有寵物或幼童會食用蜂蜜的情形下使用。

我欣然承認，當害蟲是微不足道的問題時，提倡無毒的除蟲方法是相當容易的。我有一位朋友聽到我的遭遇時，馬上停止使用農藥。幾個月之後，她熱切地與其他人分享成果，說她不再使用也不需要殺蟲劑來消滅她廚房裡的螞蟻了。她很驕傲地通知眾親友，她的螞蟻問題僅靠將螞蟻溺斃水中（她自己創新的無毒方法）而獲得有效控制。

但是這時候更大的考驗來臨了，某一天早晨當她進入廚房時，竟發現

到處爬滿了幾百隻的小螞蟻雄兵正列隊歡迎她！當她面對在穀物、糖、餅乾中，以及流理台、櫥櫃上的螞蟻時，她知道這種新的情勢，比四處潑水還需要更多的努力才行。

即使她原本以自己為榮，她還是打電話給我，探詢到底她能使用哪些無毒的替代方法。她感到相當沮喪，表示雖然自己並不想使用農藥，但是要與幾百隻螞蟻共用廚房的主意，讓她難以忍受。

當我與她交談時，我開始認清這些螞蟻真的是被「邀請」而登堂入室的，在過去她家附近的樹叢及灌木（結合廚房架子上已打開盒蓋的食物），往往誘使屋外幾隻螞蟻進入室內。但在最近，由於自動灑水裝置的關係，已淹沒了螞蟻，同時迫使牠們離開了屋外的巢穴，簡單的說，這些螞蟻僅僅是為了尋覓一個新的安身之處罷了。我提到這個主要是因為假如有人能確認螞蟻突然入侵的理由，那麼就會稍感釋懷，並且瞭解這個害蟲問題僅只是暫時性的。

我的朋友在聽到不同的去除螞蟻的無毒替代方法之後，即依照我所提供的多項建議實施。三天之後，她興高采烈的告訴我說螞蟻問題已經在她掌握之中。對於某些人而言，三天的時間似乎太長了一點——尤其是習慣於立即清除害蟲以後。雖然我的朋友耗費了三天才驅除螞蟻，但她也不必耗費其餘時間證明，不需要用農藥來驅除螞蟻。

無毒性的甲蟲控制

有許多不同種類的甲蟲，會以牛奶、辣椒、豆類、玉米、小麥及稻米，以及煙草農產品、草藥、香料、穀物、巧克力、乾果類、肉類、魚、蔬菜、果核、咖啡、蠶豆、皮革、家具填塞物、紅椒及狗食等為食。香煙甲蟲（將近十分之一吋長，紅棕色，由短而細小的毛所覆蓋）及雜貨店

甲蟲（體型大小相近且呈淡棕色），甚至真的喜歡含有除蟲菊成份的殺蟲劑。這些甲蟲也能生活在某些毒藥中，如：阿可因、莨蓿及番木鼈鹼等之下而大量繁殖。

阻止甲蟲橫行的方法如下：

- 務必在購買食物之前檢查包裝，避免包裝有破洞或接縫有鬆脫情形。
- 購買適量的原料。
- 定期清理碗櫃，並讓碗櫃保持乾燥。
- 以吸塵器定期清理麵包屑。
- 冷藏所有的穀物，同時在每個開放的穀物容器中置入一片月桂樹葉。
- 去除住家附近的鳥、齧齒類及黃蜂巢。

由於某些甲蟲的生殖週期在溫暖的溫度下會少於一週，因此，在夏季期間的定期清理及檢查必須更加慎重才行。

只要你在家中發現一隻甲蟲，就要將被甲蟲爬過的食物置於塑膠袋中，以膠帶確實封緊，將其棄置於屋外大太陽底下（假如可能的話）的垃圾容器中；然後將其他可疑的食物（尤其是靠近甲蟲橫行位置的食物）置於塑膠袋中並隔離。留意任何甲蟲，記住時常將餐具櫃中所有東西騰空，並以吸塵器清理及清洗所有物體表面。

就如同其他害蟲一樣，你可以藉調整牠們可能出沒地區的溫度高低來去除甲蟲。例如：假如甲蟲爬滿葡萄乾或其他乾果的話，可將食物置於熱水中煮沸一分鐘，高熱會在不破壞食物下殺死甲蟲；假使甲蟲爬滿了你的烹飪材料時，你可以藉由將食物置於烤箱薄層中，在華氏一百二十

五度下加熱二小時，或將食物置入冷凍庫中去除他們。這些方法對於那些不願將爬滿甲蟲的食物丟棄的人，可說是一種不錯的替代方法。

無毒性的跳蚤防治

當我們瞭解必須取消除蟲服務時，我們知道不得不尋求應付永無休止的跳蚤防治問題的替代方法。在閱讀一些資料之後，我們制定出一種改革的無毒方法。首先，我們給我們的狗餵食大量的啤酒酵母，使牠的皮毛較不易乾燥脫落；我們偶而也用薄荷油擦拭牠的皮毛。此外，我們開始定期將鹽灑在我們的地毯上。

剛開始時我們都感到懷疑，畢竟，即使我們每兩個月進行一次專業的除蟲服務，至今也從未完全有效去除我們的跳蚤。但是我們尋求無毒解決方法的動機，乃起源於我們認知到別無其他選擇。

懷著極大的不安，我們等待著跳蚤的大舉入侵，事實上我們安穩度過整個「跳蚤絕跡」的冬天，但是隨著夏季的腳步慢慢逼近，也正因為夏季是著名的「跳蚤祭典」時間，因此我們無法稍減焦慮。然而，夏季來臨了，卻仍安然無事，就連一隻跳蚤也不見，五個月過去了，六個月、七個月，於是，經過八個月跳蚤絕跡的時間，我們最後下了結論：我們成功的以非化學性方法阻止了這種害蟲。令人印象更加深刻的是，在使用有毒化學物質的以往，我們甚至不曾享受過二個月的跳蚤絕跡時光。

直到我們更進一步，對於免用化學物質的替代方法進行回顧後，才開始明白我們成功的要素。毫無疑問的，在啤酒酵母中的維他命 B，使狗的皮毛由乾燥而易脫落的毛質，轉變為柔軟發亮的皮毛，這種新轉變的毛皮，並不會使跳蚤動心；薄荷油（注意：薄荷油與自發性流產有關，請勿使用於懷孕的婦女或寵物四周）則逐退了跳蚤（以及其他任何並不

喜歡薄荷味的害蟲）；同時，地毯中的鹽創造了一種跳蚤不能存活的脫水環境。

　　然而，因為跳蚤一個月可以產下六百個卵，同時可以停留在蛹的階段（在繭裡）從一週到一年，直到牠們感到有適當的條件（例如：溫暖的溫度，來自於鄰近寄主的二氧化碳等）後，才會破繭而出，因此很難控制。

　　想要將跳蚤摒除屋外的最顯著辦法，就是將寵物飼養在屋外，但是我瞭解這對於多數深愛寵物的人而言是無法接受的，故在此提供其他協助抑制跳蚤的無毒方法：

　　．每天集合你的寵物，徹底搜尋跳蚤（在暖和天氣）。
　　．以啤酒酵母餵食你的狗（每十磅動物體重，使用二十五毫克）。
　　．使用草藥或脂肪酸跳蚤洗髮精。
　　．用草藥驅蟲劑擦拭你的寵物毛皮（例如：香茅油、茶樹油、尤加利樹油）。

　　此外，當你為寵物洗刷毛皮時，可偶而使用柑橘油。製作這種油的方法是，將四片切好的檸檬置於加滿水的燉鍋中煮沸，然後以文火慢熬四十五分鐘，冷卻後將液體過濾即可。某些寵物在洗澡時必須噴灑足夠的除蟲菊粉來殺死及控制跳蚤，除蟲菊粉是一種無毒的農藥，可以使許多硬殼害蟲的保護外膜枯乾，除可以直接應用在寵物身上外，也可以噴灑在地毯上及戶外。

　　寵物食品也扮演了極重要的角色，我常慣於嘲笑寵物的主人只會購買「高品質」寵物食品，但是商業化寵物食品，真的會因為大多數含有肉類而增強跳蚤蔓延。相對而言，在含有許多酵母、大蒜及草藥等成份的

健康食品店中，所發現到的高品質寵物食品，通常只使用美國 A 級肉類。如此看來，似乎強壯、健康的寵物並不怎麼容易吸引跳蚤。

假使你家已經跳蚤肆虐，必須經常以吸塵器清理，則可將集塵袋置於冷凍庫中殺死跳蚤；高溫也可以殺死跳蚤，所以可利用電暖器將你家加熱到華氏一百二十二度連續數小時（利用你及寵物不在家時）。你也可以噴灑脫水劑，例如未經加工過的硅藻土（並非使用於魚池的那種），其作用與除蟲菊粉相同，可以使用在你的地毯、地面及草皮上；這種方式使用於屋外，可以減少每天寵物在屋外接觸到的跳蚤數量。

其他改革的除蚤方法歸類為「跳蚤自殺」，你可以在一淺碟上裝滿清潔劑及水，再於碟子上方裝置一支手電筒，同時將這裝置移往跳蚤常出沒的地點。於夜間將手電筒打開，這套裝置即可吸引跳蚤落水而溺斃。據報有一個人曾經以這種方法，在三天之內捕捉到超過五百隻跳蚤。

無毒性的蠹蟲防治

蠹蟲是一種具有魚狀身體外觀的昆蟲，它們生活於潮濕的地方及書本中，會經由人造壁板、綠色木材（譯者按：此指還未成熟的木材）或靠近房子地基的花朵而進入屋內。蠹蟲喜好木屑、鋸屑、壁紙漿糊、紙上的膠水、穀類、死昆蟲、棉花、生絲及書本裝訂的黏膠，牠們喜歡藏身及產卵於壁縫中及踢腳板之後。

因為蠹蟲會在花壇的護根處大量繁殖，所以必須將花從房子地基處搬移。其他的預防措施包括：定期清理書架及抖一抖書，修補水管漏洞，同時定期檢查所有布簾的內襯及外部織料。

假如家中發現有蠹蟲出沒，可以使用一種簡單的陷阱來去除牠們。將一個小玻璃瓶外包覆偽裝膠帶，同時在瓶內放置少量麵粉。將陷阱安置

在角落裡，蠹蟲就會爬上膠帶並掉入瓶中，而瓶子光滑的內壁會防止牠們爬出瓶外。

無毒性的白蟻防治

白蟻主要區分為兩類：乾木類（生活在地表上）及隱藏類（生活在地表下）。乾木類白蟻築巢於牠們所吃的木頭裡，族群相當小，同時在缺水狀況下可以忍耐相當長的時間。隱藏類白蟻築巢於地上，藉著向上挖掘坑道及建築水平式遮蔽管時覓食，牠們喜歡居住於有暖氣設備的家，不喜歡被搖晃，因此會避開如樂器、鐵道枕木或任何會振動的物體，在單一的隱藏式群落裡，能發現高達二十五萬隻之多的白蟻。

當發現成堆的小翅膀散落在地上時，就是白蟻橫行的早期徵兆。這是因為白蟻會在交配後脫落翅膀，然後潛伏在木頭裡產卵。白蟻蔓延的徵兆包括：遮蔽管道外觀、以膠狀分泌物黏結的土粒及木頭，木頭地板的陰暗或起泡區域，及六邊的糞球（被認為是乾木類白蟻的名片）。

為防止白蟻蔓延，請在你家四周放置沙粒屏障，因為白蟻不能挖穿沙粒；確定地下室的空氣通風口完全露出來，同時不讓灌木過度生長；當灑水時，避免散布於灰泥或木製外牆上；修補任何有瑕疵的鉛管，並檢查排水溝。

當白蟻已經在屋內出沒時，可利用一種天然的掠食者以消滅牠們，例如：可以利用白蟻藉由攀爬至可食用的表面頂端泥土通道，將螞蟻送入通道內，螞蟻就會四處搜索並殲滅白蟻；此外掠食者線蟲亦可使用。其他無毒的方法包括：設置外部波狀的硬紙板陷阱（波狀硬紙板比木頭較受白蟻喜歡），改變室內溫度（某些主要的除蟲公司現在提供液態氮做為化學燻蒸劑的替代物），同時雇用使用電子槍的公司來消滅白蟻（以

電壓來殺死白蟻）。

頭蝨的無毒防治

身為一位教師，有一次我獲得許可讓我的學生模倣東南亞國家的裝扮。在活動當天，一位害羞的Hmong學生帶著一個手提箱到學校，裡頭裝著我欣然同意穿著的傳統Homng原住民服裝，然而，我忘記配戴與這套原住民服裝搭配的頭飾。當我的學生及她的祖母幫我完成纏繞在我身上的許多層衣服之後，她們拿出頭巾，我瞭解這樣不可思議的刺繡裝備已經傳承了好幾代。當我注視著我所穿戴的服裝及頭巾時，我忍不住問道：「你們怎麼清洗這些裝備？」我的學生及她的祖母面帶微笑並搖著頭對我說：「不，不，你不必清洗這些（具有紀念性的）服裝」。

聽到那些話時，我馬上想到「蝨子」，但由於我不忍拒絕她與我分享她的原住民紀念性裝裝時，她的臉上洋溢著難以置信的得意之情，所以我忍氣吞聲並穿戴上頭巾。

第二天我的頭皮開始發癢，我確信我感染了頭蝨，即使並沒有真正的證據，但是我還是站在比較保險的角度，外出購買了一些除蝨洗髮精，只有現在我才知道我根本沒有站在安全的立場，因為我的頭上使用了農藥。回溯當時，我對於農藥洗髮精的危險一無所知，而且我當然不知道有任何可以驅除頭蝨的方法。

然而，我現在瞭解下列無毒的建議，可以在不危害你或孩子的健康前提下驅除頭蝨。

下列無毒的步驟可以用來處理家裡或個人的物品：

1. 使用熱水，以機器清洗在過去三天內曾受害蟲群襲過的人所接觸過

的所有衣物及床。

2. 仔細以吸塵器清理，來逮出所有附著於地毯、裝上布套的家具、床墊、填充動物等物體表面的活蝨子或卵。

為治療病人，有些相當重要的注意事項，國家蝨病協會特別反對使用含有化學性靈丹成份的洗髮精，該協會也提到目前市面上所有治療蝨子的藥劑均為農藥。然而，某些這種農藥，如除蟲菊，被視為此靈丹的毒性較弱，卻仍保留石油蒸餾物（經常不被確認）包含於農藥配方中的問題。必須記住的是，不管使用什麼化學物質，都相當容易被吸收而進入血流中，因為頭皮有那麼多孔。

有關個人無毒的治療方法建議如下：

1. 以溫水徹底潤濕頭髮，並使用一種含脂肪酸的洗髮精，覆蓋全部頭部及所有頭髮。

2. 以溫水洗滌，並重複第一步驟程序，然而，這次將肥皂泡沫留在頭髮上。

3. 將沾滿肥皂的頭髮以毛巾紮緊，並維持約三十分鐘。

4. 將毛巾取下，先以平常的的梳子梳頭髮，然後使用去除蟲卵的梳子。假如在這個過程中頭髮開始乾燥，可用些許水濕潤，只要花費二個小時就可以去除所有的蟲卵。

5. 第三次清洗頭髮，洗滌並乾燥。

6. 檢查頭髮及頭皮中任何你可能遺漏的頭蝨。

7. 在七～十天中再次檢查頭髮中任何你可能遺漏掉而已孵出的頭蝨卵。

無毒的除蟲公司

無毒的除蟲公司仍然罕見的原因，是因為大眾對於什麼是真正的除蟲並無正確的觀念。自從我開始實施無毒的方法以來，我開始瞭解除蟲公司與防治害蟲無關——儘管他們所有的卡車上都寫著「除蟲」。說得更恰當些，除蟲公司僅僅進入你家並噴灑化學藥劑而已！我現在知道真正的除蟲，並非根據某些預定時間表，再伴隨著噴藥就可以達到除蟲的目的，有效的除蟲反而是在於確認問題來源及利用預防措施。

然而，典型的除蟲公司客戶在同意簽約之前，通常都要知道費用及他們的學校、公司或家裡將會被噴藥的次數，被認可的無毒除蟲公司，實際上不會沿用這種方式。當使用無毒的方法時，大自然牽涉的程度相當深，即使是最能幹的昆蟲學家，也不能使大自然按照預定的時間表進行。但是因為無毒除蟲公司的目標是「防治」害蟲，而非使你及你的家人暴露於重複的撲滅行動中，自然無毒的除蟲服務總費用會極端明顯地較低。

假使你不能在你居住的地區找到無毒的服務，你可以雇用著眼於運用自然方法的景觀建築師。你也可以持續電詢現有的除蟲公司，是否有任何可以利用的無毒服務。某些已設立的除蟲公司已經對於白蟻提供無毒的處理。假如公司可以接到足夠要求服務的電話，那麼他們在未來就更可能提供該項服務，畢竟這是在商言商！

無毒的校園維護法

某些校方，已經採納在校園內大量減少或去除使用農藥的計畫。這些計畫強調預防性的維護、改變設計、系統化的監測及使用無毒的或最低

毒性的處理方法。這些計畫可能是非常符合成本效益的，例如：在奧勒岡州的尤金地區實施一種整合式的害蟲管理計畫，將會削減該學區每年的農藥帳單超過三分之二以上。

農藥替代物西北聯盟（NCAP）為幫助學校採納新的除蟲政策，已經發展出一本多達八十六頁，書名為《無化學物的校園維護規則策略》的小冊。這本小冊描述，為了成功地採納較不具毒性的校園維護計畫，所必須採行的政策及策略步驟。

在過渡時期，父母們可以要求他們子女的學校填列學校農藥調查表及學校毒物學資料表，如此父母才能開始評估子女在學校中所暴露的化學物質。假如校方不能提供所使用化學物質的足夠資料，父母們可要求美國環保署提供下列資料：環保署是否已經完成了各項產品的「註冊標準」（假如有的話，要求一份拷貝）、對於支持產品註冊是否有遺漏或偽造的數據、這些化學物是否列入環保署特別再調查的名單內、這項產品是否曾經主動或被動地撤銷及其原因。假如有必要的話，父母們可以提出資料自由法案，來獲得對於可疑產品有關健康及環境影響的研究。

父母們亦可要求，當校園內即將使用化學物時，應該得到通知，同時所使用的特殊化學物品名稱也應一併告知。假如學校護士也有這些資料，他們就能瞭解是否有氣喘或其他健康相關問題的學生人數增加的情形。

減少使用農藥暴露

我原本想要刪除這一段，僅因為我想要相信假如你們已經做到這一點，你們就根本不用再考慮使用農藥的問題，但是我瞭解自己並非處於「奇幻島」上。假如你仍然執意在家裡使用農藥，我覺得我有義務建議如何減少農藥暴露，而這些建議包括：

- 僅混合極需解決當前問題的農藥用量。
- 絕不儲存混合農藥。
- 避免在風大或多霧的天氣噴藥。
- 避免使蜜蜂暴露於農藥中，因為蜜蜂對於多種農藥極度敏感，同時恐怕會螫傷在牠眼前出現的東西。
- 當噴藥時，不可吸煙或站在吸煙者的身旁。
- 讓孩子遠離噴藥區域。
- 使用農藥後，立即清洗你的衣服及身體。

農藥改善建議事項

　　以下改革的建議，會大大減少現行農藥法令及政策的漏洞，對於這些改革的認知和確實參與推行，以及如何將毒素從我們的環境中除去，你扮演了主要的角色。

註冊法律提議

- 環保署必須拒絕受理未繳交完整數據的任何農藥的申請註冊案。
- 有條件的註冊絕不被允許。
- 對於依據無效檢驗而取得註冊的農藥，環保署可以採取禁令或吊銷。
- 環保署僅能依據人類健康風險而絕拒註冊。
- 製造商必須在註冊之前證明他們的產品是有效的。

農藥法律提議

· 農藥產品標示必須涵蓋所有成份。

· 報復直言不諱的員工（在法律規定下執行）即違反了聯邦法令。

· 環保署必須制定住家空氣及地表農藥標準。

· 商業申請人必須將有關使用農藥的時間、地點、數量及混合物等資料併同年報，向環保署提報。

來自許多市民的陳情函對於改變政府政策，有相當大的影響力，你們可以嘗試寫信給國會議員！

陳情主題如下：

1. 請求修訂聯邦殺蟲劑、滅鼠劑及殺菌劑法案（FIRFA）的第十七節，促使將輸出禁用或未經註冊的農藥列為非法行為。

2. 請求「制定容忍」濃度前應該要再經過核算。

3. 請求檢測範圍應該包括來自於食物、飲用水及花園中，以及家庭及社區使用的農藥總暴露風險。

4. 請求檢測評估毒性化學物結合後的風險。

5. 請求檢測惰性成份。

6. 請求檢測評估，除由於使用農藥所產生的麻痺及死亡外，尚應包括神經損傷，例如：對於記憶力、行為、學習及運動神經控制等可能的影響。

7. 請求嚴禁無法以例行性方法偵測到的農藥，假如沒有這類法律的話，食品藥物管理局實際上就不可能執行環保署的準則。

你也可以寫信給世界銀行，請求終止現在只融資給農業依賴化學物的第三世界國家的政策。

The Word Bank

1818 H Street NW

Washington, D. C. 20433

展望未來

兩年前，我對農藥唯一瞭解的是我的除蟲公司。幸運的是，儘管我自己過去無知，但有許多團體及個人已經認真地努力一段很長的時間，來提升消費者認知及改變現存的惡習。

舉例來說，由於受到來自於四方的公眾壓力，優尼羅公司最後還是決定將化學物 Alar 撤出市場。儘管充滿陰鬱的悲觀預測，但今年本地的蘋果產量並不因為沒有使用 Alar 而損失慘重，事實上，產量確實比一九八八年還要增加百分之十。

在伊利諾州，華康達鎮採取不同的積極性行動。該鎮制定了一項法令，即要求草皮公司在使用農藥期間及之後，都應該豎立警告標示。然而，毫不意外的，一家主要的農藥公司草皮化工，控告該鎮鎮長及評議員，宣稱該鎮沒有權力來制定這項法令。

法院起初的判決對該公司有利，陳述地方法令沒有必要，因為州法律已提供了足夠的保護。後來這項判決還是被推翻了，這場介於小鎮與大化學公司間的爭論結果，理所當然的搬上了最高法院。然而，就在華康達的戰況持續進行中，國內其他地方已經步上他們的後塵。在許多州裡，標示豎立在許多公司、公共場所中，標明這個區域何時噴藥及使用何種化學物質。

就在州檢察總長羅勃·亞布罕，因為該公司的產品廣告標示「實際是

無毒的」及「不會呈現健康風險」而贏得訴訟後，草皮化工公司也變成了紐約州中倍受矚目的焦點。

同時，奧勒岡州政府人力資源部，將農藥使用的建議準則，分別送給所有學校的校長。這是由於在校園內使用農藥後，造成許多學童及教職員患病事件，才產生的結果。

有許多由關切環境的市民所組成的團體，也已經形成各種國際性的、國家級的、州政府級的、地方性層級的非營利性團體。由國際知名的綠色和平組織所執行的一項計畫，指名所有工業化國家要防止禁用的、嚴格限制的，或未經註冊的農藥輸出。

「母親們及其他人為適於居住的星球團體」，最近明確向關心食物所含農藥的家庭，發表一致性的意見。其他致力於推動農藥議題的組織還有幾個代表：「追求安全食物的美國人」、「國家防止農藥誤用聯盟」、「天然資源保護委員會」及「西北農藥替代物聯盟」。每一個團體都具有相當堅強、共同分享的信念——亦即現階段農藥的惡習、政策及法律，應該要謹慎地再考量及改變。

最近，我閱讀了一篇由一位十一歲男孩在參議院委員會前所分發的證詞。這位男孩對農藥有相當嚴重的反應，因此他不能去公園遊玩或上公立學校，簡單地說，幾乎任何能發現有十一歲兒童在場的地方他都不能前往。實際上，在他作證完畢後，他必須被帶離這個房間，並以氧氣治療，因為他對於下一批講演者——十一位除蟲工業成員的衣物有相當嚴重的反應。

在他的證詞中，這位年幼的男孩，表達他對於存在於我們世界裡農藥的殘存，感到相當大的悲哀、憤怒及無助。他害怕如果持續使用農藥，會迫使他放棄參加棒球隊的夢想，因為他一點兒也不能靠近球場。

但是我要他繼續保有這個夢想，我相信只要有更多的人開始真的明瞭，

農藥是如何的危險,那麼他們就會有足夠的動機尋求除蟲的無毒替代物。我為這位小男孩所許下的夢想是,有一天,他的母親驕傲地站在看台上,看著他的兒子熱切地走向本壘板而大聲喊著:「打一支全壘打,強打者!打一支全壘打!」

建議改變及實行查核表

請求附近雜貨店販賣有機性栽培的食物,與農產品經理會面,寫信給公司管理階層,同時提供商店一份有機性栽培者的名單。在過渡期間,要求超市標示所有農產品的來源,並且只購買合於時宜的當地種植的食物。

☐ 食用有機性的栽種食物。

☐ 去除室內及室外害蟲時,只使用無毒的替代物。

☐ 打電話向當地市立公園的維護部門,查詢噴藥時間表,以便在這些時日裡避開公園。然而,要謹記在心的是,如同家庭草皮維護方式一般,大部分的農藥被設計成具有持續效果。農藥殘留物也會在歷經明天、下週甚至下個月而持久不退。

☐ 向校方要求有關何時或隔多久,在校園內使用化學物的資訊,以及這些化學物已經向環保署繳交了何種檢測數據。

☐ 在孩子的學校裡組織一個團體,來與父母及教師協會校方人員,共同合作實施一項整體的除蟲計畫(相對於例行性噴藥及使用農藥的傳統計畫),該團體亦可激勵社區公園來施行整體的除蟲工作。

☐ 當前院草皮最近已經以化學物處理過時,組織鄰居共同合作來豎立警告家人的標示——尤其在夏季期間,當幼童們傾向於赤足奔跑而易於直接接觸到農藥殘留物的時候。

☐ 寫信給國會議員,要求修訂法令。

□ 支持、加入或參與非營利性團體，致力於確保安全使用、減少或去
　除農藥。

日常生活毒素的認知測驗

1. （ ）化學物能經由食物攝取及＿＿＿而進入你的身體內。

(A)皮膚吸收。

(B)鼻子及（或）口吸入。

(C)以上皆是。

2. （ ）現今市面上所販售的日常家庭用品，有將近＿＿＿的商品標示有某種錯誤（如：不正確的急救資訊、未註明產品含有毒性）。

(A)百分之十。

(B)百分之二十四。

(C)百分之八十五。

3. （ ）一項甲醛毒性效應的研究顯示，＿＿＿對這種化學物質敏感。

(A)二十人中有一人。

(B)十人中有一人。

(C)五人中有一人。

4. （ ）紡織品已經以甲醛樹脂處理過的事實，＿＿＿。

(A)法令規定必須附註在標示上。

(B)法令規定只須附註在免燙衣物的標示上。

(C)沒有規定必須附註在任何衣物標示上。

5. （ ）過氯乙烯是一種有機溶劑，會引起癌症、肝損傷、中樞神經系統機能減退、輕度長出膿頭的瘡瘍、昏眩、失眠症、食慾不振及喪失方位感症狀，但在＿＿＿工業上卻廣泛使用。

(A)乾洗。

(B)汽車。

(C)食品。

6. （　）法令規定清潔用品製造商必須____。

   (A)告知消費者有關他們產品的任何危害類型。

   (B)將用來製造產品的所有成份標示出來。

   (C)以上皆非。

7. （　）每個人都可能每日暴露於毒性化學物質之中，例如甲苯、苯及揮發油等，而這些物質是從以有機溶劑為主要成份的____釋放出來的。

   (A)黏膠及油漆。

   (B)蠟及清潔劑。

   (C)家具及塑膠。

   (D)以上皆是。

8. （　）新房子的總毒性污染負荷主要是由於____。

   (A)新合成材料及高能源效率建材的普及。

   (B)使用含鉛油漆。

日常生活毒素的認知測驗解答

1. **答案：（C）**

   吸入或食入毒性物質的影響，經常為人所熟知，然而由皮膚吸收卻常常為人所忽視，例如：許多消費者堅持購買純水來喝，但卻使用他們不喝的有毒的水來洗澡。自來水所吸收的污染物，就有將近百分之五十～六十是經由皮膚吸收而來。

2. **答案：（C）**

   標示上有關產品危害的資訊經常不正確，此外，根據毒物防治中心報告，在產品標示上的急救資料（如：假如意外吞食該產品的話，應該怎麼處理），也經常是不正確的，假使遵照指示去做，可能會引發更嚴重的後果。

3. **答案：（C）**

   甲醛會在無數的產品中被發現，大多數經常被使用於樹脂、塑膠及泡沫膠中。此外，也經常被當作防腐劑、殺菌劑及安全劑，同時由燃燒過程（如：抽煙、天然氣）中產生。甲醛過敏的症狀包括：呼吸性刺激、頭痛、昏眩、心悸、嚴重的機能降低、呼吸短促及喉嚨紅腫。

4. **答案：（C）**

   法令規定製造商不必在衣物上標明使用了甲醛樹脂，如同在標籤上清楚標明用途的字眼，例如：「防皺」、「永不平整」、「免燙」或「防水」。實際上，可以假設所有聚脂／綿混紡都經過甲醛精煉，典型的聚脂／綿酯／綿亞麻床單有更重的甲醛精煉，因為它們必須耐得住每週一次的洗燙。

5. **答案：（A）**

經過乾洗的衣服，經常在乾洗過程中所使用的化學物質完全揮發前，就送給消費者了。因為吸入過氯乙烯（及其他使用於乾洗的化學物）是相當危險的，故將所有經過乾洗的衣服在穿戴之前，置於通風良好的區域風乾至少幾天，是相當明智的做法。

6. **答案：（C）**

製造商必須在含有已知危害物質的產品標示上，註明「留心」或「警告」等字眼，但是他們不必註明物質的名稱。此外，沒有法令要求清潔用品製造商必須警告消費者，防備有關產品所可能產生的危害。舉例來說，美國肺部保護協會警告人們不要使用噴霧劑，因為氣懸膠霧會加重肺部現況惡化，然而，噴霧劑製造商並未在他們的產品標示中提及此事。

7. **答案：（D）**

這些危險的化學物質經常使用於消費者日常生活中所暴露的物件。它們會引發昏眩、喪失方位感、疲勞、肌肉衰弱以及皮膚和肺部的刺激；其中某些物質有致癌性，或已知是引發腎或肝損傷的主因。它們大多數可溶於脂肪組織中，同時易於吸收，並儲存于人體內。

8. **答案：（A）**

在今天，室內空氣污染物比較容易在新的、高能源效率的建築物及家庭內增加，因為它們的通風系統較差。除此之外，在建材及紡織內所使用的化學物質，已經比過去二十年間增加了五倍之多。

第 三 章
家庭及近鄰中的毒素

我們的確不能再拖延清理爐灶了,六個月以來由於烹煮晚餐所產生的烏黑、燒焦殘留物,必須儘快清除。然而,一想到爐灶清潔劑的薰煙會瀰漫整個房子,就使我感到恐懼。即使在我對於新化學物質產生過敏之前,由爐灶清潔劑排放出來的氣味(雖然我仍使用不同的產品)也似乎總是令人討厭的。

我現在瞭解爐灶清潔劑含有石油蒸餾物，是一種中樞神經鎮靜劑；二氯甲烷是一種儲存於脂肪組織的氯化碳氫化合物，對肝及腎臟具有毒性；而鹼液是一種腐蝕性毒物；除了這些之外，清潔劑還含有其他毒性化學物質。因此，我們知道根本不能考慮使用商業化的爐灶清潔劑。所以，我們查閱黛博拉‧戴爾女士（Debra Dadd）所著《無毒的及天然的》（Nontoxic and Natural）一書，以瞭解她如何清理爐灶。

無毒的替代方法對我們而言，是相當新的觀念，所以我必須注意我們所進行的一切過程，同時我們仍對此有一點懷疑，畢竟，我們所面對的是有史以來最髒的爐灶。

當我丈夫閱讀該書的建議事項時，他搖著頭並以不可否認的譏諷語氣評論道：「是啊！這真的會奏效。」

然而，由於這些無毒的替代方法，是我們唯一的選擇，故我丈夫最後決定嘗試蘇打加水的技巧。我丈夫確信該書的建議沒有一樣會成功，但是這個建議，目前來說是最值得嘗試的，因為他可以在極短的時間內證明它是無效的。

依據該書建議，他首先將爐灶四周壁面以水漬濕，然後使用大量蘇打水塗抹於爐灶邊，停留片刻之後，他拿起海綿開始擦拭蘇打水。

當我的丈夫正準備宣佈他的結論時，他的聲調一下子提高將近十個八度音階並大聲驚呼：「這玩意兒竟然有效！它把污垢全部都擦掉了！每一片塊狀的渣滓竟然輕輕一抹就擦掉了！真是驚人！」我取笑他的熱誠證明遠比任何電視廣告還具說服力。

就在他成功地使用無毒的清潔替代物之後，我們幾乎把每一種我們使用的有毒產品以無毒產品來取代。我們首先清查所有的藥櫃及浴室抽屜，丟棄有毒的產品；其次，我們從洗衣間、廚房及車庫中，清理出所有的有毒產品，包括所有從確實有毒的物品如：水管清潔劑及漂白水，到比

較不明顯的毒性物品如：商業化洗髮業精及除臭劑。令人驚訝的是，這些物品真是何其多，甚至有更多不可思議的事，就是有少數物品便可以取代所有以前我們認為必備的特殊產品（家具亮光劑、磁磚清潔劑、地板清潔劑等）。

後來，當我們搬進「不含農藥」的新居時，我們持續在較大的尺度上做改變，但是不可否認的，我們從一個充滿毒性的生活型態轉變為無毒性的生活型態，是居住在我們老家的時候就已經開始的了。很顯然的，當初進行改變的動機是為我們的健康，但是令我們驚喜的是，我們發覺無毒性的生活是簡單而有趣的。

我必須承認，想要判斷家裡是否充滿毒素是個相當難以掌握的問題。我記得我耗費了多麼長的時間來接受，在我家裡的每個房間及幾乎每樣東西，事實上都助長創造了一個有毒的環境。但是，換言之，想要忽視你家裡都充滿了毒性物質的可能性，最後會導致你或更多家人的健康惡化。

僅藉住家的外觀來判斷是否具有毒性，是不可能的，我的老家並不會使人與任何惡運聯想在一起，實際上，它是一座位於高級住宅區內令人滿意的住家，別人也經常讚美它的室內設計、奇妙的風景及寬敞的紅木平台。然而，儘管如此，我們擁有的「美麗的」家園卻不一定是個「安全的」家。事實上，常用來形容我們家「漂亮的」字眼，此刻對我們而言，正好意味著「致命的漂亮」。

「致命的漂亮」很不幸的是太多家庭的寫照，環保署在一項進行五年的研究中發現，有許多家庭在室內的化學物質濃度比室外要高出七十倍之多；此外，一份由消費者產品安全委員會，對一般家庭中常發現的化學物質所做的調查報告中指出，確認有將近一百五十種化學物質與過敏、先天缺陷、癌症及生理異常有相當關聯。同時，危險在大多數人會在這

種未經監測的環境裡，每天待上十二～二十個鐘頭。

本章探視一個典型的家庭裡，可能存在的毒素來源，同時對於使用無毒替代物提供實際的建議。儘管第一部分會使人震驚或意志消沈，但我仍期盼讀者會針對第二部分所描述的情節，勇於接受進行某些改變的挑戰。我滿懷希望地請讀者在閱讀完本章之後，會瞭解到「家」仍然是「心之所向」——同時也不必成為毒素的落腳之處。

問題剖析

家庭中的毒素

進行中的氣體排放

在家庭中許多材料的主要問題在於，即使物品外表看起來相當堅硬，卻仍持續排放出肉眼看不見的有毒蒸氣。舉例來說，雖然一件家具看來似乎是堅硬的東西，但其內儲存的化學物質並不能被永久束縛於材料結構裡，尤其是這些化學物質會緩緩地及持續地被釋放於空氣中。

甲醛是在許多家庭裡所排放出來的最具代表性的一種揮發劑，因為它價格不貴，所以經常被使用，它是一種有效的防腐劑、殺菌劑及安定劑，同時使得紡織品「免皺」或防火。它常出現在許多建築物、家具材料（例如：顆粒板、硬紙板、三夾板、地毯、墊子、建築黏著劑、油漬、家具、發泡海綿墊、石膏、紡織品）及其他產品中（例如：紙器、化妝品、牙膏）。甲醛因為會藉由燃燒瓦斯、汽油、木頭及煙草而產生，所以也會在家庭中被發現。

許多人已經察覺到甲醛對於健康的不利影響。在三〇年代中期，當加熱燃料的價格猛漲時，UFFI（尿素甲醛發泡絕緣物）遂被噴入許多家庭牆壁中，在許多實例裡，有超過一半以上的房屋居住者，由於噴入的甲醛成份持續排放出來，而遭受了不利的健康影響。結果，UFFI被禁用，同時一項移除已經使用於家庭中的UFFI計畫，正如火如荼地展開。

儘管 UFFI 事件及在一九八一年國家職業安全衛生研究所（NIOSH）提及，因為甲醛是潛在的人類致癌物質（引發癌症），所以應該謹慎處理；然而甲醛仍藉由其他產品、家具及建築材料而普遍存在於家庭中。同時，甲醛也是疑似致畸胎物質（引發先天缺陷）及致突變劑（引發遺傳基因損傷）。

其他有關暴露於甲醛的主要問題是，它會刺激呼吸系統，引起皮膚反應及引發心悸。暴露於甲醛也顯示會引起頭痛、機能減退、昏眩及失眠，也會加重咳嗽及感冒症狀或引發氣喘。

其中最令人焦慮的影響之一是，在最初暴露之後（例如：它可能來自於一張新地毯），接下來即使是暴露於較低濃度的甲醛，在未來也會引發症狀。因為這個人現在已經對於甲醛變成「過敏化」，有時候即使是最微量的暴露，也會使過敏化的人引發症狀。除了甲醛外，人們也會對其他排放出來的化學物質變得過敏化。

雖然我們不能真的看見化學物質排放出來，但是我們也許大多會將特殊的「氣味」與新產品及建築物聯想在一起。只不過，我們或許並不知道這些味道是來自於排放的化學物質，或吸入這些揮發劑是對健康有害的。必須記住的是，當味道消失時，並不意味氣體已經停止排放，因為這個過程可以持續下去，即使我們已經無法嗅出它。

經過大略的瞭解，我們開始知道為何住家會有相當高濃度的室內空氣污染物。我們也開始明瞭，有多少人會因為居住於自己的房子裡而生病。

合成的、裝飾的家具

甲醛相當普遍存在於家具中，一項研究表示，當家具搬入後，屋內的甲醛濃度驟增為原來的三倍。舉例來說，使用中密度的纖維板為材質所做的梳妝台，其抽屜表面及家具頂端被認為是主要的甲醛來源。

其他常使用於家具製作的原料，同樣已知會引發不利的健康影響，在裝飾的家具中所使用的原料包括：聚氨酯發泡海綿、苯乙烯發泡海綿屑或發泡橡膠，以上皆被視為有害污染物。家具也會被醋酸鹽、尼龍或聚酯纖維所覆蓋，它們會持續排放出有礙健康的氣體。此外，木製家具通常會使用一種稱作五氯苯酚，或一種稱作雜酚的木材防腐物質來處理，這兩種已知會引發先天缺陷的化學物質，通常被刷在木材上，因為它可以防腐，並且可以除蟲。

其他尚具有潛在毒害的家具就是床了，因為人們耗費相當長的時間與床共枕，所以值得投注相當大的關切。床應該是我們身體休息及自然解毒的場所，然而，大多數的人或許因為睡在由聚酯、聚氨酯及防火物質製作而成的床墊之上，而遭受持續排放出來的化學物質毒害。我最近聽到一位女士的故事，正好強調一張有毒的床是如何戲劇性地影響人的健康。這位女士所遭受的症狀之苦，非常類似幾年前我所體驗過的，然而，她並未想到是因為重複暴露於化學物質之故。她說，她的情況在前六個月期間急速惡化，諷刺的是，六個月前她丈夫為她添購了一張新床，因此，她耗費相當長的時間休息，而新床則加重她的病情，這是從來不曾發生在夫妻倆身上的。就在她瞭解化學物質必須為她的健康不佳而負責後，她立即丟棄她的新床，並且開始進行其他無毒的改變。

地毯

　　在解毒診所的一位朋友告訴我，必須割掉我家裡所有的地毯，因為它是助長我整體健康惡化明顯的元兇，我記得當時注視著她許久，好像她是頭殼壞掉一般（或許當天解毒解得太多些），並且我說了一些諸如此類的話：「你真的認為我應該割掉那些使用不到三年，而面積高達二千四百平方呎的絲絨地毯嗎？」回憶當時，我並不知道為何地毯是那麼有礙健康，而我現在則知道了其中的道理。假如你喜歡在房間舖滿地毯的話，也許你會想跳過這一節，因為除了提供溫暖及做為聲音屏障外，無論是新的或舊的地毯都是毫無用處。

　　大部分新的地毯是由石油衍生出來的合成纖維所製造的，在製造過程期間，原油轉變為聚合物，撚成纖維絲及貼上襯裡。這些化學纖維經常以其他的化學物質來處理，使地毯能防火或防污，同樣的，地毯也會經過殺菌劑或殺蟲劑處理。

　　下列化學物質會從地毯排放出來：苯及甲醛，疑似引發癌症；異丁烯酸酯、四氯乙烯、甲苯則會影響中樞神經系統；二甲苯會引起嘔吐及頭痛。此外，地毯墊、地毯襯裡及地毯膠也會排放出有毒氣體。美國太空總署（NASA）相當關切有關合成材料的排放氣體問題，以至於所有進入太空船的東西都要先檢測其毒性。毫不意外的是，合成地毯將不會有機會被用在太空船上。

　　百分之百純綿或羊毛地毯都不見得是不含化學物質的，因為地毯可能會以有潛在毒性染料作處理或化學性防蟲處理。

　　華盛頓的消費者產品安全委員會，已經針對因為安裝新地毯所產生的不利健康影響，而印上警告消費者的標示。在我醫師的辦公室裡有一份

一系列使眼睛、鼻子或鼻竇腔發紅及呼吸困難等症狀的目錄，就如同普通報告的症狀一般，標示也包括一支提供求助用的免費電話號碼。

老實說我必須承認，我覺得有點兒訝異。我不得不覺得好奇，到底有多少人已經被新地毯弄出病來，才逼使州政府相關部門承認而公布標示，並設立一支電話熱線來答詢這個問題。

因為地毯化學物質原本就被設計為不溶於水，故即使用清潔劑或蒸發方式，也都無法將新地毯中所排放出來的有毒氣體減低。事實上，地毯清潔劑本身的成份就相當毒，例如：十二烷基硫酸鈉是種普遍存在於許多地毯清潔劑中的成份，已知會刺激眼睛及皮膚，並引發嚴重的呼吸困難及頭痛。

儘管所有的問題都與新地毯有關，但是舊地毯真的好不到哪裡去，一旦舊地毯開始分解，就會釋出灰塵，而灰塵會刺激氣管。灰塵也會經由家庭暖氣供應系統輸送管運轉而牽曳出來，同時當灰塵裡的合成物質燃燒時，都會排放出有毒氣體。

舊地毯可以說是細菌、黴菌、酵母菌及其他微生物的避難所，我們所談論的不僅是到處存在的少量微生物，據科學研究測量結果得知，在一平方呎的地毯中有一千萬個微生物。最近我的家人及我所觀賞的某個電視節目中顯示，在地毯中存在某些微生物，當我最小的女兒看到那些隱藏的病菌後，斷然地聲明：「我確定不要讓地毯出現在我們家裡。」

這些微生物繁殖於潮濕環境中，例如：舖設地毯的廚房、浴室及洗衣間。事實上，一個微生物所夢想的渡假勝地就在直接舖設於水泥地板上的地毯，因為水氣會經由地面持續滲出。

同時，最好把使用吸塵器做為清除地毯中微生物的方法徹底忘掉，定期以吸塵器清理，反而會將原本就存於地毯墊子中的微生物牽引到較高的位置，增加微生物的數量。

油漆及壁紙

即使是那些對於化學物不會過敏的人們，也不會否認在新漆油漆的房間裡，存有一股特殊的氣味。然而，大多數人們可能並不會去想，到底他們聞到的是什麼。在約翰霍普金斯大學所完成的一項研究顯示，在油漆在含有超過三百種有毒化學物及一百五十種致癌物質。

當使用油漆時，揮發性有機化合物（從石油及瓦斯中蒸餾出來或以人工合成產生）會達到非常高的濃度——大於 100ppm。這令人憂心不已，因為某些油漆中的化學物（例如：苯）在含量超過 1ppm 以上時，就被視為是有毒的。

消費者現在可以從不同種類的商業用油漆中有所選擇，然而，每一種油漆都會呈現問題。例如：所有種類的乳膠漆包含有壓克力及合成橡膠、抗黴菌劑及防腐劑（殺蟲劑），這些成份也許不會列在標示上。殺蟲劑被用來作為部分油漆的基本成份，但是也添加於製作過程的最後階段，以延長油漆在商品架上的壽命。

近來油漆中的汞已經成為新聞媒體的大標題，在一九九〇年六月二十九日，環保署就因為有一位小孩家中使用了含量高達 930ppm 汞的油漆（是法令規定 300ppm 的三倍），而遭受嚴重中毒事件之後，下令禁止使用含汞的室內油漆。經過磋商後，環保署及油漆公司同意自一九九〇年八月份起，凡製造含汞成份的室內漆，即屬非法。然而，這項法令並不適用於黏著劑、補土或接合化合物，以上這些物質皆含汞的成份。

凡是製造含汞油漆的公司，現在都必須標示油漆為「室外專用」了，環保署現在正進行評估室外含汞油漆，對於油漆匠及居住者可能會產生何種風險。

油性漆比乳膠漆能提供較佳的防水蒸汽的表面處理效果，但是它們的毒性極強，同時因為它們含有會逐漸排放出來的石油有機溶劑，以至於要耗費數個月的時間，氣味才能完全消散。

除了油漆之外，某些人選擇壁紙來裱裝他們家的牆壁，然而所有的壁紙也會呈現問題。乙烯基及自黏式的壁紙因其所排放出來的化學物而被視為最毒，壁紙也經常含有引發嚴重健康問題的抗昆蟲及抗黴菌化學物，例如：壁紙會被二嗪農、杜絲本及七氯所污染，壁紙漿糊也會排放出成列化學物質。

櫥窗及壁櫥

大多數於七〇年代所建造的櫥櫃至少含有某些顆粒板（經常使用於外部架子），主要是因為它的價格不貴。然而，顆粒板正是聲名狼藉的甲醛主要來源。

吊掛在典型衣櫃中的衣物，是另一項潛在的化學物排放源，因為衣物經常是由尼龍、壓克力及聚酯類製作而成。根據美國太空總署研究，聚酯類比其他任何合成材質還會排出化學物。所有合成衣物之所以都會排放出化學物，乃因為這些衣物的纖維，實在是由從不停止蒸發的石油化學物質所組成的熱塑膠。在衣櫃中的衣物，還會排放出來自商業用防蟲的氣體，或來自於一種使用於乾洗過程中的化學物質——三氯乙烯。

我想假如在兩年前我沒有患病的話，我可能會難以相信我的衣服會傷害我。但也正因為衣物變成第一個線索，使得我瞭解自己對於化學物質的過敏性。誠如讀者回想前面我所體驗過的，就在治療酵母菌一個月後，我的病情頗有起色；但是，也仍有讓我退步到和八個月之前相同的情況，那年聖誕節就是一個例子。

就在那天早上睡醒時，我覺得好像有相當大的進展，於是我高興地下樓看孩子打開她們的禮物，當她們正試穿她們的新衣服及睡衣，而我也在試穿一件新的上衣時，我開始感到非常不舒服，但在當時我並不瞭解甲醛往往存在於衣服之中。

就在大家打開禮物時，我幾乎不能穿上衣服前往親戚家赴聖誕晚宴。再一次，當更多人打開更多的禮物，並試穿更多的新衣服時，我的病就變得更沈重，事實上，我連站立超過幾秒鐘都相當困難。

當我隔天感覺稍為舒服時，我更確信必定有某些相關的不尋常原因，促使我舊病復發。我開始懷疑這些新衣服，也正由於這些經驗，首次讓我們發現到，甲醛並不僅僅存在於生物實驗室及殯儀館中。

火爐及微波爐

實際上已經有針對家庭主婦們所做的研究，探索為何每當她們進入廚房後，就抱怨頭痛及疲倦。一旦這個事實被揭露出來，這些婦女不僅會開始拒絕準備晚餐，同時也會反抗一種或更多種，普遍存在於一般美國家庭廚房裡的有毒物質及氣體。

加州的勞倫森・班卡利實驗室的研究人員指出，在通風不良的環境下使用瓦斯爐，在華氏三百五十度以下烹調食物時，會產生一氧化碳（CO）及二氧化氮（NO_2）。研究也顯示，一般傳統的瓦斯爐在一間半密閉廚房中僅操作二十分鐘後，就會產生出這些有害污染物的危險濃度。

一氧化碳是一種無臭無味的氣體，會與紅血球細胞結合，奪走身體中的氧氣。暴露於低濃度的一氧化碳下，會引起頭痛、視力模糊、嘔吐、昏眩及呼吸問題。

暴露於二氧化氮下，會引起頭輕感及呼吸系統內的灼熱感，再發性的

呼吸疾病，如感冒及咳嗽，是持續性低濃度暴露早期訊號。在哈佛大學醫學院，一項針對六歲到九歲的兒童所進行的研究顯示，凡生活在使用瓦斯爐的家庭中的兒童，比起生活在使用電爐的家庭中的兒童，會有高出百分之十五罹患慢性呼吸疾病的機率。

微波爐也會呈現問題，就在我改變為無毒性的生活型態期間，我延緩進行任何有關微波爐（上班族父母的最佳良伴）的研究。直到最後，確實懷疑從前我所閱讀與微波爐有關的風險資料，現在，我已確信使用微波爐的確有其風險。

第一個問題是，微波爐及其他機具用品會產生大量的無線電頻率，因為人體是藉電化學活性運作的，故改變地球上現存的電磁場，會對我們的健康產生不利的影響（我會在本章後部詳細探索電磁場）。

另外值得關切的是輻射問題，實際上現階段的爭論在於，到底什麼是安全輻射劑量。假如微波爐的門可以緊閉（亦即爐本身不會外洩），它可能就不會排出比我們政府標準所允許的輻射量還要高。

然而，在其他國家中被視為是安全輻射暴露劑量的標準更低，許多在俄羅斯及其他東歐國家的研究人員發現，長期暴露於低劑量的微波輻射下，會影響中樞神經系統，同時會引起其他病症，例如：失眠、減低性能力、暈眩及先天缺陷。在俄羅斯及其他東歐國家中，可以接受的輻射暴露劑量，是在美國視為可接受劑量的千分之一。

家庭裡的石綿

雖然許多人不曾聽過很多存在於我們日常生活中的有害化學物質，但大部分人卻聽過石綿，同時大多數人也知道這是要避免的東西。

石綿被廣泛視為一種嚴重危害健康的物質，自從一九八〇年以來，在

建材及產品中的石綿已經被嚴密的管制。個人若長時間暴露於石綿中，會經歷咳嗽、呼吸短促、胸悶，同時喀痰是該病的早期訊號。連續的暴露，最後會導致塵肺症——是肺部致命性且無法恢復的結疤；或罹患間皮瘤——是一種胸腔及腹腔內壁的癌症。

不幸的是，石綿並沒有任何的立即影響，所以個人初期並不會警覺到，自己已瀕臨任何可能的危險邊緣。事實上，由於石綿累積所引起的疾病，可能二十年或更多年都不會出現。

石綿幾乎可以在任何不同的建築物中找到，例如在家裡的材質：石膏、天花板、花磚、隔熱板、紋理漆、以及在一九七〇年之前所裝置含有石綿的熱水管。此外，據估計有害的石綿濃度，仍然存在於近三萬五千所學校中。

當材質變得破損而石綿纖維開始脫落時，人們就暴露於石綿中了。假如纖維被擾動的話，石綿暴露還會增加，因此在任何情況下，都不應該使用吸塵器來清理石綿。以吸塵器清理正好激起及散布纖維，使情況更危險，切割、沙磨或改建，也會提高空氣傳播的石綿濃度。因此，石綿更可能在較舊的房子裡被發現，當從事任何改建工作時，石綿暴露應該是一項重要的考量。

家庭裡的氡氣

近來，媒體相當關注一種無色、無味、被稱作氡氣的氣體。輻射性氡氣，乃產生於土壤之中，會經由地基中的裂縫進入家中或直接擴散進入屋內。氡氣也可以被水攜帶，並從洗衣機、洗碗機及沐浴時產生的水霧中脫離出來，這種進入型式並不頻繁，大部分發生在新英格蘭北部。

當氡氣衰減時，就會變成氡的「兄弟們」，如：鉍、釙—218、釙—

214 及鉛—210，這些空氣傳播的粒狀物，會在個人的肺部中停留。一旦進入肺部，這些粒狀物會更進一步衰減，放出α粒子。α輻射線是引起組織損傷的主要原因，進而會引發肺癌。

最近，環保署將每年介於五千～二萬罹患肺癌致死的人——歸因為氡氣所致。如同石綿一樣，個人往往不會警覺到自己確實是暴露於氡氣中，同時並沒有立即性的氡氣暴露的已知症狀。氡氣並非只影響少數人，根據環保署的研究顯示，有將近八百萬個家庭的氡氣濃度已經提高不少。

家庭中的電磁場

人體在本質是一座電磁實體，我們的生活組織會產生電流，創造出電及磁場，因為我們是電磁實體，所以我們會被磁場所影響。事實上，研究顯示，我們的身體節奏是由陰性及陽性力量所支配。然而，當電磁音（來自人為的電磁輻射源）干擾時，我們的身體對於傾聽我們所依賴的天然波動會有困難，故許多人相信暴露在強烈的電磁場會危害健康。

我們生活空間裡的電磁場，乃是由室外室內所產生的磁場之組合。在室外，四周磁場的劑量，主要是依據屋子與高壓電輸送線及電力變壓器間的距離遠近程度而定。而在室內會產生電磁場的一般來源有：電視、微波爐、螢光燈以及其他具有電壓變壓器或傳動馬達的家庭電器用品。

大部分的研究結論顯示，四周磁場高於三毫高斯（高斯為磁場強度的電磁單位）時，與增加兒童罹患癌症風險有關聯。由於要遮蔽房子與四周磁場隔離，實際上是不可能的，因此，一毫高斯對於連續暴露於六十Hz是現階段的建議值。然而，我們每一個人都可以藉由瞭解其影響，來增加或減少我們住家裡及四周的電磁場。

例如：電視機是從整個機體散布出非游離電磁輻射，所以我們認為電

磁輻射只能從螢光幕上放射的觀念是錯誤的。再者這個包含有電氣回路的盒子，對於輻射而言是透明的，所以輻射可以從任何方向放射出去。研究人員在一項研究中，將實驗老鼠置於距離視機十二吋的地方，每天四小時連續三十五～五十天，這些老鼠所接受到的電磁輻射暴露，使得牠們生長遲緩，雄老鼠的睪丸縮小，同時影響腦部功能。總之，大銀幕的電視會產生從機體延伸更遠的、更強的電磁場。

此外，螢光燈會產生與白熱燈泡截然不同的磁場，例如：一個十瓦特的螢光燈會比一個六十瓦特的白熱燈泡，產生至少二十倍以上的電磁場。

有一項重點必須謹記在心，就是一個人暴露的時間長短。當顧及到許多人在辦公室或學校中，整天暴露於螢光燈之下，這項因素尤其顯得重要。

更有甚者，當決定一件電器用品四周磁場有多少時，體積大小並非總是那麼重要。例如：一台小型的床頭鬧鐘在與其相距二呎之遙處，會產生五到十毫高斯磁場。假如這台鬧鐘正好放在床旁的床頭櫃上，這個人的頭部就在這個範圍內，而這個人整夜都會受到相當多的暴露。

吹風機也會產生大量的電磁場，一支一千二百瓦特機型的吹風機，會在六吋距離時產生五十毫高斯。然而，因為平均使用吹風機所耗費的時間相當少（美髮師整天重複使用是例外），所以吹風機的風險並不大。在距離許多不同的電動剃刀的刀鋒邊緣 0.5 吋處，經測量有高達二百～四百毫高斯的電磁場，每次使用剃刀，皮膚正下方的組織就暴露於這種高磁場中（謹記：只有三毫高斯的 60Hz 電磁場，就與增加癌症風險有極大的關聯）。然而，如同吹風機一樣，因為我們暴露於這種電磁場的時間相當短，所以來自電動剃刀的風險，仍然爭論不休。

但是，同樣的爭論並不能適用於有關電毯所產生的電磁場（五十～一百毫高斯），因為整晚蓋著它們睡覺時，這種暴露量經常不少。此外，

因為電毯與我們人體表面接觸相當密切，所以對於電毯的顧慮甚至還要更多。

我在撰寫有關電磁場的章節時，不得不提到個人電腦及視頻顯示的終端機（譬如螢幕）。電視機與電腦所產生的危害最主要的差異，在於電腦操作員經常較靠近設備。當我坐在我自己的電腦前，並撰寫這段文字時，我發現我自己不自覺而迅速地將座椅往後挪動，但是我注意到我仍然未能脫離倍受關切的範圍（任何少於三十吋之處）。

在瑞典及其他歐洲國家，已經針對電腦輻射對於動物的影響，進行了多項科學研究。例如：一九八六年卡洛林斯高研究所的勃納，楚普開博士及依娃·西康博士，以及瑞典國家輻射防護研究的拉斯·保森博士，共同發表的研究報告顯示，暴露於這類輻射下的老鼠，所繁衍後代發生發育畸型的機率，是對照組老鼠的五倍。這項結果被瑞典農業科學大學進行的另一項研究證實。

此外，在加州奧克蘭的凱瑟·普曼提群體醫療中心的醫師們，針對一千五百八十三位懷孕婦女所做的研究結果顯示，每週使用電腦超過二十個小時的女性員工發生流產比率，是從事類似工作但不使用電腦的女性員工的二倍。然而，儘管有這些研究及其他報告，國際輻射防護協會仍堅稱「來自於電腦和視頻顯示終端機的輻射或電磁場，皆無害健康」。

對我個人而言，我並不打算聽信他們的說詞，在我計畫中最優先要做的事，即是減低從電腦中散發出來的電磁場的暴露量。

日常用品中的毒素

家庭清潔劑

家庭瀰潔劑屬於每天我們所接觸到的某些最毒物質中的一部分，一項已進行超過十五年期間的研究顯示，整天待在家裡的家庭主婦，其癌症死亡率遠比在外工作的職業婦女高出百分之五十四。該項研究提出，這是由於家庭主婦暴露在大量的家用產品，包括：氨、苯、氯、甲醛、氯乙烯、萘、甲苯、三氯乙烯及二甲苯等有害化學物質（這項研究結果暗示，那些曾抱怨「家事正慢慢扼殺她們」的家庭主婦們，並不只是排出一肚子怨氣而已）。

一般消費者必然已經認識某些較強烈的有害商品，例如排水管清潔劑；但卻會忽視其他危險的日常清潔用品，例如氨應該伴隨著警告標示，如：「劇毒：會引起灼傷，置於兒童無法取得之處」或「留心：吞食有害，避免吸入蒸氣，在通風良好處使用」。然而，儘管幾乎所有市售的玻璃清潔劑只是染料及氨的混合液，但是，我從來沒有在玻璃清潔劑的瓶子上看到任何類型的警告標示。裝於噴霧中的玻璃清潔劑更是特別危險，因為它們在噴霧時會將細小的氨水滴散佈在空氣中，更容易被吸入。

政府部門瞭解到清潔用品的危害性，於是要求商品必須在聯邦有害物質管理法的規定下，由消費者產品安全委員會來管制。然而，這項法令僅要求要有警告標示，例如：「腐蝕性」、「在常壓下具可燃性」、「危險」、「毒物」、「警告」及「留意」，標示於會引起立即性傷害或疾病的產品上。可是大部分警告標示，暗示這項產品只有吞食後才會

有害，往往未提及經由吸入毒性蒸氣或產品溢濺於皮膚上所產生的不利影響。

省略這種資訊似乎相當荒謬，因為非常明顯，嘴並非危險的化學物質唯一入侵點。當蒸氣蒸發時，會經由鼻子吸入；許多化學物容易被皮膚吸入，因為僅僅一平方公分的皮膚，就包含了三百萬個細胞、四碼長的神經、一碼長的血管、十根毛髮及一百條汗線。（我自己的新準則是，假使我不願喝這種東西的話，那為何我要吸入或接觸它們？）

並沒有法令規定清潔用品要張貼完整的標示，亦即列出產品中所使用的一切成份。反而是製造商只須列出他們的姓名及地址、所有的活性有害成份、產品危險的描述及儲存或處置的指示說明。但是，以殺蟲劑為例，製造商不須在標示上列出他們任何的商業機密，即使是消費者產品安全委員會，也不清楚到底這些秘密的成份是什麼。再者，管制清潔用品上市前的產品配方認可工作的政府機構，並不只一個。

為本書寫作的研究期間，尚有另一個現象一再發生：雖然產品標示提供對於食入物品如何處理的醫療建議，但是毒物防治中心警告消費者絕不要聽從這個忠告。該中心鼓勵每個人應立即打電話求助於當地的毒物中心，以獲取正確的資訊，因為產品標示往往不正確的解毒方法。

洗碗精及洗衣精

根據公益科學中心指出，洗碗精比任何其他家庭用品更需要為家庭中毒事件負責。

在你使用的洗碗精裡可能含有的化學物質，包括一種中樞神經系統鎮靜劑的揮發油，可能引起肝中毒的二乙醇胺，以及一種被視為相當毒的代謝興奮劑——Chlor—o—Phenylphenol。其他對於清潔劑的關切重點是

用來染色的染料，值得注意的是，洗碗精並不為食品藥物管理局所管制。事實上，根據消費者倡導者黛博拉・戴德女士指出，基本上並無資料顯示這些染料曾經因為安全性而被管制過。

　　洗衣精也包含毒性化學物質，香料、磷、酶、氨、萘及酚等只是少數發現於某些洗衣精中的化學物質，某些清潔劑中也包含一種高毒性化學物質焦磷酸鉀，以及有時候作為農藥用的鋁矽酸鈉。洗衣用品上的警告標示（例如：「吞食有害，置於兒童無法取得之處。」），被視為進一步證實，許多洗衣精含有毒性化學物質。

空氣清新劑

　　在我們改變生活型態之前，我也曾經懷疑房間所散發的空氣清新劑的氣味。使用空氣清新劑來遮蓋氣味，並不能改變房間裡的人們可能仍舊吸入（雖然可能不再有氣味）原始氣味的事實。簡言之，空氣清新劑並不能「清淨」空氣，而開放的窗卻可以做到。空氣清新劑反而藉釋出神經遲鈍劑，或藉難以察覺到的油膜塗蓋你的鼻腔通道，來干擾你對於嗅出討厭氣味的能力。

　　再者，嗅出商業化的除臭劑中所使用的化學物質，真的會比被遮蓋住的氣味還有害。商業化的除臭劑含有毒性化學物，例如：一種氨化碳氫化合物農藥的甲氧氯，會累積在脂肪細胞中並過度刺激中樞神經系統。同樣的，二氯苯、萘及甲醛皆為中樞神經系統鎮靜劑，也被發現存在於某些清新劑中。

化妝品

當考量化妝品的安全性時,頭一個重要的注意事項是,每年獲利一百七十億元的化妝品工業,完全是由一組獨立作業的毒物學家、皮膚科醫師及配方調理專家共組的化妝品成份審查小組(CIR)來自我管制。自一九七六年以來,CIR 已經審查過二百七十七種化妝品成份,同時下個結論說,在任何情況下,一羥基苯甲醚(用於唇膏中)及氯乙醯胺(使用於濕潤劑中),皆為「不安全」化妝品的成份,然而尚有超過三千種化學物使用於化妝品中。

眾議員朗恩‧懷頓在一九八九年七月舉辦有關化妝品的安全性聽證會中指出:「食品藥物管理局對於管制化妝品的現有權力,好比是一隻無牙的牛頭犬來看守一棟價值好幾百萬元的豪門巨宅一般。」現階段,政府甚至不能合法取得特殊配方的資料。

在聽證會中,許多美容師作證以化妝品為職業會引起的症狀,例如:頭痛、失去平衡、記憶力喪失、氣喘、不能恢復的神經系統及呼吸問題。因為這些證詞,眾議院的小組委員會,要求國家職業安全衛生研究所,分析化妝品中所使用的二千九百八十三種化學物質。

分析結果如下:八百八十四種成分被發現具有毒性,而其中三百十四種會引起生物突變、二百十八種會引起生殖併發症、七百七十八種會引起急性毒性,一百四十六種會引起腫瘤,同時三百七十六種會引起皮膚及眼睛刺激。而 CIR 僅審查過(或預定審查)這八百八十四種成份中的五十六種而已。由於化妝品是使用在皮膚上,所以這些產品中的有毒成份容易被吸收。它們也會被吸入,一個人從使用化妝品過程所接受的傷害數量及型態,會隨著化妝品使用多寡、使用頻率及當時個人的解毒系

統運作功能正常與否而異。這裡針對幾種經常發現存在於化妝品中的化學物質，說明如下：

- **丙酮**：一種會影響神經及呼吸系統的溶劑，使用於指甲油去光水。
- **一號藍色染料**：使用於刮鬍水及男性古龍水、身體乳霜、腮紅及唇膏中，疑似人類致癌物質。
- **丁基羥基甲苯（BHT）**：存在於唇膏、嬰兒油、眼線筆及肥皂中，已知會引發動物癌症，同時疑似引起先天缺陷。
- **甲醛**：經常使用於除臭劑、消毒洗髮劑、漱口藥水、牙膏、指甲油、刮鬍水及香水中，是一種動物致癌物質，同時也是疑似人類致癌物質。
- **三乙醇胺（TEA）**：發現於濕潤劑、香水、化妝水、泡沫浴及髮膠中，可能會結合形成亞硝基二乙醇胺，為另一種很強的動物致癌物質。
- **乙酸鉛**：發現於染髮劑中，會被皮膚吸收，而引發動物癌症。
- **二氯甲烷**：發現於許多化妝品中，由於它確實會引發實驗動物癌症，故在一九八五年食品藥物管理局建議將其從噴髮劑中除去。（事實上，因為二氯甲烷是相當危險的，以至於在芝加哥有兩位使用含有此種成份的產品來清潔州政府辦公室大樓的工人，在吸入它的蒸氣後，就因而死亡。現場試圖搶救他們的安全警衛，也因此必須住院治療，同時在出院後仍不時感到頭痛。）

當審查與化妝品相關的切身利害關係時，應注意許多小女孩們最喜愛的遊戲是「著禮服」，並以媽媽的化妝品及指甲油來完成；同樣的，在小孩子的萬聖節服裝上，媽媽的化妝品也往往做為最後的裝扮之用，因

此，小孩子也會吸入父母們使用的化妝品。基於這些事實，對兒童們來說，有毒的化妝品於是也變成值得關切的問題。

滑石粉

即使誠如滑石粉這種無害的東西也仍是令人存疑，因為它可能會被致癌性的石綿纖維所污染。根據波士頓、伯漢婦幼醫院所進行的一項研究確定，婦女在外陰部及衛生棉上使用滑石粉而罹患卵巢癌的可能性，會比使用滑石粉的婦女高出三倍之多。

香水

大約有四千種不同的化學物可用來製造香水，僅僅一種產品之中，就有好幾百種之多的化學物，儘管食品藥物管理局負責管制香水的安全性，但並無權力要求毒性測試。

主要管理執行香水測試的組織是香料研究所（RIFM），但是根據國家科學研究院的資料，香料研究所實際上並未針對神精毒性影響來進行測試——儘管事實上，芳香原料已經被視為進行神經毒性測試的優先考慮對象。

香水暴露所觸發的症狀，涵蓋自頭痛及脈竇疼痛到過敏性休克及發作。某些其他經常公布的症狀包括：機能減退、暴躁、記憶力喪失、注意力無法集中及情緒改變。當一個人發生這些症狀時，他會想知道假使人們停止塗抹香水的話，在工作場所中的生產力會如何改善。

肥皂

即使是普通肥皂，也含有害化學物質，例如：許多大眾化的除臭皂含有 Triclosan，它與農藥 2.4D 是同一家族，同時會引起肝損傷。

下列化學物質也可能出現在除臭皂中：4—氯—3.5—二甲苯酚（PCMX）、Clofucarban、Dibromsalan（DBS）、Fluorosalan、六氯酚（Hexachlorochene）、酚、Tetrachlorosalicylanilide（TSCA）、Tribomsalan（TBS）及 N—（4—氯苯基）—N—（3.4—苯基）苯基—脲（Tricolcarban）。值得關心的是，假使每天使用香皂的話，這些成份會在肝中或其他器官中累積。

當一個人罹患多重化學性過敏時，我從經驗得知，肥皂中包含強烈的化學物質。不久前，我丈夫和我想要在我們的洗衣間中設置幾個櫃子，因為我們需要特殊無毒的準則，故在打了數通電話之後，我們才找到一位願意與我們一起工作的木匠。

我終於找到一位似乎是最誠懇的人，然而，當這位紳士到我們家的時候，我開始對他產生了立即的反應。更明確的說，我相信我對他所使用的肥皂過敏，因為他看起來及聞起來好像剛洗過澡一樣。當他誠摯地表示配合我們所需求的任何規格來製作櫃子時，他對於罹患環境疾病的人是那麼富有同情心，使我真不知道要如何告訴他，他的肥皂讓我產生嚴重的反應。更糟的是，我一直試著為我自己找藉口，假定我丈夫會跟他談，但是我丈夫並未察覺我對這位紳士過敏，而一直說道：「不，不，你說過，你要自行負責這項計畫。」我確信我對他的肥皂過敏，因為在往後幾天裡，當他再來時（並且他不像是剛剛洗完澡的樣子），我卻沒有發作。

戴奧辛產品

戴奧辛這個字眼，對於一般消費者而言可能沒有多大意義，但是，大多數的消費者可能每天都在使用含有這種化學物質的產品。

戴奧辛是一種非常毒的物質，它是有機氯化合物的副產品，像橙劑乃形成於用氯來漂白棕色木漿成白色的過程，然後這漂白過的紙漿會轉變為無紙產品，例如：紙尿布、衛生紙巾、紙盤、咖啡濾紙、食物包裝紙及書寫紙。

雖然戴奧辛對人類的影響尚未經證實，惟免疫系統機能減退，同時破壞肝功能的影響已經證實。由於戴奧辛的暴露結果，一般工人的脂肪組織中含有相當濃度的戴奧辛。

除了持續的人類研究外，戴奧辛對於實驗動物也有不利影響的確實證據。研究顯示，即使是微量的戴奧辛，也會引起動物流產、肝病、免疫系統機能減退、先天缺陷及基因損傷。

然而，製紙工業（毫不意外地）陳述說，在紙產品中的戴奧辛量，並不會高到足以使人類產生任何健康風險。儘管工業界再三保證某些產品，例如：超強吸收力紙尿布、紙巾、茶包、衛生棉、果汁紙盒及紙盤等，其中的戴奧辛濃度實在低得不需要關心，但有證據顯示恰好相反。

例如最近的研究顯示，戴奧辛似乎相當容易從紙產品中滲透出來。事實上，在一九八八年加拿大人的一項研究透露，紙盒包裝的牛奶（即使以塑膠襯裡）比起非紙盒包裝的牛奶，含有較高濃度的戴奧辛。漂白過的咖啡濾紙也已經顯示會滲漏出戴奧辛。在一九八九年，《科學新聞》（Science News）提及在紙產品中有兩項主要的戴奧辛來源，即牛奶紙盒和咖啡濾紙。

近來，有關戴奧辛的關注尚未能啟發一般美國消費大眾倡導改變。然而，在瑞典的情形是大不相同，該國的製紙工業，政府已經開始著手一項成功的消費者教育計畫，目前瑞典的製造商絕不可能銷售經漂白過的、含氯的產品。

當大型製造商的消費者有所需求時，他們會如此因應市場是相當有趣的。值得注意的是，如今在瑞典行銷的所有紙尿布，已經是不含氯或氯成份相當低，當一家大型的美國紙尿布製造商面對喪失共享瑞典紙尿布市場的事實時，該公司開始製造外銷不含氯紙尿布；然而，他們在美國所販售的紙尿布，卻仍然是經漂白過的紙漿所製造的。

屋外的毒素

即使我不在家重複噴藥、舖設有毒的地毯及墊子，或使用全新合成的含甲醛家具，在我家的四週仍然有大量的毒素，會引起多種的健康問題。

一個主要的毒素來源是對街的苗圃。我無從瞭解重複噴藥對身體情況的影響到底有多少。然而，我確知我在陽光普照的平台上，度過無數個下午，同時從不曾想過對街會再搞些什麼名堂；我也知道就在我第一次被送入急診室的前一個傍晚，苗圃發生一場大火，其中好多袋被禁用、非法儲存的農藥都付之一炬。

相當有趣的是，隔天下午我與曾奮勇撲滅苗圃大火的十八位消防隊員共用急診室。當我躺臥在病床上時，聽到急診室的員工正在討論這些救火員。

當隊長瞭解消防員曾經暴露於大量的非法農業中，故面要求他的隊員接受檢查時，很明顯地引發醫師們的熱烈討論。經過廣泛的討論之後，急診室員工終於決定檢查其中三位真正出現症狀的隊員，其餘隊員則被

告知等到星期一時，再各別去看他們自己的醫師。

因此，最後我也被送回家，而沒有接受任何醫藥的協助，現在我知道當天在急診室中，可能有十九位病患正飽受農業暴露之苦，不幸的是，只有三位病患獲得醫療照顧。

即使苗圃不存在，我家臨近道路亦很快變成其他潛在健康問題的來源。我們剛遷入時，我們家所在的街道非常安靜，但是，這個城市後來又開闢其他的街道，進而使我們的街道成為一條方便的捷徑。在過去是安靜的街道，目前交通量卻戲劇性地驟增。除了新的噪音污染外，我們也暴露於不同車輛所排放出來的碳氫化合物之中。

之後，當我剛認為在我家裡及四周已沒有任何其他毒性物質時，我開始閱讀有關高壓電線的資料。當我在閱讀這些大功率電線資料時，感覺描述似乎相當熟悉，所以我停止閱讀，而將視線轉移到我家窗外。我瞭解我為何在看到後方的高壓電線時不會感到驚訝，畢竟，我已經確信我家注定要接受這項「年度最毒家庭」頒獎的命運。總括來說，我認為僅有兩種毒性來源——石綿及氡，不可能列入「年度最毒家庭」之林。

鄰里中的毒素

小鎮四周

不管你如何成功地將家中的毒素去除，無疑的，你仍將在小鎮四周不同的地點遭遇到它們。二十世紀的象徵——購物中心，即是一個絕佳的例子。因為購物中心存在由新產品中排放出來的有毒燻煙，尤其是甲醛，故而成為對化學物過敏的我禁止進入的地區。瞭解到購物中心的甲醛濃

度會高達 1.5ppm（國家職業安全衛生研究所認為 1.0ppm 是安全限值），並不會使我感到訝異。

一個人可能會暴露於化學物中的另一個場所是牙醫診所，前往牙醫診所會引發某些人不安，對於化學性過敏的人，絕對是更隻人害怕的。

同樣的，醫院對於化學性過敏的病人而言，也是令人害怕的場所。在醫院中，從使用的清潔及消毒材料所排放出來的化學物質，會引起多數人的反應。其他經常發現存在於醫院中的化學物質包括：甲醛、二甲苯、三氯乙烯及正己烷。

並非僅有病患會對這些化學物質產生不利反應，據我瞭解有許多醫師及護士，由於在工作上使用一種或多種化學物質變成化學性過敏之後，被迫離開我們的工作崗位。

患病大樓

「患病大樓」（Sick building）這個名詞，被用來形容一座結構體，其居住者罹患健康問題與該大樓有關。世界衛生組織（WHO）委員會估計，有高達百分之三十新建及改建的大樓可能是患病大樓；職業安全衛生署（OSHA）亦承認，存在於工作場所將近八萬五千種的常見化學物中，僅有六百～七百種曾經被評估過。

患病大樓是一個相當新的問題，這種問題在木造的建築物中幾乎不存在，因為其裝設有每天開啟的多扇窗戶，有足夠的通風，以天然材料裝潢，同時以天然資源加熱及冷卻。然而今天，窗戶在能量缺乏的建築物中，僅是裝飾品而已，因此通風不良；同時，塑膠及合成的建材通常不會很貴，因此已經取代了天然材料。

一種已知會產生患病大樓的化學物質為三氯乙烯，它常發現於地毯清

潔劑、地板蠟、影印機及家具黏膠中。當吸入三氯乙烯時，它會進入血流中，輕易通過進入脂肪細胞膜中。三氯乙烯暴露的共同症狀為：注意力不集中及協調能力不佳、疲勞、麻痺及刺痛、頭痛及昏眩（不完全在最佳的情況下全天候工作）。

值得注意的是，並非所有在建築物中工作的人都必須經歷健康問題，才能推論這座建築物可能是「患病」了。在解毒診所期間，我遇見好幾位因工作於「患病大樓」而生病的人們，像我的朋友比爾及雪莉一樣，然而工作於同棟大樓的其他人卻似乎無恙。但是，其他工作者沒有同時顯示症狀，並不必然意味著這座大樓也不會對他們有不利的影響，在不久的將來，這種影響可能就會出現。

很不幸的，身處於一座患病大樓，長期暴露於污染物中，不僅會導致健康惡化，且即使個人遠離該大樓，仍然會持續患病。因此，個人應該開始注意到有沒有一種症狀，是發生於當他們進入大樓時，而消失於當他們離開的時候，做為一般性的準則。

🔲 校園中的毒素

許多患病大樓如辦公室、學校，往往以相同的材料建造，同時目前現代化辦公室大樓往往以節省能源做為主要目標，它們都有可能是患病的大樓。當我們看見一所新小學正蓋在路的下方時，我丈夫和我可能是唯一沒有感到心情振奮的兩個人，因為不僅學校當局對於使用材料會排放出什麼東西是一無所知，而且實際上學生在建築完成之前就已經開始上課了。

我的女兒原來必定會在這所學校開學六個月時，進入該附設幼稚園就讀，在經過廣泛討論有關這所新學校所排放出來的東西，及某些其他考

量之後，我們選擇送她到別處就讀。我們知道我們選擇的學校，也不能免除毒物的威脅。但是，該校擁有一項行政措施，就是准許父母親共同努力，提出減少教室中有毒化學物質數量的建議。

大部分的父母親可能並未想過，存在於子女學校中的有害物質，但是我憂慮假如父母們都不去考慮這部分，也就沒有別人會關心這個問題了。

當我身為教師時，我的同事和我受委託來觀察學生學習及發展到最大潛能的情況。迄今我想不起到底是在研習會中、時事通訊上還是教師評估會上，有人提醒我們，環境所扮演的角色會影響兒童的健康及學習。

我清楚記得看到許多全新、無窗戶、舖設地毯的可搬運式教室送來學校時，立即擠滿了學生，我也記得運動場區及教室內部都經農藥處理。同時，我清晰地記起在每間教室裡及學校建築物上都裝置許多螢光燈。簡單地說，我印象中的學校，並不符合做為無毒環境的範例。

在學校環境裡存在許多毒物來源，會對下列一項或多項產生不利的影響：行為、學業成績及整體健康，而一項毒物主要來源是許多學校廣為使用的可搬運式教室。

可搬運式教室廣為許多學校當局購置或租用，因為它們是一項因應註冊學生人數成長及改變的簡單解決方法。然而，可搬運式教室典型上由不貴的（有害的）材料所構築，並且通風不良──這兩項正是主要助長室內空氣污染的因素。

不久之前，一位友人的兒子被安置在一間可搬運式教室中不久，學業成績就戲劇化地每況愈下。由於這種改變實在太劇烈了，因此校方安排這位母親與校長協商。在協商討論過程中，校長強調，這個學童連州測驗分數也跟著降低了。

這位母親並不怎麼驚訝，她已經開始懷疑用來構築可搬運式教室的材料，影響了她的兒子。然而，建築物對這位學童的改變要負責任的這種

想法，對於校長而言是完全的陌生。

現在血液檢驗結果，證實這位男孩對用於構築可搬運式教室的黏膠，產生不利的反應。當他被轉往一般教室時，他的學業成績即進步到原來的情況。

其他在學校環境中會影響健康、行為及學業成績的毒物來源，包括：清潔材料、合成地毯、油漆、農業、來自於教師的氣味（例如：香水、刮鬍水、髮膠），科學課程中使用的化學物質、黴菌、螢光筆、膠水、剛印好的報紙、粉筆、新製的瀝青、油印或影印紙及螢光燈。例如：一位學生的數學成績不佳，可能是由於他要做的功課剛好在油印紙上，而對紙所排放出來的蒸氣產生反應的結果；也許一位學生對於在課程裡使用的螢光筆、膠水或其他材料發生反應；同樣的，也許一位學生並未罹患眼睛疲勞，而是被螢光燈所影響（螢光燈會以大約每秒六十次的頻率，連續不斷地閃動，雖然我們並未能自覺到這種閃爍，但證據指示它會引起眼睛疲勞、混亂，同時甚至會破壞一個人的判斷力。）

這裡所要提的重點是認清教室內存在有許多、許多的化學物質，同時它們會影響你的子女學業成績及其健康。事實上，一位鑽研環境醫學的著名醫師，雪莉·罹傑斯醫師提到，將一個學童置於治療教室的共同理由，並非因為這個學童有學習問題，而是因為他對於化學物質或對於化學物質或對於食物及黴菌有難以偵測的過敏性（請參閱第六章）。

對我而言，身為教師，我願以專業奉獻於幫助兒童學習，並儘可能的創造最佳的學習環境。但是你子女的學校教職員，可能根本無法察覺自己及學生會暴露於危險的化學物質中，同時這些化學物質會影響學童的學業成績。除非這些問題被提出來，不然許多學童仍必須在不良的條件下繼續學習。我向你保證，即使是最佳的教師及最令人印象深刻的教科書，也不能與頑強的毒物對抗。

解決方法及替代方案

相當有趣的是，直到我們遷入無毒的家之後，我們才認清舊房子是多麼影響家中每一個成員的健康。在搬遷之前，我相信這棟房子裡的毒物只有影響了我而已，因為我是唯一曾經罹患重病的人。但是，在我們遷入無毒的家之後，某些怪事發生了。

在舊房子裡，我丈夫患有早晨靜脈竇，如果有哪一天不發病，簡直是奇蹟！然而，在居住於新房子僅僅一週之後，他的靜脈竇毛病卻消失無蹤了。

因為我們的新家距離舊家有三英哩，我們不能推論是否由於不同的氣候而促使這種改變。因此，我丈夫令人訝異的復原，使得我們仔細考量：他是真的罹患靜脈竇的問題？還是他也對農藥及甲醛起過敏反應呢？

我們搬家後，我丈夫奇蹟似地治癒靜脈竇的病情，並非是唯一值得注意的改變。幾乎同時間，在家裡的每一份子突然間只需要較少的睡眠——比我們每個人平常習慣的睡眠時間大約少了一個半小時左右。雖然我丈夫和我相當慶幸每天有多餘的時間，但是我們並不準備將我們二歲女兒的午睡給放棄掉。起初，我們並不瞭解到底發生了什麼事，而嘗試「強迫」她午睡，但很明顯的是她在大白天並不覺得累，於是我們確信她可能只要在晚上早點上床睡覺就可以了。不過我們沒有這麼幸運，這女孩實在是精力旺盛。

減少有毒化學物質的排放

每個人都曾聽過到郊外野炊，但是在未來，「郊外燒烤」甚至會變得更流行——尤其是假如人們仍持續使用含有毒性化學物質的材料。當到

郊外燒烤時，將房子大門完全深鎖，同時暖氣設備打開到最高溫，讓房子一直保持這種方式，延續整個週末。如此高熱會加速化學物質排放高達百分之四百，這種步驟經常可減少屋內百分之二十五的化學物質。假使你願如此做，確信在回家之前要徹底的通風。

除到郊外燒烤外，尚有其他足以減低甲醛從碗櫃及梳妝台排放的方法，就是在所有顆粒板的表面上使用無毒的封填劑。在我們的新家裡，我丈夫耗費將近兩天的時間來密封所有的碗櫃。

這包括整個房間，如車庫可以使用蒸氣屏障來包封。汽車廢氣及油漆蒸氣、農藥及燃料，雖只是某些在車庫中所發現的一般性污染物，但假如你的車庫與住家相連，這些污染物就會進入你家裡。

當我們剛遷入無毒的家中，這間附屬的車庫帶給我們一大難題。我丈夫曾經非常支持我們生活上所有的其他改變，惟當面對車庫這個問題時，他堅持唯一的立場。他清楚地表明，經過三年，技巧地將三部車停放在一間僅能容納二部車的車庫之後，既然現在擁有一間可容納三部車的車庫，他就絕不再把車停靠在街道旁。

幸運的，我們很快就找到蒸氣屏障，並且也解決了我們的問題。我們沿著所有牆壁簡單地釘上蒸氣屏障，藉以將車庫與廚房隔開來，並利用鋁帶密封裂縫。（當車門打開，而有人看到所有沿著後壁黏貼的這種閃亮錫箔紙時，我必須承認它看起來有點兒奇怪，我們料想鄰居們已經認為我們變怪異的。）

我們使用一種特別的錫箔紙來做蒸氣屏障，這種錫箔紙是潔淨的牛皮紙以矽酸鈉雙面膠壓鑄成片狀的錫箔紙，它不含石化產品、防火劑、農藥、阻黴劑或甲醛，最棒的是，它可以封住所有廢氣。

當你把車庫與其餘房間分隔開時，必須記住的重點，就是與車庫共用天花板／地板的房間。在我們舊家，我們女兒的臥房就正好位於車庫上

方，事實上，她們房間通往閣樓的一扇門就橫越過車庫。來自於車庫中任何東西所排放的廢氣，很容易往上飄入她們的房間（毒性化學物質似乎並不尊重一扇緊閉的門或一面牆壁）。然而，假如我們已經簡單地在相鄰的天花板／地板上釘上蒸氣屏障的話，那麼廢氣就無法穿透。

密封及烘烤排放化學物，並非是減低暴露的唯一方法，那些喜愛植物的人會很高興知道，某些特殊的植物已被證明，會顯著地減少室內空氣污染物。根據美國太空總署的國家太空科技實驗所做的研究顯示，一種小型的室內植物，可以在二十四小時內去除狹小、密封空間裡高達百分之八的某些污染物質。假如添加活性碳濾材及小型風扇的話，植物的功效會大大地增加。在一座緊密隔離並且會排放甲醛及苯的六百平方呎的建築物中，放置兩株十八吋高的植物，並搭配活性碳濾材及一支風扇，即能在四十八小時將空氣污染物減低到微量的濃度。能減低空氣污染物最有效的植物有：蛛狀吊蘭、心形葉狀黃藥及象耳黃藥（假如添加室內植物會衍生有關黴菌過敏的問題，可以在盆栽土根頂端放置匐性的葡萄柚種子，協助控制黴菌）。

此外，也可以藉使用一種叫做沸石的淺色火山礦物質，輕易去除味道及毒性化學物質。沸石是完全無毒的，聞不到任何味道，同時對於改善空氣品質具有多種用途。沸石因為帶有負電的分子量荷，會吸引帶有正電的離子電荷顆粒，故能有效減低污染物；其礦物質的化學結構使它可以吸附（意思是它可以將氣體或液體抓向固態礦物質）。沸石可以吸附的氣體有：甲醛、氨、硫化氫、一氧化碳及二氧化碳等，它也能吸附煙及細菌性氣味。

在市面上，沸石的品牌名有：無臭味（Odor-Fresh）及無味（Non-Scents）等。而它也有大小不同的包裝，有袋裝，也有罐裝。

在衣櫥放一袋沸石可以有效去除煙、霉味及來自於衣物的甲醛，在浴

室中能有效防止廁所味及黴菌，也可以去除來自於貓窩及尿布桶的討厭氣味。同樣的，沸石可以使用於在任何房間或辦公室，來去除煙、空氣中的氣味及某些有毒氣體。

當我們發現沸石時，我的確非常興奮，我認為有一種天然的、無毒的解決方法可協助減低室內空氣的污染，是相當不錯的事；我也認為由於沸石不太貴，所以應該有更多人會願意嘗試這種無毒的替代方法。

最後，無論何時，請儘可能的開啟窗戶自然通風，如此會大大地改善室內空氣品質。毒性化學物可能整天在空調及暖氣系統中一再循環，在國內較冷的地區，於冬天期間打開窗戶似乎不太可行，此時可以使用一種空對空的熱交換裝置，如此，你不需要開啟窗戶，新鮮空氣可以流入。

無毒的（或最不毒的）家具

完全瞭解家中所有關於毒物的資料之後，我們明白，裝潢我們的新家將是一個相當大的挑戰。很明顯的，我們根本不能使用任何我們舊的、合成的、裝上布套的、噴過藥的家具；但是，購買新的、合成的家具，也非解決之道。

經過考慮替代方案之後，我們決定購買由百分之百有機棉及未經處理過的木框所製作的椅墊及床墊，以一個簡短的字可以真正表達的意思，就是「蒲團」。我的新家比起某些最高級的日本式住宅，可能有更多、更大尺寸的有機棉所製作的蒲團。

由未經防火劑處理過的有機棉所製作的蒲團，在德州可以購自多那（Dona）設計公司。法律命令床墊必須防火的規定，可以因為醫師的供述或處方而免除遵循。允許免除遵循者的條款，明訂於消費者產品安全委員的可燃性紡織品法案條例 1632.1 項的「床墊的可燃性標準 FS 4-72」

中。除了蒲團以外，多那設計公司也製作無毒的床墊及床罩，皆由有機棉所製作。

值得注意的是，有許多公司廣告自稱其床墊就是百分之百純棉，但是這並不一定意味著床墊是無毒的。除了這些床墊可能已經以防火劑處理過的事實外，棉花可能在栽種過程就大量噴灑農藥。例如：瓜地馬拉（是棉花的主要產地）的棉花在三個月生長週期內，可能被噴灑多達五十次的農藥。

由未經處理過的羊毛所製作的無毒床墊，也可以購買得到，因為羊毛是一種天然的防火劑，所以在購買這些床墊時，不需要提出醫師的處方。

購買由有機性栽種的棉花或未經處理過的羊毛所製作的床罩、床墊及椅墊，可能會比較貴。但是，我認為假如真正需要一件無毒的家具，那就是床。以個人而言，我無法想到有什麼會比為我們的孩子買一張無毒的床還要更好的禮物——尤其是因為孩子們持續多年，每天晚上睡在那張床上九～十二個小時。（我們的床墊另外的優點是，大約每個月一次，我們將床墊放在屋外太陽下風乾，在幾個小時之內，它們真的吹乾淨了，而且看起來像全新的一樣。）

對那些仍持已見的人，我不能宣稱我們的新沙發看起來與三件式布沙發相似，或者我們的床墊與雙層床墊合成的大號床類似，但是它們舒適嗎？答案是肯定的。

假如「床墊外觀」與你的個人品味不合，尚有其他的替代方法：修正你的舊家具。你可以再修補你的舊家具，同時以白色棉絮來取代泡沫膠或合成橡膠；而且，白色的防護布套可以用來取代布套布料，同時套子可以使用未經處理的棉花、亞麻布或絲綢（可以取下清洗）來製作。這些材料可以購自於珍妮絲（Janice）公司、棉花場所（The Cotton Place）及冬季絲綢（Winter Silks）等店。

鑲板、藤、玻璃及不鏽鋼等被認定是最不毒的，因為塗料正是木製家具中主要的毒性來源。一種解決方法是購買未使用塗料的木製家具，同時自己動手使用無毒的塗料，像是蜜蠟（也可以購自於多那設計公司），就是我們使用於未上塗料的橡木餐桌上的材料。

交替的舖地板

地毯替代物有硬木地板、地磚及油布。然而，假如不使用適當的材料，這些也可能是有毒的。

在我們的新家，我們割掉所有的地毯及乙烯地板（我的新鄰居極為驚訝）。當我丈夫拔除浴室中的乙烯地板時，用來裝置地板的黏膠所排放的蒸氣，仍然強烈到使他作嘔，縱使他並沒有罹患化學性過敏。

有一次我們走下水泥厚板地基，放下蒸氣屏障（與我們用來密封車庫的種類相同），來防止水份及農藥殘留物（實際上，所有房子地基在建築之前都潑灑過農藥）滲入房子裡。我們在地板上舖設從未以農藥處理過的木頭（來自於威斯康辛州的特殊製造廠），並選擇在地板下釘上一層木製厚板以取代黏膠；至於塗料，我們使用一種在三十分鐘內會乾的無毒產品（結晶盾）。令我驚訝的是，我能立即進入家裡，而不會罹患任何不利的反應。我們的承包商也很驚訝於最終的結果，他原來對於我們選擇無毒的材料表示關切，但到最後他非常喜歡這種結果，所以他記下怎麼樣及到哪裡可以買到這些材料，好為將來的工作預作準備。

當我們選擇地板時，我們並未選擇硬木地板。取而代之的是，我們使用了地磚，利用老式方法，我們僅能使用波特蘭水泥來舖地磚。

我們也不在房子裡使用任何無毒的油布，但對其他人可能有用。這種稱為天然油布的產品，有二十四種不同的顏色，平均壽命有四十年，它

是一種靜電中性材料，所以靜電的增強問題並不存在。地板可以使用一種安全、無毒的黏著劑，AFM三合一，它很適合與天然油布搭配使用。

　　雖然這些無毒的地板材料比較貴，但我相信到最後，它們會証明是符合成本效益的。在我們的新家，現在我不再需要擔心我的地毯，當我的么女將她的果凍三明治掉到地磚上，我可以微笑以對，因我知道一塊濕海綿就可以馬上把它擦掉。同樣的，當我的孩子及鄰居一票人跑來跑去，帶來泥巴腳印，我可以在他們離開之後，只要清掃灰塵即可。老實說，我一點也不懷念我的絲絨地毯。

　　然而，為了提供溫暖及當作聲音屏障，你可以加上百分之百未經處理過的純棉或羊毛搓絲毛毯。我至今僅購置兩塊浴室地毯（購自於珍妮絲公司，由百分之百未經處理過的純棉所製作），因為我從未發現一張純棉地毯未噴灑過農藥或一張羊毛地毯未經防蟲處理。在持續尋求無毒地毯期間，我們為孩子買了一張運動墊（也是購自於珍妮絲公司，由百分之百未經處理過的純棉所製作），供做體操之用。

　　實際上，我知道要人們馬上以硬木板或地磚來取代他們的地毯是不可能的。然而，經過一段時間，新地毯的需求會提升，此時就可能是開始考慮以「硬木地板、地磚」來取代「合成的、經化學處理的地毯」最理想時機。

無毒的牆壁

　　在我們的新家中唯一沒有重做的就是牆壁，雖然它們原來並不是漆無毒油漆，但是它們幾乎已經是三年前漆的了。我們推斷每天通風及使用臭氧機，可以減輕氣體排放問題。臭氧是由氧分子與額外的氧原子結合而成，可以藉中和污染物來加速氣體排放程序。這個計畫似乎有效，因

為假如這房子緊閉一段長時間的話，我仍只有聞到一股油漆味而已。

然而，假如你決定要油漆你家，仍有現成的無毒油漆可以使用。不像大多數商業油漆，無毒油漆不含石化物質、汞、甲醛、致癌物質或任何種類的有毒揮發性物質。當我父母最近使用無毒油漆來漆他們整個家時，我真的可以在房子剛漆完的隔天探視他們，而不會經歷任何的不利反應。

至於壁紙，艾蒙（Elmer）膠水或小麥漿糊可以取代傳統的壁紙漿糊，但是仍有農藥及殺菌劑加入壁紙本身的問題存在。在我們家裡，取代懸掛的壁紙是──我們在女兒臥房牆壁上用她們自己的有框「藝術作品」來遮蓋。實際上，她們從這面牆壁遮蓋物，可以比我們所使用的任何壁紙獲得更多的讚美。

改變衣著

毫不意外的，由天然纖維如棉、羊毛及絲所製作的衣服，優於合成物質所製作的衣服。不幸的是，天然纖維衣服往往可能不是最實用的選擇──尤其是對有幼童的人而言。

天然纖維衣服較其他衣服昂貴，同時因為兒童的衣服一下子就穿不下，要來下這種投資似乎相當困難。此外，雙親都在工作的家庭，可能沒有時間來熨燙天然纖維衣服，這些因素是實際的考量。

在我們的家中，衣服恰好是屬於我們並沒有完全放棄舊方法的其中一部分。假如你有機會經過我女兒的衣櫃，你可能仍會發現用合成物質材料所製作的衣服。事實上，她們的衣服有將近百分之五十是合成的。

即使我已瞭解有關化學的排氣問題，對我而言，仍然難以判斷是否該為女兒的天然纖維衣服花費額外的錢。因為這種衣服最可能會在短短幾個月內，變得太小、裂開或被沾污。

　　我並不否定合成衣服不是最好的選擇，但因為學齡前兒童仍然經常改變尺寸，所以我們購買合成的及天然纖維的兩種衣服。當我們的孩子漸長，我們會逐漸傾向於只為她們購買天然纖維衣服。

　　某些環境學家及消費倡導者，相信我們只是從這個兩難的局面中找出「合理化的」路線罷了。這些人甚至可能訝異於我最近為女兒購買一些塑膠鞋。我為女兒購買塑膠鞋，似乎對某些人而言是一種矛盾，然而對我而言絕非如此。事實上，它正是本書主要目標的範例。

　　在瞭解有關化學物及毒物之前，當我為女兒添購鞋子時，我僅考慮大小及顏色而已，一次也沒有考慮化學物質；然而此次的決定，我絕對考慮到它們是由一種不應被使用的材料所製作。但是，當我權衡一雙鞋子的塑膠含量，與所有其他我們生活中去除的化學物質相較結果，不管如何，我還是買下它們。我們警覺到與鞋子有關的潛在問題後，當然不會在晚上將它們放置在女兒床邊。事實上，前幾個月當她們不穿塑膠鞋的時候，它們一直被放置在外面。

　　所以，從化學的觀點來看，我買了一雙不太完美的鞋子，但是重點在於，我以知識來買它們，而不再以任何拍賣的東西就是安全的盲目信念來購買東西。我應用這種思考程序來採購東西，對某些人（購買一雙幼兒鞋）而言，可能並不重要；然而，父母們必須瞭解這是我們必須面對的，即使是極小的、每日性的選擇，到最後仍然會產生不同的結果。

烹飪時去除污染物

　　當我們使用瓦斯爐時，足夠的通風是相當重要的，因為在烹飪期間足夠的通風，可協助去除漸漸升高的燃燒污染物，如二氧化氮及一氧化碳，以及致癌物如香豆素。當烹飪時，應該開啟窗戶，再裝置一種風扇運作、

抽往外界的抽氣設備，以幫助提供足夠的通風。然而，即使適當的通風，仍然難以去除每次自爐心燃燒時的少量氣體。

完美的去除微波計畫

在我閱讀有關微波爐的問題之後（先前討論過），我們實施所謂「完美的去除微波計畫」。在第一階段，我們極盡努力來避免直接站立在運轉中的微波爐面前。

在我們計畫的第二階段，我們將微波爐從廚房移到相鄰的密閉調理間。我們認為假如我們不能看到微波爐，那麼我們使用它的可能性較低。同時，我們相信將微波爐置於其他房間，會減少我們暴露於它的電磁場中。當時，我還不明白電磁場會穿透牆壁的事實，我真的以為我們的微波爐是安全的。

然而，當我們家測試電磁場活性時，這項計畫失敗了，這項測試結果清楚地說明，我們家正遭受操作中的微波爐所產生的電磁場極大衝擊。當這種測試儀器直接放置在微波爐前面時，數字顯示電磁場的活性猛然增加。此外，即使微波爐在別的房間運轉，在廚房裡的測試表示它的電磁頻率仍大大地影響了我們。就是這個事實，讓我真正地察覺電磁場是何等強而有力！

此後，我們下定決心永遠排除微波爐。令人驚訝的，我過去所有的微波爐晚餐、快速開水及嬰兒奶瓶預熱等對微波的依賴性，現在只是一種模糊的記憶。我很高興在「悲傷期」過後，我已不再懷念它（自從那時起，我已經變成烤箱的最佳夥伴，雖然我也瞭解它對電磁場的貢獻——但是程度較低）。

減少家中其他毒物

減少石綿暴露

　　因為去除石綿可能有危險，故重要的是尋求一位經過專業訓練的人，幫你決定石綿是否為你家的問題。要找到這種人，可以打電話給環保署毒性物質防治法協助熱線（202）554-1404，來發掘你所在的州是否設有為石綿去除外包者的訓練或認可計畫，以及收到環保署的石綿計畫資料。有商業方面相關問題的話，可以打電話給環保署石綿及小型商人維護個人權利者免費電話，號碼是（800）368-5888（編註：此為美國當地電話，台灣讀者可以嘗試詢問環保署及各地環保局）。

減少氡暴露

　　控制氡暴露的最有效策略，是預防氣體進入大樓或家裡，這可以藉由增加結構體內部的氣壓至稍微高於外部氣壓以達成。此外，密封地基裂縫，提供地下室分離的通風空氣，同時增加通風率，也是有所助益的。在一個實例中，當家裡的兩扇地下室窗戶開啟，且使用一架抽風機時，氡的濃度戲劇化地減低。

　　可花費十五～四十美元來完成檢測你家的氡，在華盛頓、奧勒岡、愛達華及蒙大拿等地，個人甚至可以獲得免費檢測氡的資料；居住於賓州的人，可以符合州政府協助檢測及補救行動的資格。

減少電磁場

　　減低暴露於電磁場的方法包括：決定來自於任何已知磁場的安全距離，使用防護罩及停止使用會產生高電磁場的電器用品。例如：電腦應置於至少距離使用者三十吋的位置，或者可買電腦護目鏡來保護使用者免受電場輻射威脅。Baubiologie 硬體公司販售電腦護目鏡，以及一種針對必須連續使用電動工具工作的人所設計的輕巧圍裙（尤其適合孕婦使用）。至於辦公室的雇員，可能需要添購「安全的電腦監視器」，它要花費將近一千～二千美元，對家庭使用而言它稍嫌昂貴了點兒，然而，它是現今唯一的無磁場、電場或 X 光輻射線的電腦監視器，這種安全的電腦監視器可與大多數筆記型電腦及個人電腦共同運轉。

　　在家裡，可以將沙發及椅子安置在遠離電視螢光幕的地方，以離開有害電磁場的涵蓋範圍。厚重棉被可以取代電毯，你也可以在夜晚就寢前以電毯暖被，但要注意電毯在夜晚必須拔去插頭，並非僅僅關掉開關而已，因為許多電毯只要將插頭插入插座就會產生磁場。此外，傳統時鐘可以取代電子鐘，手動刮鬍刀可以取代電動刮鬍刀，同時白熱燈可以取代螢光燈。

　　在堪薩斯州亨伯得的迪華・隆格博士，描述個人如何使用一種小型電池運轉的調幅收音機來偵測電場（雖然調幅收音機並不會反應出磁場、電場的知識，但可以做為一種磁場合理指標）。為偵測由電視機放射出來的電場，首先調整收音機上的刻度盤至無法收聽聲音的電台，並將音量調高到極限；其次，在與開機的電視機的一呎之遙的位置，握住收音機，此時你應該會聽到收音機所發出的噪音；接下來，將收音機緩緩移離電視機，在某一個距離時，噪音會消失。這就是約略一毫高斯劑量一

—這劑量被視為安全的，這種方法可以用來量測其他電器用品，如電腦及音響的電場。然而，此方法不可以使用於僅放射六十Hz的電器，如電爐及吹風機。

你也可以購置或租用電磁場計，安全電腦公司生產的「安全計」，是一種可以量測磁場範圍從六十 Hz 到一千五百 Hz（VLF）的儀器。在國內某些地區，環境顧問公司會拜訪你家或辦公室，同時量測電磁場，其中有一家「安全環境公司」，現在是加州及紐約市區的業務代表。

替代產品

家用清潔劑替代物

所有的毒性家用清潔劑，可以在不需要犧牲一間清潔房子的情況下被取代。我們的祖父母輩生活在沒有現代超市及大量清潔用品的時代，但是他們的家依然乾淨——甚至比我們現在的家還要乾淨。

使用無毒的替代物，其中一項利益就是它們比有毒的產品較為便宜。現在，個人可以向許多公司購買無毒的清潔用品，或選擇製作屬於自己的清潔劑，或是兩者皆可。例如：我使用的無毒水桶清潔劑包含下列東西：發酵粉（吸收味道、除臭，並且是一種溫和的研磨料）、蒸餾白醋（切割油脂、阻止黴菌生長，可同時溶解累積的礦物質）、硼砂（消毒、除臭、阻止黴菌生長）以及洗滌蘇打（切除油脂及清洗灰塵）；我也使用一種商業化、非氯化的洗滌粉（Bon Ammi）及由來以久的 Granny 無毒性全效清潔劑。

家用清潔劑的無毒替代物起初似乎有點兒奇特，但是在試過它們是多

麼有效之後，所有的疑惑都澄清了。這裡有一些具有創意的毒性清潔劑替代物：

- **排水管清潔劑：** 每週數次，將三茶匙洗滌蘇打倒入排水管中（緊接著加入少許水），為了水管暢通，可將一把發酵粉及半杯白醋倒入排水管。使用管器清掃工具，蓋緊排水管一分鐘。有必要時，可重複上述步驟數次。
- **清潔劑：** 使用半杯硼砂加上一加侖水混合的溶液。
- **玻璃清潔劑：** 將兩茶匙玉米粉及半杯白醋加進一加侖溫水均勻攪拌。

金屬可以使用下列替代物來擦亮：

- **鉻：** 在軟布上沾上蘋果西打醋或以檸檬皮來擦拭。
- **紅銅、黃銅、銅及鋼：** 使用檸檬汁、醋或潤濕的鹽來擦拭。
- **銀：** 以發酵粉及水組成的漿糊來擦拭；或置入一個盆中，同時以酸奶油覆蓋；亦可讓銀器泡在牛奶中過夜，並在隔天早晨以冷水沖洗。

　　家具也可以不使用有毒化學物質來擦亮，例如：橡木家具可以使用加入一茶匙糖煮沸的一夸脫啤酒及二茶匙蜜蠟，均均攪拌所組成的溶液來擦亮，讓混合液先冷卻，然後使用乾的雪米皮布來擦拭木頭表面。至於桃花心木家具，可將等量溫水及醋攪拌，在木頭上擦拭之後，再使用乾的雪米皮布來擦乾。

　　這些只是許多可行替代物的少數例子，有幾個組織提供有關無毒的清

潔替代物的詳細資訊。由安‧伯沙‧龐（Anne Berthold Bond）所著的
《清淨及綠色》（Clean and Green）這本書，是針對無毒清潔產品及替
代物一份極佳的、詳細的參考指南。

空氣清淨劑替代物

　　除了使用沸石外，尚有其他清淨房間空氣的構想，包括：在家四周放
置香草或花粉，在不加蓋的容器中放入兩茶匙香草或其他香精，在開放
容器置放發酵粉或四分之一杯的醋，以及在一個打開的瓶子裡放入煮沸
的檸檬、葡萄柚或橙片。

化妝品替代物

　　假使你已經發現某些有毒清潔劑的替代物有點兒奇怪的話，下列化妝
品的有效替代物會讓你感到更奇特：

- **噴髮劑**：切開整個檸檬以熱水覆蓋，將它煮沸之後，保持沸騰直到
  剩下原來一半量的水，然後用棉布濾網擠壓檸檬及液體（假如太濃
  則有必要加水）。這種改革的檸檬噴髮劑可以儲存在噴霧罐中，並
  存放在冰箱裡。
- **頭髮調理劑（乾性髮質專用）**：將三分之一去皮的成熟酪梨，加上
  三分之一杯的美乃滋一起混合，將混合液按摩滲入頭皮及髮中，待
  用水清洗後，再以洗髮精洗淨。
- **牙膏**：將四分之三杯的鹽在攪拌器中攪拌直到成粉狀為止，然後加
  入四分之三杯發酵粉，並且將混合物混合攪拌到極細小的粉末為

止。若想有味道，可加些薄荷。

如同清潔用品一般，這些只是「包含機密化學物，同時更可能是末經測試過的化妝品」的少數可能替代物。假使個人沒有興趣製造自己使用的化妝品，在健康食品店中，也經常可以找到由幾家信譽卓著的公司，如：Aubrey Organics 及 Source Naturals 公司所生產的無毒化妝品。

不含戴奧幸的產品

有些公司現在提供不含戴奧幸的商品，這些產品經常可以在健康食品店中找到，此外，一家靠近我家的大型雜貨店，現在也有販售不含戴奧幸的紙巾及衛生紙。購買未經戴奧幸漂白過的產品，不僅對你及你的家人毒性較低，而且可以將正確訊息送達紙品製造商。

現在經常漂白的紙產品，仍足夠滿足商人的賺錢目的，即使他們漂得不夠雪白。假如消費者開始要求及購買這種低漂白或不漂白的紙品，就似乎有理由相信美國市場可以創造這類的產品。不含戴奧幸的產品對消費者及環境兩者而言，皆有好處。（究竟衛生紙是什麼顏色真的有關係嗎？）

🔲 治療患病大樓

先前提過減低化學物排放的建議事項，已經被應用於治療患病大樓了，學校也包括在內。然而，在實施變更之前，可能要謹慎的與最後有權力決定改變的管理階層，商討大樓的真正問題所在，人們應該以開放的態度聆聽有關大樓環境的可能問題。為了彌補問題，不可避免的必須面對

衍生投資議題，然而，在診斷出一棟患病大樓後，絕對要強制性實施補救變更，否則健康問題會毫無疑問的持續下去。假如建議的變更被視為「太貴」或「非最優先」，位於決策立場的人應該被提醒，患病大樓不像人類一樣，它們無法自行尋求治療。

在這個階段，若擁有一系列的建議補救措施及預計經費，會有相當助益。同理，管理階層可能會有興趣瞭解環保署向國會報告室內空氣，及在一九八九年室內空氣品質法案所舉行的附屬委員會聽證會中，所呈現的下列事實。這份報告推論，室內空氣污染是國家最嚴重的環境衛生問題其中一項，這報告也推論因為室內污染而使每年的國家醫療花費高達十～十二億美元，所以改善室內空氣品質是符合成本效益的。由室內污染所引發的重病而造成的生產力損失，每年花費估計介於四十七～五十三億美元之間。

展望未來

改變正逐漸形成，同時室內污染變成了主要議題，並且不僅是侷限於環境團體之間，例如：在專業的貿易雜誌裡，找到有關通風及毒性建材的文章，已不再是稀奇的事。此外，有些為改善學校空氣品質的點子，正積極推展中，例如：在加拿大安大略省華特盧縣的教育委員會，建造了一間特別為患有化學性過敏的學生及老師們所設計的「乾淨的」教室，在這間改革的教室中，不會找到塑膠、地毯、合成窗簾、有異味的藝術品或化學處理過的紙張；此外，房間以全光譜燈來照明，同時沒有人聞得到香水、煙草或任何被准許進入的化學物質。

當我閱讀到一篇摘錄自國家婦女協會大會通告上的文章時，我也受到鼓舞，有更多人已逐漸察覺到與化學物質有關的健康問題：「許多婦女同胞深受罹患環境疾病、過敏及氣喘等折磨之苦，因此我們要求所有的

大會參與者，請在會議設施內禁煙；此外，我們也要求參加人員禁止使用人工製作的芳香產品，如香水、噴髮劑及最近乾洗過的衣服，這些東西包含會引發嚴重過敏反應的有毒化學物質。

在面對大量室內污染問題時，雖然有可能會令人畏縮不前，但要謹記在心的是，至少在家裡的室內污染可以被控制，儘管我不能直接改善我每天在室外所呼吸的空氣，但是我可以控制我家內部的空氣，同時那就是我生命中所追求的最好部分。

要達到真正的規律檢視室內空氣污染之前，有一段漫長的路要走，記得在煙霧檢視成為必要之前，汽車排放大量的一氧化碳已經有一段時間了。因此，我們必須花費一些功夫，讓各媒體逐漸同樣關切室內污染，我有信心一定會做到。幸運的，我們每個人並不需要等到那個時候，我們可以從今天起，在我們的生活開始進行正面的改變，因為有許多、許多的無毒產替代物已經問市了。

建議改變及實行查核表

□ 「燒烤」會排放多種有毒物質。

□ 假如車庫與家相連，使用蒸氣屏障來密封。

□ 以日光燈來取代螢光燈。

□ 以硬木地板、天然油布或地磚來取代鋪設地毯。

□ 在房子四周懸掛蛛狀吊蘭或象喜林（elephant philodendrons）。

□ 避免購買由夾板或顆粒板所組成的產品。

□ 對家裡所有的顆粒板使用無毒的密封劑以防止甲醛排放。

□ 使用無毒油漆。

□ 購買由百分之百天然材料所製作的床具。

□ 購買非合成的床墊。

☐ 購買或以天然材料來重新包裝家具。

☐ 購買未經表面處理的木製家具，並以無毒的亮光漆來磨光。

☐ 使用無毒的家用清潔劑。

☐ 使用無毒的亮光劑。

☐ 使用無毒的衛生產品。

☐ 使用無毒的化妝品。

☐ 使用不含戴奧辛的紙品。

☐ 以無毒清潔劑來清洗盤子。

☐ 在無毒的清潔劑中洗衣服。

☐ 購買由天然纖維所製作的衣服（例如：絲、羊毛及棉）。

☐ 將乾洗過的衣物從袋中取出，同時在穿戴前懸掛在通風良好的區域幾天。

☐ 不要購買來自於噴膠罐內的產品。

☐ 減少或避免使用微波爐。

☐ 當烹飪時，開啟窗戶。

☐ 組織一個團體，來協助通知學校當局及企業體有關毒物的問題，以及可利用的無毒解決方法。

☐ 組織一個團體，來提升消費者對於日常用品中戴奧辛的警覺性。

☐ 確保家庭成員與電磁場有一個「安全」距離，同時以無電磁場的電器來取代。

☐ 假如要保證安全的話，讓你家接受氡、石綿、電磁場或甲醛檢測。

食物及飲料認知測驗

1. （　）將市售蔬果的表皮去除，＿＿＿。
   (A)只可以去除某些表面農藥殘留物。
   (B)可以去除蔬果所有的農藥殘留物。
   (C)可以去除所有的表面農藥殘留物，但是水果內部的任何殘留物則否。

2. （　）苯菌靈（Benomyl）是一種可能使人類致癌的殺菌劑（但是無法以食品藥物管理局的例行性檢測方法偵測出來），在美國被用在＿＿＿種食用作物上。
   (A)八。
   (B)三十一。
   (C)四十三。

3. （　）一九八三～一九八五年間，從美國進口的一百七十億磅香蕉中，食品藥物管理局總計檢測過＿＿＿個樣品。
   (A)一千零五十。
   (B)一百三十九。
   (C)十。

4. （　）「瓶裝水」的合法來源是＿＿＿。
   (A)自來水。
   (B)泉水。
   (C)井水。
   (D)以上皆是。

5. （　）印製在標示上的「天然的」字眼，其法律意義為＿＿＿。

(A)無意義。

(B)在產品中僅使用天然的成份。

(C)在產品中僅使用有機的成份。

6. (　) 百分之＿＿的家禽，百分之九十的豬和小牛，以及百分之六十的牛（不包括有機飼養場），皆被餵食抗生素。
   (A)八十。
   (B)九十五。
   (C)一百。

7. (　) 在美國，相信每年發生將近＿＿個沙門氏菌的病例。
   (A)五百。
   (B)二百萬。
   (C)十四萬。

食物及飲料認知測驗解答

1. 答案：(C)

去皮可以完全去除任何表面殘留物，然而，對於去除存在於水果或蔬菜內部的殘留物則無任何助益。

2. 答案：(C)

這種農藥的確值得關切，因為它是系統性的，這意味著它會進入水果內部（它不可能藉著清洗、沖洗或去皮而被去除）。此外，苯菌靈會引起先天缺陷，在動物實驗中亦顯示它會減少精子數目。

3. 答案：(B)

一九八三～一九八五年間，食品藥物管理局分析一百三十九個香蕉樣品，在這段期間，香蕉從五十個不同國家輸入美國，然而，其中有十個國家的香蕉，食品藥物管理局並未抽測。進口農產品的不完全取樣值得高度關切，因為進口農產品的農藥殘留量，經常是本地農產品的二倍之多，此外進口農產品可能在種植過程中使用了本國禁用的農藥。

4. 答案：(D)

法律規定，「瓶裝水」就是裝入瓶子中的水，沒有法令要求製造商應指明水的來源或是否經過處理。然而，假使製造商選擇印製出水的來源，例如：「泉水」，那麼這項資訊就被假設是真實的。瓶裝水上的標示若只寫著「飲用水」，可能就是經過氯處理過的自來水。

5. 答案：(A)

製造商很快地瞭解到，將產品標示「天然的」字眼是絕佳的行銷利器，然而，在產品上標示「天然的」字眼，在法律上是毫無意義的。

儘管一種產品宣稱是百分之百純天然，亦可能含有人工色素、甘味、防腐劑或其他合成的添加物。這種產品不應被視為有機的，有機食品會另外被標示。

6. 答案：(C)

經過食品藥物管理局認可使用於餵食動物的藥物，總計有超過一千種藥物及一千種化學物質。

7.答案：(B)

根據美國農業部報告指出，在美國，每賣出三隻雞就有一隻雞體內可能會有沙門氏菌。沙門氏菌最常發生於生肉、家禽、蛋、牛奶、魚及其加工製品，症狀（例如：發燒、頭痛、下痢、嘔吐）經常在二十四小時內出現，然而，許多人並不把他們的症狀與沙門氏菌聯想在一起，反而認為自己只是罹患了「感冒」而已。

第 四 章

我們真正食用及飲用的東西

我從雜貨店回到家，並將購物袋放在櫃臺上，我伸手入袋內，並為兩歲大的女兒取出她想看的東西。

「你看！琪莉！」我對她喊著。

當女兒看到我手裡拿的東西時，她開始高興地蹦蹦跳跳，並大喊：「哇！好棒！好棒！」

我的新褓姆用難以置信的眼光注視著我們兩個人，我兩歲大的女兒並不著迷於巧克力、冰淇淋或甜甜圈，而是著迷於胡蘿蔔汁——現榨的、有機的胡蘿蔔汁。

我的孩子們生下來並未具備有機的、健康自覺的味蕾。事實上，在我患病之前，我將兩位女兒歸類成「垃圾食品兒」是相當公平的，她們的基本飲食有熱狗、點心餅乾及加糖的麥片。我們家人的飲食習慣改變並非發生在剎那間，我們去除掉不健康的食品及以健康食品來取代是一種漸進的過程。

事實上，直到公園裡所舉行的鄰里家常晚餐之前，我們也沒有察覺到我們最終的轉變。當晚餐正式開動後，我們發現自己正驚訝地注視著熱狗、汽水、洋芋片及小糕餅。突然間，我們認清那頓晚餐為我們準備的部分，只有我們自己提供的健康食品（米菓及沙拉）而已。

更令人驚訝的是，我的女兒們竟然連一只小糕餅或一把洋芋片都不嚐，反而她們似乎嫌米菓及沙拉不夠。

沒有其他食物可以像這種「奇怪的食物」能夠如此滿足我的女兒們。因此有一位父親開始詢問我們有關我們的飲食習慣，他想知道只食用健康食品是否有困難。

我丈夫和我立即回答：「不，一點也不！」但是那時我也清楚地想起來，我們為達到這點所採取的步驟，也並不是這麼容易的。不久之前，我們家人也喜好牛排、法國油炸食品及汽水，同時，我的四層巧克力蛋糕、果仁巧克力小軟糕及入口即化的餅乾，還為我贏得了「甜點女王」的封號。我丈夫曾以一口氣吞食一整個草莓乳酪蛋糕而聞名；在聖誕節時，我兩歲大的長女，趁沒人注意的時候，吃完一整盒糖果，也因而變成了傳奇人物。

所以，回顧過去，我必須記得如何及為何我們最初開始在飲食上做某些改變。首先，在實施過程中，我們閱讀由威廉‧道非（William Duffy）所著的《糖果的憂鬱》（Sugar Blues），瞭解有關糖的種種之後，我想到糖果是我們舊飲食習慣中第一種要改掉的習慣；同時另外幾本有關黴

菌的書，皆強調糖是如何強化這種慢性健康病況。其次，如果在診所進行解毒治療過程中，我仍食用噴灑過無數種化學物質的蔬果，則整個治療無疑是毫無意義，所以我們開始只食用有機農產品，同時我也逐漸擔心存在於肉類及家禽中的生長激素、荷爾蒙及抗生素。自從我瞭解抗生素會讓黴菌變糟，我尤其關心它們，這些事實及關切，促使我們開始只食用天然肉類及家禽（未經餵食荷爾蒙或抗生素的動物）。

在此期間，我的針灸醫師的太太（她也是一位針灸醫師）建議我吃一種長壽食物，為瞭解更多這種飲食，我閱讀由米契兒・庫希（Michio Kushi）所著的《長壽之道》（The Macrobiotic Way），該書包括正在治療癌症的病患，在進行這種飲食之後所發表的不同現身說法，令我印象相當深刻，因為該書對於這種飲食如何能夠成為自我治療的工具，提供了相當令人信服的成功案例。

但是這種飲食包含許多以前我從來不曾聽過的奇怪食物，例如不同的海草：紅藻、海苔、海帶羊栖菜及昆布。該書也描述一種稱作葛的根、一種視為芝麻鹽的佐料以及稱作梅子李的（與我曾聽過的任何李子不同）的李子，簡單來說，這種飲食似乎太古怪而難以實施。此外，當我仍因病得太重而無法親自烹飪或購物時，我不得不承認應該請求我可憐的雙親（已經奔波於特殊市場來為我們購買有機農產品及天然的肉類及家禽），向長壽食物烹飪班報名。但是，回顧當時，我相信長壽的種子在閱讀該書後已經深入我心。

七個月後，我感覺體力很好，可以烹飪及購物；再者，自從我在解毒診所的第一天起，我已經戲劇化地有了進展；同時，我期盼我們新的無毒的家（我們已經約在一個月前遷入），可以協助我重獲健康，甚至有更佳的健康狀況。

然而，我仍罹患無數種醫療問題，許多問題與我的消化系統有關。例

如，當人們詢問我何種食物會使我產生不利的反應時，我會告訴他們，指出我能吃的食物比那些我不能吃的食物（因為後者有較長的名單），對我而言是較容易的。

再次的，我發現自己正在考慮一種長壽的飲食。這次，我閱讀一本看來似乎不會太怪異的食譜或難以施行的書。在看完由克莉斯汀娜‧透那（Kristina Turner）所著作的《自我治療烹飪食譜》（The Self-Healing Cookbook）之後，我決定嘗試看看。我打電話給一家長壽食物餐廳，並與長壽食物顧問安排了一次諮詢時間。

在二個小時的諮詢時間內，我丈夫和我取得一份極具教育意義的整體概念及建議，瞭解如何配合我們自己的特殊健康條件而修正這種飲食。最好的是，在諮詢尾聲，這位顧問帶領我們前往餐廳的販售部門，並為我們展示這種飲食中每一種奇怪的食物到底是什麼模樣。我們受到鼓勵報名參加了長壽食物烹飪班，但是我尚未感覺到有足夠的健康來進行這種活動（單獨參加諮詢，對我而言是有困難的，因為我當時仍感到疲倦，所以很容易就退縮）。這位顧問於是介紹一位名叫雪莉的長壽食物廚師給我們，她同意來我們家為我們教學、展示及烹飪。

雪莉不僅為我上第一次的長壽食物烹飪課程（其中有好幾次當我感到不舒服時，我就必須坐在沙發上來學習），而且她也為我們添購了快鍋、竹墊及食物處理機等準備長壽食物所常用的用具。簡言之，她使我踏出了第一步。

幾乎就在立即開始長壽飲食之後，我開始經歷了正面的健康結果，最重要的改變就是我所擁有的體能。想到我過去十四個月期間是何等虛弱及疲倦，這種新的體能尤其令人驚訝。

當我書寫至此，我已經實施長壽飲食有一年多之久，有趣的是，我發現到我現在的體能狀況，甚至比患病前還要好，這真是使醫師們困

惑，因為我去年被診斷出罹患了甲狀腺機能減退，而疲勞經常是這種病的主要症狀。然而，儘管我選擇不接受任何的甲狀腺藥物治療，我仍精神飽滿（並且沒有症狀）。此外，假如有人現在問我什麼食物會引起我的不利反應，我可以很快地回答，因為這份名單已經戲劇化地減少了。

毫無疑問的，我個人飲食習慣的改變，起初是受到我渴望痊癒的決心所激發，即使我在生活型態上做了許多改變，惟在我真的覺得那種食物，可能也是一種毒性污染的來源之前，我曾耗費了一段時間。但是當我讀書，同時逐漸愈來愈有活力，我對此變得更有信心，就是這種信念，激勵我及家人一起配合進行飲食習慣的改變。

我確定大多數的朋友可能認為，是我迫使女兒接受這種新的飲食方式，但是我丈夫的新飲食習慣卻說服了他們。在瞭解我的健康狀況後，他們能夠明白為什麼我必須要吃得與眾不同；但是，我丈夫並未生病，並且我不需要為他準備食物，再者，沒有任何理由可以使他拒絕，在辦公室接受款待或吃販賣機的點心，我的朋友被激起興趣想瞭解，為何我丈夫要選擇這種奇怪的用餐方式。

他的答案非常簡單，就像我女兒和我自己一樣，他感覺好太多了，他的睡眠減少，而且不常感冒（即使感冒，通常一天內就會痊癒），同時，他已經真的在享受這種食物了。

儘管我們對於新的飲食方式極度狂熱，但我不會低估這項偉大的挑戰——那就是促使他人考慮改變他們的飲食習慣。首先，大多數的人並不想知道他們的食物會如何傷害他們，畢竟，他們享受他們的食物，感覺還不錯，同時盲目地相信美式飲食毫無疑問是安全的。

然而，當規劃我們孩子的三餐時，只依賴盲目的信心是不太公平的，當為孩子們做選擇時，我相信大多數的父母們會同意，疏忽並不是一種好的指引方針。

即使我在第二章中討論過農產品的農藥，但我還想涵蓋更多的細節來討論食物及飲料，因為我現在視兩者為許多毒物的其他來源，我期盼父母們能在子女的（以及自己的）生活中減少毒物的來源。我瞭解當聽到毒物的字眼時，大多數的人不會想到食物；同樣的，我認為用這種方式來思索食物是令人害怕的。我們沒有人喜歡想到，我們所食用及飲用的東西，會對我們子女或我們自己有毒的事實。

有關我們所食用的食物事實真相，是那麼令人震驚及具有壓倒性，但我相信假如我排除該章中有關我們生活的毒物，那我就有些疏忽了。因為我的目標並非使任何人對食物覺得噁心或倒胃口，所以我遺漏了許多過於寫實的細節及描述；畢竟，我的目標是提醒大家，父母們一定要具備有關食物的正確資訊。我鼓勵大家細想我在本書中所提及的事實，並歡迎各位向這些新觀念挑戰；但同時，請不要因為貪嘴及美食的誘惑，而猶疑家人的飲食習慣是否可能真的需要改善。

問題剖析

當我們剖析今日典型的美式飲食時，我記得祖父母們的飲食之所以與我們大不相同，只因為食物本身大不相同。在二次大戰之前，每個人都吃有機食物，家禽及家畜並未被餵食抗生素；直到二次大戰後，抗生素才開始被應用，農藥才使用在農作物上。沒有「現代化」，食物就不會經過處理，且熱帶水果仍待在熱帶區域，人們平日三餐總是包含符合時令及當地栽種的農作物。

相反的，今天在超市所發現大部分的食物，都已經過處理，同時包含有人工甘味、色素及一長串大多數消費者不知如何讀起的成份，更遑論這些食物對於他們的健康是否有不利的影響。

今日典型的美式飲食最迫切的問題，就是這種飲食方式對我們及子女

的健康長期性的影響。顯然的，沒有人會在速食餐廳食用一個漢堡，或一根非有機性的胡蘿蔔後而立即倒斃——有關我們所食用東西的問題，整體而言，並非立即性的因果關係。不幸的是，這會使人們較易忽視與典型的美式飲食有關的許多問題。

食品業也使我們易於相信我們的飲食沒有問題，業者在媒體活動造勢上耗費了令人不可思議的大量時間及金錢，來使消費者確信，並讓他們覺得所吃的東西還不錯。這種活動明顯的是有效的，因為超市擁有大量的顧客，顧客並確信自己所購買的食物是良好、健康的。假如人們真的發現食品業的某些事實，可能會開始失去那種信心。

食品業

當我為本章彙整資料時，我逐漸關切許多人可能不相信的事實，因此，我決定最重要的是提供有關大型食品業的某些背景資料。

例如：總是有一些令人印象深刻的資訊來源，被用來舉證及駁斥任何有關食品安全的問題，然而，有關來源的背景資料經常是被忽略掉的。一項非常具有權威的來源——國家科學研究院的食品保護委員會，其實是由商業化實驗室、化學公司及包裝公司共同組成的獨立經費補助的單位。營養基金會是另一家具權威的機構，委員會成員均來自於下列公司：美國糖業公司、可口可樂公司、康寶濃湯公司及將軍製粉廠等。

強大的食品業還有其他頗具影響力的成員，例如：美國肉品研究所、國家家畜及肉類董事會、美國奶品協會、國家奶品委員會、穀類研究所及糖研究基金公司等，上述這些國立團體都擁有大量經費及遊說議員的力量。他們具有權威及堂皇的頭銜是自己封的，然而，只要使用如「委員會」及「研究所」的字眼，就可以有效的將這些團體塑造成大公無私

的形象。

例如：大多數的人（包括我自己在內），也許不知道每一位小學生對四種基本食品的概念，是由國家蛋類董事會、國家奶品委員會與國家家畜及肉類董事會共同贊助而開始推展。我曾被告知在以上食品銷售時，這些董事會及委員會成員也是同時獲利的一群人。

不可否認的，食品業的主要目的在於獲利，而非使消費者攝取良好的營養。事實上，平均而言，花費在處理食物的每一塊錢中，就有六分錢用來購買廣告，像將軍食品公司一年花費在廣告上的費用，將近三億四千萬美元。此外，排名前五十名的食品公司控制了電視上百分之九十的廣告，其中幾乎有半數商品是屬於穀類、糖果及口香糖。（你能想像一位有機農夫為一種商品而爭取廣播時間，而廣告一種未經處理的、天然的、有機的桃子嗎？）

這些大眾媒體廣告影響我們對於食物的概念，例如：有如此多事實上並不熟悉營養的美國人，相信牛奶是一種鈣的豐富來源，然而大多數人可能會驚訝於瞭解他們之所以知道這種事實，只因為奶品工業告訴他們這些事情。由美國奶品協會所做的研究顯示，一位農夫每投資十五分錢在廣告上，就會產生一‧六八美元的回收，可見牛奶商品廣告並非公益廣告。

不幸的是，國家奶品委員會忽視將有關鈣的相關資料，納入它的媒體活動中，這並不令人驚訝，因為這項資料幾乎不能增加牛奶銷售量。例如：該委員會沒有告知消費者有關牛奶中像磷這種礦物質成分，會在腸道中與鈣結合，並會抑制鈣的吸收。牛奶中的磷含量相當高，而母奶中的磷卻非常低，雖然在一夸脫的牛奶中含有一千二百毫克的鈣，相較於一夸脫母奶中只有三百毫克，但餵母奶的嬰兒會獲得更多的鈣，因為在牛奶中磷會抑制鈣的吸收。

此外，國家奶品委員會建議每天攝取一千二百毫克的鈣以預防骨質疏鬆症，主張缺乏鈣會引發這種病。然而，有證據駁斥這種說法，非洲班圖族的婦女每天僅攝取三百五十毫克鈣，並且平均懷孕九個小孩，每個小孩均餵食母奶二年，結果她們幾乎不曾跌斷骨頭或甚至脫落一顆牙齒。面對這種資料，奶品工業還擊說，遺傳是主要原因，然而研究顯示，當班圖族婦女生活於美國，同時消費標準的美式飲食，她們就如同她們的美國鄰居一樣，有相同的骨質疏鬆症罹患率。

大多數的美國人為了預防骨質疏鬆症而繼續飲用大量牛奶，然而，許多研究現在顯示，鈣不僅不能預防骨質疏鬆症，而且高蛋白質飲食（牛奶含有高蛋白質）反而會引起這種病。例如，愛斯基摩人食用高蛋白質飲食，並且每天攝取超過二千毫克的鈣（來自於魚骨），卻是罹患率最高的族群之一。

牛奶＼鈣的媒體活動，只是強勢食品業所贊助的許多媒體活動中的一項而已，食品業所提供的資料（或選擇不提供）經常未引起爭論。因此，一般美國人自然相信自己所吃所喝的東西都是安全無虞的。

家庭醫師經常強調我們食用的食物是安全的信念，因為他們可能也吃同樣的飲食，然而，值得重視的是，在醫學院的四年期間，一般醫師僅接受將近三個小時的營養訓練，許多醫師可能也會被工業媒體活動所影響，就在好幾十年前，醫師甚至還建議病患以抽煙來做為治療社會焦慮的一種方法。

牛肉、家禽及豬肉裡到底有什麼東西

肉類及家禽工業是一種非常具競爭性的行業，因此，我們不應該驚訝

得知荷爾蒙、藥物及廉價飼料，已例行性地被用來幫助動物增重或是遮掩病徵。畢竟，給動物注射荷爾蒙及藥物，並餵食牠們廉價的食物，可在較短的時間裡獲取最佳利益。這些事實對於肉類及家禽工業極有利，因為它們並非是消費者所關注的重點。

荷爾蒙生長激素

荷爾蒙是動物的腺體自然分泌的物質（包括人類），僅需要非常微量即可控制全部的內分泌及生殖系統。然而，額外的生長荷爾蒙若規律地注射於動物，可用來引發或延緩生殖力或用來增加胎數。例如：當母豬懷孕時，牠可能會被注射黃體激素或類固醇，以增加一胎小豬的數量。

當動物被給予生長荷爾蒙而增加一胎的數目及動物的大小時，關切的焦點應在於這些生長激素會如何影響，最後將它們吃進肚子裡的人們。根據一位住在波多黎各的卡門・桑尼斯醫師指出，這種影響是相當令人震驚的。

當桑尼斯醫師看到很多過早進入青春期的兒童時，開始變得憂心忡忡，她所治療的某些兒童只有四或五歲而已，卻擁有腫脹或幾乎完全發育的胸部，事實上，有一位五歲大的小病人甚至有恥毛出現，以及來自於發育完全的子宮的陰道流血。桑尼斯醫師懷疑這些幼童，事實上已經被某種動情激素所感染，然而，當詳細的病史顯示，這些幼童不曾使用任何藥物治療，或食用含有動情激素的乳酪等可能性時，她又變得迷惑了。

在一九八二年二月，桑尼斯醫師在波多黎各醫學協會期刊中發表，她對這種早熟青春期爆發所做的解釋。她敘述任何神經學或其他腎上腺病變，已經被排除為引發症的可能性，桑尼斯醫師陳述，她相信過於早熟的青春期是因為食用當地出產的牛奶、家禽及牛肉的結果。明確的，他

們的症狀是來自於注射在動物身上的生長荷爾蒙及他們所攝食的動物產品所致。桑尼斯醫師証明這些兒童停止食用牛奶、家禽及牛肉時，大多數人的症狀通常會恢復正常。

早熟的性發育是由於在肉類及家禽中的生長荷爾蒙引發的現象，雖然在波多黎各可能比在美國要更普遍（部分因為對於有多少的荷爾蒙劑量，可以用來餵食家禽的法規，在那兒並未強制執行），但美國醫師也發現一些美國的兒童較早進入青春期。同理，在英國醫學期刊中亦提及，在肉中的微量荷爾蒙是使英國女孩性成熟至少要比過去提早三年的原因。

一種特殊施用於家畜的荷爾蒙——DES（二乙基已烯雌酚），曾經引起多年來相當大的關切，許多人可能已經熟悉了 DES。因為它業經證實與一種罕見的子宮頸癌有關，此病患者係因母親使用合成荷爾蒙，而產下患有此種癌症的女兒，所以它已經得到媒體廣泛的報導。DES 被規律性的餵食給家畜。因為它可使動物產生更多的脂肪及體重（同時因此而獲利更多）。然而，與 DES 接觸的人已經注意到這種荷爾蒙某些非常明確的危害。

例如：在吸入 DES 粉塵之後，牧場工人經歷了不孕症、睪丸萎縮及聲音改變，這種荷爾蒙也與乳癌、纖維瘤及白血病有關。此外，國家癌症研究所的研究人員陳述，在四分之一磅的牛肉肝臟裡，只有一分子的 DES 就足夠觸發癌症。

經過冗長的政治性辯論之後，DES 終於被宣告非法禁用，然而，就在這項裁決數年之後，食品藥物管理局仍發現有將近五十萬頭牛經非法移植 DES。事實上，根據《新美洲的飲食》（Diet for a New America）作者約翰・羅賓斯（John Robbins）指出，今天 DES 仍可在肉類中發現；再者，他宣稱那些不使用 DES 的牧場工人，僅是以這種荷爾蒙來交換現在市售的另外一種性荷爾蒙，如：Steer-oid、Ralgo、Compudose 及 Synovexmany。許多這種荷爾蒙包含與DES相同的物質，羅賓斯聲稱在國內性荷爾蒙實際上被使用於每一座農場中。

全世界對於這些荷爾蒙的關切並不一致，例如：在歐洲，生長荷爾蒙被認為對於食用這些肉類的人具有不利的健康影響，故歐洲經濟共同體（EEC）在一九八四年公告有十一個大型的肉品生產者，經由共同市場不適當的輸出他們的產品；然而，美國仍然允許這些公司在國內販售他們的肉品。

藥物

家畜每年食用的抗生素超過五百六十七萬公斤，這是從二十年前至今的增加量。盤尼西林及四環素是兩種最常被使用在家禽及家畜的抗生素。

重複食用曾經被餵食抗生素的動物肉類，會不知不覺地引起個體對於抗生素產生過敏。過敏症年報公布一個病例，有一位十四歲女孩在食用牛肉後，在四種不同情況下罹患過敏症。當這女孩經過檢驗時，發現她並非對牛肉過敏，而是對一種抗生素——鏈黴素過敏，她的醫師所下結論是，這位女孩會對肉中的鏈黴素產生反應。

其他值得注意的是，有毒的細菌會對抗生素產生免疫力，這種抵抗力轉變為細菌特別的的染色體遺傳物質內的密碼，可以輕易地從一個細菌轉移到其他細菌。因此，當動物攝食低濃度的抗生素時，許多具抵抗力的細菌會以正常的群體增殖；然後，這些對抗生素具抵抗力的生物，最後會轉移到食用肉類或家禽的人類身上。一旦進入人體，這些具抵抗力的細菌會移植到人體內部，或將其有抗生素抵抗力的基因，傳遞給其他居住於人體內部的細菌。有關具抵抗力的細菌從動物轉移到人類的主要重點在於，目前為人類所使用的藥物，當某一天在面臨生命威脅的情況

下，可能會因此完全失敗。

　　動物被餵食抗生素的其中一個理由，是因為今天大多數農場都是相當擁擠或環境不良，以至於有許多動物生病。更有可能的是，在你盤中的牛排、火腿或雞肉，當初終其一生都不是一隻能自由自在生活於家庭農場的快樂動物；反之，牠們終其一生的生活環境，也許和原本在大自然的生活環境有天壤之別。

　　例如目前飼養的雞，從未見過陽光或呼吸到新鮮的空氣，牠終其一生與另外四隻雞，生活在一個十二平方英吋大的雞籠裡，並放置在一間沒有窗戶、完全由電腦控制的倉庫中。毫不意外的，這種情況不會產生健康的雞隻，家禽在不健康的情況下，農夫及牧場工人只能更加依賴藥物，來確保他們的動物不會在屠宰期前全部死亡。

　　豬也是被規律性餵食抗生素及磺胺藥劑，使牠們得以存活。現代化的圍繞式豬舍使用大量的氨，來遮蔽可怕、擁擠的環境所引起的臭味。這種氨於是日夜被豬吸入，並進入肺部，據估計，有超過百分之八十的豬在屠宰期之前即罹患肺炎。

　　牛隻被運送的過程也助長抗生素的被使用，研訂於一九〇六年的聯邦法律，是在卡車發明之前，因此僅規定在何種情況下可以運送牛隻，而沒有關於卡車運送的明文規定。因此，牧場工人可以只藉由卡車來運送牛隻以避免這些聯邦限制。

　　因為沒有可適用於卡車的明文規定，所以卡車內部的情況是相當惡劣的。卡車內部的溫度不是酷熱就是冰冷（隨每年季節而變），也沒有通風設備。事實上，情況糟糕到就連牧牛人也習慣性預期某些動物在運送時會死亡，以便將這些死牛做為運送費用的一部分。這些死牛大多數是死於「運送熱病」這類型的肺炎。

　　由於家禽保育研究所指出，運送熱病的結果使得牧場工人須花費比任

何其他動物疾病更多的錢，於是助長家畜生產者更加依賴，所謂的氯黴素抗生素以防止它發生。

然而，食品藥物管理局嚴重關切氯黴素，因為它使得少數卻又不容忽視的人，引起一種名為發育不全貧血症的致命性血液疾病，對某些人僅需微量即可引發這種疾病。根據一位服務於人類食品安全部門的食品藥物管理局獸醫約瑟夫・史班尼博士指出，只要三十二毫克的氯黴素就能致人於死，這個量相當於四分之一磅的肉中殘留總量 8ppm。目前已經發現，氯黴素處理過的某些市售牛肉中的殘留總量，是上述數字的一百倍。

動物飼料

除了抗生素被加入動物飲食中外，有機氯農藥也發現於飼料之中。這些農藥會以極高濃度累積於動物脂肪中，根據美國主計處指出，在生肉中可能留有一百四十三種藥物及農藥的殘留物，其中的四十二種已知會引起或疑似引起癌症，二十種會引起先天缺陷，六種會引發突變。

要明瞭為何農藥在動物產品中會如此普遍，必須要注意農藥如何在食物鏈中經過生物累積。許多人可能會訝異地瞭解到，有二分之一在世界各地所捕捉到的魚，結果成為家畜的飼料。有關這部分的問題是，魚會從牠們游泳的污染水域中（在北美洲的海洋中發現有超過一億一千萬磅的滴滴涕），吸收大量的毒性化學物質。環保署估計，魚類累積多氯聯苯濃度，比牠們所生活的水中濃度要高達九百萬倍。

此外，魚類有一個很長的食物鏈，當一隻大魚吃了許多小魚時，大魚會累積小魚所累積的毒物總量，這種過程會一直往食物鏈的上層持續進行。牛、雞或豬食用由魚肉所製成的飼料，會接收所有累積於魚類食物鏈中的農藥。這些毒性化學物質將傳遞給最終食用肉類、家禽或牛肉的

人類。

　　動物也暴露於可經由牠們的皮膚吸收的毒性化學物質中，這些毒物是用來殺死，不衛生環境下所繁衍出的寄生蟲。像毒殺芬是一種有機氯碳氫化合物，與滴滴涕屬同一家族的成員，僅需微量即可使測試動物觸發癌症及先天缺陷。在其他的測試中，確定只要有幾個 ppt 的毒殺芬，就會瓦解魚類的生殖功能，使魚的脊骨轉變成白粉。然而儘管如此，毒殺芬還是每天被供應給動物。

　　當考慮到我們是位於食物鏈的頂端，毒物在食物鏈中往上層經生物累積的方式，就值得特別關切。根據環保署報告指出，肉類是大部分人類飲食中的主要農藥殘留來源。事實上，肉類所含的農藥殘留，比水果及蔬菜的殘留要高出十四倍之多。

　　然而，農藥及抗生素並非是污染家畜及家禽的唯一東西，動物飼料可能也摻有含氨的鋸屑、由有毒墨汁製造的報紙、由毒性的砷所製造的硝基呋喃（從一九五〇年起就餵給家禽吃），同時在動物飼料中，也定期被發現含有處理過的廢水中的任何東西、水泥、粉塵、硬紙板片、獸脂及油脂。

　　在經過一段時間後，我的腦海中才開始有這樣的觀念，那就是當我食用肉類、家禽或豬肉時，我也同時吃進了動物曾經食用的所有東西。在認清這個事實後，我選擇放棄食用，即使是「天然的」家禽——未曾餵食過生長荷爾蒙或抗生素的家禽。現在，在偶而的機會下，當我真的要購買雞的時候，我只買有機的雞——不曾食用荷爾蒙或抗生素及僅食用有機飼料的雞。

檢查

除了以上所提的問題之外，尚有其他肉類及家禽產品可能也會影響我們的健康問題。消費者可能會假設不健康的肉品或雞不會在食品雜貨店中出現，因為牠們沒有通過政府的檢查。然而，應該注意的是美國農業部（USDA）檢查程序建立於一九○六年，遠在現代肉品戲劇性增加產量之前。

今天，一位檢查員形式化地只被允許約三秒鐘來注視一具屠體，美國農業部在每二十五萬具屠宰動物中，僅抽測一具屠體檢查毒性殘留。同時，這種抽測只能偵測出，已知存在於肉類中少於百分之十的毒性化學物質。即使有害濃度被測試出來，肉品或家禽業者的回答也往往是：「不要刻意嚇唬大眾。」在一九七九年，當端圖伍農場雞體內的多氯聯苯含量，高到以至於有將近三百萬個蛋及家禽產品必須被銷毀時，業者就是這種回應。根據一位在農藥界被公認的權威人士路易士‧瑞金斯坦指出，偵測出這種濃度是相當不尋常的，因為大多數的多氯聯苯污染案例，幾乎都偵測不出或未經公布。

檢查準則可能也會使消費大眾感到驚訝，美國農業部在一九七○年放寬雞隻檢查的尺度，因為有將近百分之九十的雞隻感染了一種家畜白血病毒——一種專屬雞的病毒性絕症。為協助業者補償這種「經濟性困境」，「假如牠們看起來不會太不健康的話」，則同意讓雞上市，腫瘤會被「切除」，所以雞是以身體部分來出售的。為期使病雞看起來讓我們更有食慾，某些飼料含有人造色素來給予雞隻一種「看似健康的」膚色。

除了大量受家畜白血病感染的雞隻通過了檢查之外。根據《新聞週刊》

登載的一篇文章指出，世界各國有超過三分之一的雞隻體內有沙門氏菌感染，沙門氏菌中毒，往往令人誤以為是流行性感冒，因為其症狀類似，都是抽筋、痢疾及嘔吐。

食品添加物

添加物之所以使用於食物上，是因為它可以幫助調理或改善食物的「品質」，常用的添加物包括：營養劑、防腐劑、人造色素及甘味、抗氧化劑、乳化劑、安定劑及增稠劑。根據《變遷中的美式飲食》（The Changing American Diet）一書作者萊提亞・伯魯斯特（Letitia Brewster）及麥可・傑考伯森（Michael Jacobson）所言，美國人現在到底攝取多少磅的食品添加物仍無法確認。

食品業者說食品添加物是完全無害的，然而，政府抽測食品添加物時，從未提及添加物對於行為、學習障礙或過敏方面有不利的影響。同樣的，添加物的協力效應也並未經整體考量及檢測。

但是，食品添加物的協力效應，在營養調查研究所主導的一項研究中，是相當重要的。在這項調查研究中，給予老鼠三種常用的添加物（環磺酸鈉、柑橘紅色 2 號及聚乙烯硬脂酸鹽）的三種組合。僅餵食老鼠三種添加物其中之一時，並無值得注意的影響；當給予柑橘紅色 2 號及環磺酸鈉時，老鼠停止生長，罹患痢疾並脫毛；當餵食所有的三種添加物時，老鼠會經歷快速的體重減輕，同時會在二週內死亡。

幼童可能更容易受到食品添加物的不利影響，因為他們的解毒系統不如成人的有效，同時他們的腦部及中樞神經系統仍在發育中。多項發表在醫學期刊上的研究報告指出，添加物麩胺酸鈉（MSG）會在某些兒童身上引起癲癇發作。

　　人工色素是另一種型態的添加物，也是值得關心的物質，因為人工色素自從一九四〇年以來增加了十一倍之多。色素常加入食物中使得食物看起來更誘人，然有超過百分之九十使用於食物中的色素都是合成的，且經常是煤焦油的衍生物。典型添加人工色素的食物包括：甘薯、馬鈴薯、甜酒櫻桃、冰淇淋、糖果、蛋糕、糖霜及餡、奶油、人造奶油、乳酪、大香腸、熱狗、清涼飲料及橙。

　　一種常用的人工色素是柑橘紅色 2 號。佛羅里達的橙栽培者，從十月到十二月使用柑橘紅色 2 號，將綠色及遍體斑點的棕橙染成明亮的橙色，然而，許多卓越的食品專家相信，柑橘紅色 2 號可能是一種致癌物質。事實上，在一九六九年糧食及農業組織／世界衛生組織（FAO/WHO）專家委員會，就建議柑橘紅色 2 號不該再用來做食品色素，至少有十一個州（加上加拿大）已經禁止人工染色橙的販賣。在某些州購買以柑橘紅色 2 號染色的橙，食品雜貨店必須張貼標示，表明這些橙已經被人工染色過，然而很少有商店遵守這個規定，因為要實際執行是不可能的。

　　橙的染色給予我九歲大的姪兒相當深刻的印象，過去我姪兒都避免給予有機食品任何正面的肯定，以免可能在無意中影響到他食用甜甜圈及餅乾的習慣。他對於非有機性食物的喜好，持續到他發現有關這些橙時為止。

　　有一天傍晚，我頑皮地將兩個橙放在他的面前，並且說道：「大衛，你是否能在這兩個橙間挑選出哪一個是剛成熟、從樹上摘下的？這個剛從樹上摘下的綠色的橙和這個染色的橙，你比較喜歡吃哪一個？」

　　毫不遲疑的，我的姪兒說他要那個未經染色的橙。

　　「但是，大衛，」我緩緩說道：「那意味著你偏好有機性的橙……。」

　　在瞭解到他所做的選擇，他覺得心安，並微笑著。在同時，他的臉上

浮現出一種關於他對食物嗜好的新認知及關切。

其他的食品色素也已經在動物研究中被證實是致癌物質，此外，在食物中的人工色素會觸發某些兒童過度活動及行為不安。

根據一本暢銷書《一個小行星的飲食》（Diet for a Small Planet）的作者法蘭西斯・摩耳・萊普（Frances Moore Lappe）指出，人們應該避免食用含有下列人工色素的食物：藍色 1 號、藍色 2 號、綠色 3 號（主要發現於飲料及糖果中）、紅色 3 號（主要發現於櫻桃、糖果及烘烤食物中）、紅色 40 號（主要用於蘇打、糖果、香腸及凝膠點心）、黃色 5 號（主要用於糖果、烘烤食物及凝膠點心）、橙色 B（用於熱狗）及柑橘紅色 2 號（用於某些佛羅里達橙的表皮）。

一位著名的食品添加物專家兼作家碧耶翠斯・漢特亦指出，食物染料對於幼童特別危險，因為許多染料明顯地很容易穿透血液——腦部的屏障。留意到這些染料差勁的安全紀錄，她下個結論說它們應該被禁用（染料已經在一種暫時性、臨時性的基礎下發展數十年，被允許使用在食品、藥物及化粧品等行業上）。

除了染料之外，下列添加物也應該避免：溴化植物油（BVO＼發現於清涼飲料中）、丁基羥基甲苯（BHT＼主要發現於穀類、口香糖及洋芋片中）、亞硝酸鈉及硝酸鈉（主要發現於醃燻豬肉、火腿、熱狗、午餐肉類及燻魚中）、糖精（用來甜化飲食產品）、丁基羥基甲醚（BHA＼發現於穀類、口香糖及洋芋片中）、麩胺酸鈉（用來加強海鮮、家禽、乳酪及醬油的甘味），以及天門冬氨醯苯丙氨酸甲酯（Nutrasweet＼用來甜化飲食產品）。

並非所有添加物都是有害的，下列添加物即是通過安全測試的範例：洋菜、糊精、卵磷脂、抗壞血酸、香草醛、水解植物性蛋白（HVP）及果膠。

　　除了色素以外，有超過一千五百種的甘味，是用來使得加工食品嘗起來像天然食品一樣。這些甘味衍生於石化製品，如國際香料及芳香公司每年引進超過兩千種新香料，這些添加物經常只在標示上列出「人工香料」或「仿造香料」。如同使用人工色素，人工香料會使得對石化製品衍生物過敏的個體引發不利反應，人工香料也會引起某些兒童產生過度反常的行為。

　　再者，「意外的」添加物（並非預定的添加物），會從不同的來源變成我們食物的一部分，例如：農藥、荷爾蒙、來自潔白過程的氯、汽油及溶劑殘留、來自於塑膠包裝的聚合物及鉛罐頭。鉛焊接的罐頭會以百分之二百～三百的鉛增加量，滲漏入罐裝食物中，儲存在罐頭中的食物在開罐之後，鉛濃度甚至會增加更多，對酸性食物及水果來說，情況更為嚴重。

　　糖是另外一種添加物，它是美式飲食中的主要部分。請記住，糖有許多別名，例如：澱粉、葡萄糖，上述各種名稱如同糖一樣，會對人體產生負面影響。

　　關於糖，大多數人已承認它會引起兒童蛀牙，同時會促使其過程活動（糖分過高）。較不為人所知的事實是：有一種單醣，在沒有其他營養物的幫助下，無法被人體所消化，為了消化糖，人體必須依賴來自於其他食物的營養、血液中的營養甚至保存在骨頭中的營養，持續性對糖的消耗會導致持續性營養的用盡。

　　維他命 B 對於許多人體功能是相當重要的，也是最常被耗盡的營養，諷刺的是，維他命 B 缺乏會引起對糖的渴求。

　　糖也會引起胰臟釋放胰島素來盡力與血液中突增的糖分戰鬥。然而，假如這種快速刺激發生的頻率太高，胰臟可能會開始過度反應（產生太多的胰島素），最後會喪失必須代謝糖分而釋出正確胰島素數量的能力。

　　糖分的吸收也會使得一個人更容易受到疾病的傷害，因為糖會抑制白血球細胞與細菌抗爭的能力，這個事實並不令我意外，我記得我丈夫總是正好在聖誕節前後生病，因為十月經常是個充滿無限量的糖果的月份。（我們現在已經慶祝過兩次沒有糖果的聖誕假期了，同時有趣的是，兩次假期經過期間，來自於我丈夫的擤鼻涕聲，也沒有像從前那麼多了。）

　　大多數人通常會接受糖可能是有害的說法，但問題是要人們認清糖並不只會出現於餅乾及蛋糕裡。許多父母小心地控制子女所吃的甜食量，但是卻往往忽視了存在於其他加工食品中的糖分，他們不知糖分甚至存在於調味品中，例如蕃茄醬及沙拉醬！

　　當我們開始閱讀標示，努力自覺地避免所有含糖食物時，我驚訝地發現，我必須將原本逛超級市場的快速步調，轉變為馬拉松式，將所有產品一罐接一罐、一包接一包的過濾，不使含糖的食品裝進我的購物推車中，而有些含糖食物正是我最喜愛的廠牌。

　　在瞭解有關糖及有勢力的食品業後，我有興趣閱讀刊登在全國性雜誌中的標題：「最新有關糖的聲明：它不會傷害你！」這篇文章真的陳述說，糖「不會觸發大病，只會引發肥胖者的疾病，同時不會使小朋友過度活動。」（然而，這篇文章確實承認糖會助長蛀牙，但是「不會比其他食物更有影響」。）這篇文章引述了曾領導食品藥物管理局的「糖類工作小組」醫師的總結——任何先前反對糖的指控都是錯誤的。

　　幾年前，我可能已經閱讀過這篇文章，然後一面盡情享受我的早餐——丹麥甜卷，而絲毫不覺得有什麼不對。然而，當我現在閱讀這篇文章時（並繼續吃我的有機全麥麥片），我不得不注意到這篇文章出現在十一月——剛好在感恩節前幾週，並且在聖誕更前幾週。對我而言，這些震撼全球的消息，會在每年的這個假期（塞滿糖果的假期）間發表，似乎不太可能是一種巧合。

　　儘管我必須承認我並沒有真正地瞭解或証明，但我開始思索這個工作小組的聲明，在假期盛宴對於增加販售糖果可能是一項聰明的促銷策略。就我所瞭解到有關食品業的種種，質疑當初是誰開始創設這個工作小組及其原因為何，似乎是相當合理的。當我回想我所閱讀過不同來源的資訊，與那些工作小組的發現有相當大的矛盾之處時，我的疑惑更加增強。當我一面快樂地繼續享用我的有機全麥麥片，一面沉浸於這些想法，我很高興地注意到，我現在會思考應用某些資訊，而不只是被動地相信我所閱讀到的東西。

　　許多人決定要以人工代糖來取代糖，殊不知人工代糖甚至會比糖引發更大的傷害，大部分的美國人現今正食用遠超過安全量的天門冬氨醯苯丙氨酸甲酯。當食品藥物管理局核准天門冬氨醯苯丙氨酸甲酯可在飲料中使用時，該局並不知道該物質已經被千百種食品所使用了。

　　天門冬氨醯苯丙氨酸甲酯是值得關切的，因為它會藉增減不同的神經傳導體的含量來影響腦部，根據華盛頓大學教授約翰‧歐尼博士所言，一位每天飲用許多含有該種物質汽水的幼童，其體內的這種添加物已可能足夠誘發腦部的障礙。然而，在與該物質未必有任何的關聯時，對於腦部的損害可能會在幾年後才出現。更令人害怕的是：當該物質與麩胺酸鈉結合時，會發生什麼後果──歐尼博士發現每一種添加物會互相增強，增進神經興奮的總體程度。

　　除了天門冬氨醯苯丙氨酸甲酯外，其他代糖還包括：果糖、蜂蜜及楓糖（編按：自楓樹萃取的糖漿，最大產地在加拿大），然而，也有人關切這些替代品。儘管果糖經常在健康食品店中被發現，基本上它仍不比糖要健康，雖然它比較易於代謝，但仍含有高濃度的玉米糖漿在內，也就是含有百分之五十的糖分；一般而言，蜂蜜並未被殺蟲劑所污染，因為受到暴露的蜜蜂不會將它帶回蜂巢中，但是它主要包含有果糖及葡萄糖；

雖然糖是來自於未以肥料或農藥栽種的樹液，但甲醛藥丸仍往往被合法地塞入楓樹內以增加樹液的流量。沒有法律要求製造商在產品標示上，應告知消費者這種實際狀況。

牛奶

假如你想要驚嚇某些人的話，只要告訴他們你已經把奶品從子女的飲食中取消。當我告訴別人我的家人都不再食用奶品時，就好像告訴他們我把美國國旗撕碎當抹布一樣。它似乎是不可能為美國人所質疑的觀念──有關牛奶的優點。我已經討論過奶品業曾使我們確信，牛奶的好處是何等的有效。

然而，自從我的家人和我決定放棄奶品之後，我的五位好友也決定放棄它們。就像我們一樣，他們每一個人曾經經歷過在他們健康上的顯著衝擊，特別是他們宣稱有較佳的消化、較少的鼻竇問題，並且有較健康的皮膚。然而，當我們注意到關於牛奶的某些問題時，這些轉變似乎並不怎麼令人驚訝。

其中一項關注的要點是，牛奶會引發某些乳糖不適應者（不能消化存在於牛奶中的糖、乳糖）產生症狀。在某些民族中，乳糖不適應者的人數之多，是相當令人吃驚的，例如：有百分之九十的菲律賓人及泰國人沒有適當的能力消化乳糖；亦有百分之八十五的日本人、百分之七十八的德系猶太人及百分之七十的美國黑人是乳糖不適應者。

然而，乳糖不適應者往往並不自覺，且因此不能瞭解喝牛奶是引起他們肚子問題的主因。在一項研究兒童定期反覆的腹痛（腹痛是兒童共同的病痛）中，有三分之一的兒童被診斷為乳糖不適應者。當牛奶及所有奶品從他們的飲食中去除後，他們的症狀都消失了。

乳糖不適應者可能並非是唯一被牛奶及其他奶品所影響的人。牛奶含有來自於污染牛乳房及乳頭的糞便物中的細菌，且並非所有的細菌都可以利用消毒去除——儘管政府法令要求牛奶應是無菌的。此外，牛奶及奶品含有比農產品多五·五倍的農藥殘留（除非只餵食牛有機飼料）。

最近的研究也顯示，有很多我們飲用的牛奶含有微量的、頑強的、有害的藥物。在藥物成為牧場的一部分之前，一隻標準乳牛一年可以平均生產二千磅的牛奶；用藥之後，乳牛現在一年可以平均生產一萬四千磅牛奶。此外，某些乳牛一年平均可以生產二萬五千磅牛奶，而某些乳牛真的每年可以生產令人難以置信的五萬磅牛奶。

然而，要求乳牛生產大量的、過量的牛奶，會使得乳牛更容易患病。病牛被規律性地以抗生素及磺胺藥劑來治療，因為牧場主人不會讓他們的牛停止生產。令人關切的問題在於，假使人類重複暴露於乳品中的抗生素，他們可能會增強對抗生素的不適應性。假如這種情況發生，那麼在未來的緊急狀況時，給予這個人的抗生素可能會失效。

總之，今天的牛奶與我們的父母或祖父母們飲用的牛奶已大不相同，為爭論牛奶的優點而不承認這些事實似乎是粗心大意的——尤其是考量一般美國人所攝食的乳品量時。

水

大多數美國人在出國時會避免生飲自來水，但是許多人相信本國的水是十分安全的。不幸的是，這種假設不一定正確。我們今日的給水，含有在一九〇〇年代早期，所建設的城市水處理設施未能設計處理的不同污染物。

水仍藉由添加氯到城市水系統來消毒。然而，由於來自灌溉溝渠的硝

酸鹽及磷酸鹽的驟增，某些城市必須顯著地增加水的加氯量，例如芝加哥較過去三十年增加水中的加氯量超過百分之七十五。

雖然添加氯可以消毒水，但氯本身卻會使水不利於飲用。環保署的健康影響研究實驗室（HERL）發現，當氯與腐植質反應（由於植物分解所產生的有機物質）會在水中形成兩種致癌劑。第一種作用劑——MX，已經在每一個抽測的氯化飲用水中出現，一般認為會誘導基因突變；另一種作用劑——DCA，會改變膽固醇的代謝，並且會致癌。根據許多科學家研究，MX 及 DCA 是現今美國飲用水中所發現的最有害物質。

在給水中的氯含量，對於使用或飲用的人而言可能不是顯而易見的。然而，因為我罹患多重的化學過敏症，我可以很容易地偵測出水中的氯（我好比是嗅出毒品的警犬一般）。

最近當我前往女兒的朋友家去接她回家時，我有了使用這獨特新才能的機會。當我抵達時，女兒說她必須在我們離開前使用洗手間。當我們一進入洗手間，我立即被一股強大的氯的氣味給壓倒，同時馬上開始對它產生了反應。

我儘可能的立即離開洗手間，並告訴那位母親，我必定是對她放在洗手間中的某種含氯清潔劑起了反應。但是她說她並沒有放任何清潔劑在洗手間（並且甚至回頭再檢查了一次），此時她開始對於到底什麼是我所聞到的氯的來源感到奇怪。我同意返回洗手間，主要是想看看我是否能發現到底哪裡才是氯的來源。經過判斷，我竟然是對洗手間中的水起反應。

那位母親於是打開廚房水槽的水，並問我是否還可以聞到味道。雖然這裡的自來水氣味並不像在洗手間的那般令人無法忍受，但毫無疑問的是，它聞起來也像氯的氣味。當女兒和我離開時，那位母親的臉上顯露出一種相當憂心的表情，並說她打算為她的家人採取某些行動。

　　氯並非是唯一會污染水的物質，水也會被細菌及病毒（經常來自於動物的糞便）、無機化合物（例如：砷、石綿、鎘、鉛及硝酸鹽）及有機化合物（例如：農藥、除草劑、氯乙烯及苯等）所污染。這些物質來自於不同的污染源，如工業廢水、掩埋場及灌溉溝渠。水被污染的程度，主要是依據給水是否靠近城市垃圾場、毒性廢棄物丟棄場、農業田地及工廠而定。

　　近年來，環保署僅監測在水中所發現的八種無機化合物及十種有機化合物的濃度，然而，該署已經確認有超過七百種水中污染物可以被偵測出，其中至少有二十二種已知為致癌物質。某些其他污染物的潛在危害仍未知，因為它們尚未被檢測。

　　水也可能經由輸送管線而被污染，水往往被視為是一種萬能的溶劑，因為它會吸收任何經過的物質，例如：鈣、銅、鉛及可能在管中的石綿。因此，一份描述水源處狀況的報告，可能無法正確反映出從你家水龍頭流出的水之狀況。

在水中的鉛污染

　　僅管許多人可能已經察覺到水中鉛污染的危險性，但環保署估計有百分之二十五的兒童所攝取的鉛仍來自於飲用水（嬰兒則高達百分之四十～六十）。市政府確曾檢驗過鉛，但測試只有針對水源處進行，而在美國依然有超過百分之九十的家庭及部門，在他們會污染水的鉛管中含有鉛。此外，最近的科學調查研究顯示，鉛即使在比想像中還要低的濃度時，也是一種健康危害物。最近一項研究指出，來自鉛所造成無法恢復的損害是多麼可怕！赫伯・尼道門醫師回憶在一九五九年，當他在費城的兒童醫院擔任總住院醫師時，對於未偵測出青少年鉛中毒相當關切。在七〇

年代，經由學校職員、老師及父母們的合作，他從二千三百位小學學童處收集到乳齒，並從老師及父母親處蒐集這些兒童在行為及學習發展的報告。可悲的是，赫伯‧尼道門發現那些牙齒中含有高濃度鉛的學童們，不僅智力測驗分數相當差，語言表達技巧也較差，且注意力短暫。

在一九九〇年，尼道門報告一項針對一百三十二位，來自於原來那群含有高濃度鉛的學童，所做的追蹤調查研究結果，結果顯示這些學童的高中退學率比那些含有低濃度鉛的學童高出七倍之多。此外，這些學童具有高缺席率、閱讀問題、運動困難、注意力不足及其他神經的問題。

鉛，不論含量多少都會累積在身體的組織中，即使經過一段時間，也不能自動被去除。鉛也可以從孕婦轉移到她的胎兒，而在小孩出生前引發鉛中毒。

兒童暴露於鉛的案例研究顯示，較矮的身材、聽力傷害及損害血球細胞的形成及功能，與鉛（即使是低暴露劑量）有相當關聯。許多兒童沒有鉛中毒的症狀，然而其他兒童，卻可能僅有不明顯及疑似中毒的非特殊症狀（例如：頭痛、肌肉酸痛及抽筋、皮疹），嚴重的鉛中毒會導致昏迷、腎損傷或嚴重的腦部損傷。鉛中毒變成如此普及的問題，以至於疾病防治中心建議，所有年齡介於六個月到六歲間的兒童應該要檢驗鉛中毒。

在學校飲用水中的鉛

在我教學生涯中的一個記憶，是座落在教師休息室角落的淨水器；相對的，我也記得幾百位學童在下課休息時間於學校的其中一臺飲水機前排隊飲水。當我回想起那日子，一個問題湧上心頭：假使在飲水機中的水被認為不夠格供成人職員飲用，那麼為什麼它會被認為夠格供正在發

育中的學童來飲用呢？

當我愈開始深入考慮這個問題，我就是認為它愈重要，學校當局應該要注意每天供幾百位小朋友飲用水的成份。我非常樂於揭露環保署最近所宣布有關在學校飲用水中的問題。

環保署之所以關切鉛在學校飲用水中的問題，有兩個理由：第一個理由是即使微量的鉛也會永久地損傷兒童的心理和身體的發育；第二個理由是學校所使用的定時裝置，有一種開一次、關一次的供水裝置，會導致水中的鉛濃度提高。當學校在週末以及暑假期間停課時，飲用水在鉛管內部維持停滯狀態，這樣延長水與鉛焊接或鉛管的接觸時間，會提高水中的鉛濃度。

根據環保署的報告，鉛會藉兩種方式進入水中，其一為存在於水源處，另一為經由配水鉛管系統中的含鉛配件之腐蝕而滲入水中。基本上，後者必須為學校飲用水中含鉛而負責，專家說在鉛管系統中，鉛焊接的腐蝕是今日飲用水鉛污染的主因。

學校飲用水普遍受到鉛污染有下列可能：㈠鉛管系統短於五年，並且在建築過程中有使用鉛焊接；㈡水質有腐蝕性；㈢在鉛管及過濾系統中，鉛為沈澱物；㈣使用鉛管；㈤維修接頭是鉛製造的。

在一所學校裡，假如只有以下狀況，則僅有某些飲用水被污染是可能的：㈠水質是無腐蝕性的；㈡在鉛管系統某些位置含鉛管；㈢最近修理或添加鉛管過程中使用含鉛物質（例如：焊接、黃銅）；㈣裝置許多的焊接點；㈤水冷卻器有以鉛襯裡的水槽，或其他鉛製的建材。

在回顧以上資訊後，父母們可能就會開始懷疑子女學校中的鉛管系統安全問題——尤其是在考慮，不論在舊學校及新學校中的水可能含有高濃度鉛的事實。有關這一點，當我在撰寫本節時，我感覺不得不提及浮現在腦海的念頭。毫無疑問的，當研究本書時，我們政府評估危害的能

力及保護人民的限制，對我而言，是相當顯而易見的。所以，當發現法律及當局（環保署），皆迫切地倡導補救行動來減低學校飲用水中的鉛含量，我只能總結這個問題是相當重要的。

解決方法及替代方案

在閱讀完以上的事實之後，你可能會感到無助及迷惑，同時你可能會懷疑到底有什麼（假如有的話）是可以吃或喝的。好消息是──有很多。

健康飲食的定義

我相信恐怕還有些讀者可能仍然認為他們的家人正食用有益的、營養均衡的餐飲。畢竟，他們的家人並不飲用汽水，不食用罐裝義大利麵，或大口咀嚼甜甜圈，或只靠電視晚餐存活；反之，在一整天之中，一個典型的家庭可能已經食用下列食物：塗楓糖的法國吐司、臘腸、柳橙汁、烤乳酪三明治、洋芋片，一份午餐水果、牛排、沙拉及一整根的玉蜀黍。

但是，進一步檢視，我們發現法國吐司，是含有白麵粉、防腐劑、添加物及糖的麵包；而楓糖僅含百分之二的楓糖及百分之九十八的化學物質及糖；柳橙汁則來自於經染色的橙。

午餐的烤乳酪三明治，是由與法國吐司相同的白麵包所製作的。這些乳酪含有農藥殘留，水果也含有農藥殘留及蠟。

牛排含有生長荷爾蒙及抗生素，整根的玉蜀黍經冷凍加工過，同時沙拉是由噴灑多種農藥的蔬菜拌合製作而成（有超過一百種不同的化合物被允許噴灑在番茄上、七十五種在胡瓜上、六十種在萵苣上及五十種在紅蘿蔔上）。

當評估食物是如何營養時，你不能僅注意到食物名稱，農藥量、添加

物、防腐劑、人工色素及甘味也必須一併考量。例如：來自有機栽培的
橙所榨的橙汁，是維他命 C 及營養飲料的極佳來源；然而，含有多種添
加物及農藥殘留的非有機性橙汁，則不怎麼營養。

當評估你的家人飲食時，其他必須考慮的因素是，食物中是否包含許
多極鹼性或極酸性的食物。確認的事實是，假如身體變成鹼性或酸性過
度的話，可能會導致昏迷或死亡。為防止這種情況，我們人體有一種緩
衝系統，可以使我們的 PH 值保持接近 7.43。例如：在你食用鹹肉之後，
你的身體會藉著需求某些甜食來試著平衡。（事實上，所有需求感是人
體企圖平衡本身的一種結果。）

但是維持 PH7.43 的平衡值，對於食用標準美式飲食的人們而言，會有
相當大的壓力。這主要是因為美式飲食包括許多鹼性或酸性過度的食物，
例如：瘦肉、乳品、酒精、飲料及糖。當你持續食用鹼性或酸性的食物，
你的身體就必須釋放出驚人的大量能量來保持平衡，然而，這些能量本
可以用來促進健康。身體必須繼續不斷的維持平衡動作，就會發生長期
問題，包括：對環境適應性的減低、過早老化，以及開始出現慢性疾病。

因些，食用均衡的食物是共同需求的目標。如此一來，人體不需要使
用能量來維持平衡，並能使用這種能量來作自我復原。所謂均衡的食物
就是完整的食物，例如：穀類、蔬菜及豆類。當我剛開始食用均衡的飲
食時，我不明白為何食用「完整的食物」是如此重要。（輾過的燕麥有
什麼不對？）如今我確知完整的食物是未經加工的，因此包含原有的營
養及維他命，從營養的觀點而言，完整的燕麥比輾過的燕麥更好，完整
的大麥較精白的大麥為佳。

一般而言，一份均衡食物的菜單可能看起來像這樣（假設每一種東西
都是有機性的）：早餐食用不加工的燕麥片、葡萄乾麵包及胡蘿蔔汁；
午餐食用蔬菜湯、米飯、核仁奶油三明治；晚餐食用一份沙拉、不加工

的大麥，加上燙青菜、扁豆及水果餅乾（使用水果代替糖來調味）。

我知道你在看完以上的食物清單後，可能會將它和一些有「健康偏執狂」的人聯想在一起，然而，經過這種吃法並看到發生在我家人和我自己的不可思議的健康改善之後，現在我對於這種改良的飲食，是一個比任何人都堅定的信徒。

經過回顧研究有關比較「食用高蛋白質＼脂肪飲食的人」與「食用蔬菜及穀類飲食的人」的體力及耐力後，更加強了我的信心。在一九六八年丹麥的研究中，一群分別食用三種不同飲食的人，在固定式的自行車上測量耐力。這些人首先食用蔬菜及肉類飲食，他們在自行車上開始經歷肌肉衰弱之前，平均腳踏時間為一百一十四分鐘；接著這些人食用三份高含量的肉類、牛奶及蛋，結果他們在自行車上經歷肌肉衰弱之前，僅能到達平均五十七分鐘的耐力；最後，這些人食用全部素食，包含穀類蔬菜及水果，在食用這種飲食之後產生戲劇性的結果是，這些人在固定式自行車上經歷肌肉衰弱之前，可以達到平均一百六十分鐘的耐力。

擁有贏得獎牌成績的國際級運動選手，也證實高蛋白質飲食對於提高體力及耐力是不必要的，以素食為主要飲食的大衛・史考特，曾贏得傳奇性的夏威夷三項全能運動比賽，並獲此榮耀有六次之多。其他的素食運動員包括比爾・匹克曾創下橫渡英倫海峽的世界紀錄，史坦・派斯保持他的重量級槓鈴舉重鍛鍊比賽的世界紀錄，同時瑞吉利・亞貝贏得八次國家空手道比賽冠軍。

由於我們改變我們的飲食習慣，故我丈夫雖身為一位業餘的選手，但他自己的成績卻日益精進。事實上，我丈夫有一位三項全能運動選手朋友，幾乎小他十歲，對於這些日子以來，「這位老人」跑得竟然如此之快，變得有點目瞪口呆，他對我丈夫嶄新的能力是相當驚異的，近來他要求是否可以到我們家來吃晚餐，以便發掘更多有關我們家飲食的資料。

有許多書籍是解說為何及如何實施一種完整的飲食。由克莉斯汀娜（Kristina Turner）所著的《自我療養食譜》（The Slef-Healing Cook book）一書，就是一個相當出色的例子。（要記住的是，在本書及其他書籍所描述的均衡飲食，與食品業界所呈現的「均衡的」飲食，一點相似之處都沒有。）

開始的準則

我相信一個父母要他的孩子吃得健康，但自己卻大口咀嚼洋芋片或大咬冰淇淋時，是不可能要求孩子有健康的飲食。即使年紀再小的孩子，也不會相信「這些食物對你有害，不過對我們來說沒關係」的說詞。因此如果父母無法控制自己不吃垃圾食物，就應趁孩子看不到的時候，將這些糖果、餅乾趁早吃完。

當介紹新食品時，我們發現如不與其他零食一起出現的話，較易於推動。總之，將新食品與其餘零食一同放置在盤子裡，似乎只會鼓勵我們的女兒想出種種的方法（例如：壓爛、搗碎及窩藏的手段）來使新食品失蹤。

反之，我們往往先介紹新食品，將它們置於各別的盤子或碗中。我的孩子們從來不需要馬上吃它，假如她們不想吃也沒關係。然而，假如她們對食用其餘的零食有興趣的話，那麼她們必須先吃光新食品，我們也確使在初期那種食物分量非常少。

我的每一個小孩都體驗過這一餐，她們拒絕食用新食品，同時選擇放棄全部的零食。在這種情況下，我們沒有動怒或堅持她們一定要吃新食品，我們只是提醒我們的孩子：在她們享用其他食物之前，她們必須吃完新食品，無論在這餐或下一餐吃完，決定權在於她們。

　　但是，即使是我的母親，在看到我把女兒晚餐剩下來的花椰菜，於隔天早晨當作早餐餵女兒時，還是認為我真的很可怕。然而，有必要的話，我願意持續使用那些具有少數柄的花椰菜當作整個早餐、午餐及晚餐，但我不必如此，因為孩子們是相當聰明的。當我女兒看到我是非常認真且堅持時，她吃光了花椰菜（耗費了將近六十秒），現在經過一年之後，她竟愛上它了。

◫ 設法改變

　　當改變你家人的飲食時，我不會建議「直截了當」的方法，假如你實施緩慢、漸近的改善，以最終只食用健康食品為長程目標的話，你將會成功。

　　以現實為考量，並只從飲食中的一部分，進行初期的改善，同時從以下幾點開始著手：

- **避免速食餐廳。**
- **購買不含抗生素或荷爾蒙的肉類及家禽。**
- **不要購買含有添加物或防腐劑的食品。**
- **不要購買包裝於鉛焊接的罐頭食品。**

　　其他的（雖然規模非常宏大）改變，是要避免食用所有含精製糖的食品。

　　當你實施這些改善，在進餐時，你會慢慢地引進某些新營養食品，逐漸地排除較不健康的食品。有機性的完整穀類（例如：米飯、裸麥、大麥）正好可以補充任何餐飲的營養，而準備工作僅包含煮開水及量度穀

類而已。下列是某些較健康的食品，可以取代其他常吃的食品：

- 以米菓取代含糖的餅乾。
- 以豆腐製的熱狗取代傳統熱狗。
- 以有機性果汁所做的冰棒取代市售的冰棒。
- 以不含添加物、防腐劑的米菓取代洋芋片。
- 以豆製乳酪取代一般乳酪。
- 以豆漿、米漿及果核奶取代牛奶。
- 以素香腸取代冷凍切肉。
- 以有機性的水果增甜穀類取代市售以糖增甜的穀類。
- 以有機性的水果增甜餅乾取代市售以糖增甜的餅乾。
- 以胡蘿蔔＼葡萄乾麵包取代甜捲麵包。
- 以豆製或米豆冰淇淋取代一般的冰淇淋。
- 以有機性的不含防腐劑＼不含添加物的麵包取代市售的麵包。
- 以有機性的水果及蔬菜取代非有機性的農產品。
- 以淨水（非盛裝於塑膠容器內，因為塑膠會溶解於水中）取代其他飲料。
- 以粗鹽取代精製鹽。

　　這些取代品可以補充完整的食物營養，然而要記住的是只有穀類、蔬菜及豆類經建議為食用的基本食物。此外，也要記住有機性完整的食品較經噴灑多種農藥的穀類、蔬菜及豆類，含有較高濃度的鈣、鎂、鉀、鈉、硼、錳、鐵及銅等礦物質。一項研究顯示，有機性的四季豆含有227ppm的鐵質，然而無機性的四季豆僅含有 10ppm，其他存在於豆類及蔬菜中的礦物質也有類似的差異。

　　那些仍然憂慮排除奶品（因為根深蒂固的害怕鈣不足）的人，應該樂於瞭解尚有許多其他豐富的鈣來源，例如：花椰菜、甘藍、羽衣甘藍、豆製產品、菜豆、果核（我的孩子現在愛喝果核奶）及海菜。一杯牛奶含有二百八十八毫克的鈣（雖然我們知道不相當於最終到底可以被吸收多少），然而，一杯花椰菜中就有一百三十六毫克的鈣，一杯羽衣甘藍中有二百九十毫克，同時一杯羊栖菜（在許多菜中使用的海菜）中有六百二十六點四毫克。

　　對於那些已經大搖其頭的人，認為他們不可能讓他們的家人食用羽衣甘藍及羊栖菜的人，對以下情況可能免不了會大吃一驚：在食用完整的食品之後，我家人的口味已經戲劇性地改變了，事實上，我家人現在搶著食用羽衣甘藍，同時享用以穀類及蔬菜製成的羊栖菜。

　　對那些害怕將來無法再吃到任何含有甜味的東西的人而言，事實上，天然增甜的食品吃起來仍然十分的甜（假如不與含糖點心相比的話）。大麥芽糖及米糖漿也可以用來增甜食物，因為它們不像糖、果糖及蜂蜜，人體可以消化這些糖而不須耗盡基本營養成份。

　　我所列出來的大部分食物，可以很容易地在大多數的健康食品店中找到。這些食物可能會比相似的食品花費較高──假如人們只注意到價錢的話。然而，假如人們評估到底什麼是重要的話，那麼我相信替代物是划算的。

藉口

　　閱讀至此，想必你已經想出一長串的藉口，來解釋為何這種新飲食習慣不適用於你及你的家人──儘管所呈現的事實及資訊是具有說服力的。

　　「健康食品店離家太遠了！」

「我丈夫絕對不改變他的飲食習慣！」

「你不知道我的孩子們——當他們吃東西既不肯聽的話，又很倔強！」

「我的舊飲食方式已持續五十年，也不曾發生問題。」

「我負擔不起健康食品的價格。」

假如你為持續一樣的飲食方式而找藉口的話，的確有很多。然而，當你想到有那麼多的美國人與癌症、心臟問題、關節炎、糖尿病及其他更多的毛病共度一生時，你可能會再考慮一下。根據世界衛生組織資料顯示，美國在世界上國民健康情形排名統計只佔第十二位，顯然的，改善美式飲食習慣，確實存在相當大的空間。

不管孩子們是多固執，但協助你的孩子來改善他們的飲食習慣就像別的事情一樣——假如父母相信它是重要的，孩子也一定會全力以赴。

那些宣稱無法使他們子女食用某些食物的父母，當然也必須面對其他情況——像無法改變孩子的就寢時間或穿越馬路的習慣等，然而，父母總會在種種狀況下尋求一種解決方式來執行規定。因為他們瞭解，若讓孩子熬夜或到馬路上亂跑，對孩子並沒有好處；假如將同樣的道理，應用在引導孩子們正確的飲食，父母將會為立即的改變而感到驚訝及安慰。

享用健康飲食

三類新食物

當舊食品從我們家人的飲食中排除之後，我們才有機會來嘗試新口味，我覺得提供充裕的小點心（當然也是健康食品），作為犒賞大家的良好行為是極重要的（例如：有機性的水果增甜餅乾、由有機性水果製作的

冰淇淋），如此才不致使得「健康食品」成為「難吃的食品」。當我的孩子吞食有恐龍形狀的有機性餅乾時，我們會把握機會指出，我們現在所吃的是口味極佳及對我們有益的食物。我們從不否認含糖餅乾及蛋糕味道不錯，我們只是強調同時食用兼具美味及健康的食物是有可能的。

　結果我把所有食物及飲料劃分成三類，這個分類對於我的學齡前孩子們也極具意義。這三類食物是：㈠「敬謝不敏」的食物（例如：糖果、冰淇淋等），不僅無法給予我們營養，而且還是不健康的食品；㈡「中性」的食物（例如：米菓、素香腸等），其實並不差，它們的營養價值也不錯；㈢「精力」食物（例如：有機性的穀類、豆類、蔬菜），會使我們由裡到外都強壯。

　稱為「精力食物」的營養食物，似乎頗受我女兒的歡迎。現在，當她們食用扁豆時，她們並不認為這些是「令人厭惡的食物」，而是「精力食物」。就在我以這種方式來分類食物之後不久的一天，我的女兒們從海灘上直奔一百零九級階梯到街上，幾乎沒有上氣不接下氣，我的大女兒轉向我並呼喊說：「噢，那種食物真的給我力量。」

　我的女兒甚至注意到自從我們改良飲食後，她們已經變得非常健康。事實上，在我們改良飲食習慣之後的最初九個月裡，儘管我的孩子仍然每天被許多小朋友圍繞，暴露於數不清的細菌中（因為學齡前兒童的衛生概念是用手指擦鼻涕，然後擁抱朋友），我的孩子們卻不曾流過一次鼻水——更遑論是流行性感冒、支氣管炎、耳道感染，或任何折磨人的疾病（生病同時常常使我們遭殃）。

同儕壓力

　當我們剛改變飲食習慣時，我們認為我們的孩子，可能會經歷來自於

她們朋友的壓力及負面的反應,然而事實正好相反。例如:隔壁的鄰居是我們家學齡前女兒們的崇拜對象,因為她幾近六歲,她非常喜歡我們家與眾不同的食物,每當我們邀請她來我們家共進午餐時,別人可能會以為我們邀請她前往鎮上最精緻的餐廳用餐。

有一天,她母親告訴我說她們經過一家速食餐廳時,她女兒詢問是否可以在那裏用餐,當母親提醒她今天是與我們共進午餐的日子時,她女兒馬上說:「哦!我忘記了。算啦!反正他們家的食物比較好吃!」

另一個鄰居,一位十歲大的女孩子,她爽快地承認,她時常在接近晚餐時出現於我們家並非出於巧合。她對於這件事情相當坦白,不管怎樣,她也喜愛嘗一嘗我們所烹調的飲食,她甚至偶而會邀約一些朋友同來,如此她們可以看著她得意地確認這些海菜的名稱。這位不可思議、十歲大、彷彿從天而降的女孩,至少每週一次告訴我的女兒,她們是何等幸運地可以食用這些食物,同時她是多麼地希望,她的母親也會為她準備這些食物。

我真的無法解釋為何這些女孩子們具有如此大的熱忱,因為在她們家裡都是食用典型的美式飲食——完全是精糖、白麵粉及防腐劑的飲食方式。孩子們的其他朋友,也很高興地接受我們的食物,其中有兩位小朋友,被他們的父母親稱為「挑食的小孩」,而他們卻把我們的食物吃得盤底朝天。

因此,總結兩件事——第一,就是健康食物味道不錯(雖然新鮮的、有機性的蔬菜,遠不如冷凍的、受污染的食品多樣化);第二,我們自己對新食物熱誠的態度會感染我們的賓客,例如一位年輕朋友看見我兩位孩子,因她們即將得到一些南瓜子或胡蘿蔔片而跳躍不已時,她也自然溶入這種興奮中。

然而,我曾注意到,假如這些來訪的小朋友有父母在旁的話,小朋友

對於「新的食物」就不會那麼熱衷，我相信這是因為父母易於讓自己的喜好影響子女。

某些父母甚至潛意識會傳達增強「不健康」食物的訊息。例如，我從未聽過一位家長說：「假如你吃掉全部的冰淇淋，我就會讓你吃一些胡蘿蔔。」但是，我們總是時常聽到相反的說法，說胡蘿蔔是難吃的食物，而冰淇淋是美食。

這就是為什麼我認為可以使用一種像「精力食物」的名詞，來解釋食物應該食用的次序。你可以告訴你的孩子們「精力食物」要先吃，因為它們是最重要的。這種方法巧妙地改變了為得到「好東西」，就必須忍受令人不快的食物，起而代之的是相反說法──「好東西」要先吃。

我們不會天真到去相信，我們的孩子從不受到同儕壓力而改變她們的飲食習慣，然而，同儕壓力對於我們的孩子完全不再吃的食物，也不會構成一種渴望或一種欲望。相信我們處理那些情況，會如同我們處理在教育子女過程中，所衍生的所有其他類似同儕壓力的方式一樣。

我們相信部分由於我們新的飲食習慣，使我們的孩子在成長過程中，可能真的較不會感受到同儕壓力。由於我們的孩子現在對於成為「與眾不同」是相當輕鬆的，同時對於因果關係及人體有不可思議的理解程度，故她們事實上，可能對於來自於同儕壓力而使用毒品、酒精或沈迷於任何屬於其他父母們的「噩夢」之事有所防備，而較不易受到傷害。

尊重每一個人的抉擇

當別人請我們食用我們已不再食用的食物時，我們會教導女兒們，只要說「不用了，謝謝你」就行。我們非常謹慎地告訴孩子們，我們沒有立場來評斷他人的飲食習慣，這完全是個人的決定。

183

當我們看到某些人沈迷於我們已經公認為「禁忌」的東西時，我們指出人們還不瞭解我們所學到的（我重複地提醒我的女兒們，昔日餵食她們冰棒及熱狗時的「黑暗」時期），或是人們明明知道卻不得不選擇拒絕改變飲食習慣。

以我父親為例，儘管他三度經歷癌症，並在我臥病時為我採買而跑遍所有的健康食品店，他仍然食用醃燻豬肉、上覆糖霜的薄片穀類食品，及其他不健康的食品。然而，我們告訴我們的孩子，我們仍然尊重他的食物選擇，就如同尊重我們的一樣，我們的重點在於，不管其他家庭成員或朋友們選擇吃什麼食物，我們彼此之間的愛也絕不改變。

針對所有那些特殊的節慶……

如果說，要繼續不斷地維持這種與眾不同的飲食方式並非挑戰，我就是在說謊，尤其每逢節日，就是在考慮我們的想像力及對此飲食習慣的堅持。以下是我對於處理某些特殊節慶的建議：

・**萬聖節**：我們的孩子仍然是盛裝前往參加活動，口袋裡裝滿了添加許多人工色素、甘味、精糖的糖果，但是她們返家後就把那些糖果全倒掉。在我們家中，有自己的健康糖果，她們可以用在外面得到的色素糖果換家裡的健康食品，或換活頁紙、蠟筆；這些改變，使我們女兒仍可以慶祝她的萬聖節，而且玩得開心——但她們不用忍受色素糖果帶來的不良後果。（注意：就在爭論我們家分發有機性糖果給其他小朋友的花費與無益後，我們瞭解的確不能忽略傳統的糖果，並不得不以這種購買來支持糖果業。我們放棄了有機性糖果，只有以米糖漿來增甜。）

- **聖誕節**：要期盼聖誕老人送給我們米菓以取代糖果枴杖的機會差不多等於零，但是質疑聖誕老人任何行為的想法是站不住腳的。像我的大女兒指出聖誕老人是萬事通，所以他應該不會給她們任何含糖的東西才對。於是我們請聖誕老人在聖誕節時寫信給我們的女兒，信中解釋他已經察覺到我們的女兒不吃糖果，但因為其他大部分的小朋友尚未瞭解糖果的危害，因此即使聖誕老人給他們健康食品而非糖果，其他的小朋友也無法理解為什麼。聖誕老人告訴女孩們，當她們看到他時，他仍然會給她們糖果款待——然而，她們一定要注意他所使的眼色，那個眼色是他小小的信號，表示他們回到家後，應該將得到的糖果換成健康食品。同時在聖誕夜，我們為聖誕老人在樹旁準備的點心是——一塊有機的全麥葡萄乾、一杯核桃奶，期使他變得更好、更健康。

- **生日派對**：我們提醒我們的孩子，她們參加朋友生日派對的理由，不是為了吃蛋糕與冰淇淋。說得更恰當些，我們強調她們是被邀請去共同祝賀朋友的特別日子。由於我們的孩子同意這點，所以我們提供她們傳統生日食物的替代品。當其他賓客食用蛋糕的同時，我們供應她們自己吃的幾片有機性蛋糕。至於冰淇淋（一般公認難以打包），我們告訴她們在派對上放棄食用冰淇淋，那麼她們可以「抵消並購買」一些非奶品的冰淇淋。

改善自來水水質

與以上所提到的所有飲食改善一起考慮，個人可能也有必要來改善家中所使用的水的品質。不同的水淨化系統是可以利用的，同時每一種系

統的作用不盡相同，而三種主要的系統型式為逆滲透、蒸餾及活性碳過濾。

碳濾心是這三種系統中最不貴的，同時也對去除氯、有機化合物及農藥非常有效；然而，碳濾心不能去除氟、鹽類、礦物質或硝酸鹽。逆滲透會去除所有的這些污染物，然而《無毒的和天然的》（Nontoxic and Natural）作者黛博拉‧戴德（Debra Dadd）建議，由於在逆滲透系統中有使用大量的塑膠（會潛在地滲透入水中），故這種水不應該被飲用，除非再以碳過濾淨化蒸餾經常不能去除的輕分子、揮發有機化合物。某些蒸餾器的缺點是它的沸騰管必須經常清洗，同時耗費相當長的時間只能淨化少量的水。

檢測你家的水，可以幫助你決定哪種系統最有利於淨水。你可以選擇單一主機與全屋水管連線的方式，也可以選擇在每個水龍頭旁裝置小型淨小器。一般來說，裝置於廚房裡的小型淨小器，可確保無盡供應飲用純水、洗滌農產品及烹調用水（我總是認為人們購買有機性蔬菜卻以有毒的水清洗，好比是前進一步退後二步。）

必須記住的是，無論在你的自來水中含有何毒素，你以不喝它來避免，殊不知道當你沐浴時，它也會經由你的皮膚被吸收。根據《美國公共衛生期刊》（American Journal of Public Health）報導，比起飲用毒水而吸收毒素，有更多的毒素會經由以毒水洗澡的方式而進行入人體。

在我們家裡，我們決定裝置一套活性碳淨化器，可以淨化房子裡從每一個水龍頭所流出的水。我們所購買的淨水器有一座三十加侖的水槽，且看起來有點兒類似軟水設備。我們特別在意的一項特色，就是這個設備擁有「反沖洗」功能，反沖洗是水會倒流經過碳濾心而清洗它，我們的設備每六天反沖洗一次。由於這項特色，我們從此不必再擔憂要更換碳濾心。我甚至迫不及待要開始寫下來，在我家裡讓每一個水龍頭都能

流出濾過的水是多麼棒的一件事！

我瞭解因為淨水系統可能很貴，今天並非每一個人都能購買一套來使用，然而，卻有一些不需要花費而可以減少水中毒素的方法。首先，讓水在玻璃壺中沸騰十分鐘，然後使其冷卻到蒸汽不冒為止，這樣可以有效的去除氯、氯副產品、農藥及殺菌，但是不能去除有機化合物、重金屬或微量礦物質。同時，假如在過去六個小時之內水龍頭不曾被打開過的話，在飲用之前，還應讓冷水流經家裡的每一個水龍頭至少十分鐘。（儘管這個策略可以減少污染，但從保育觀點或可能飽受缺水之苦的區域，並非理想方式。）

消除學校飲用水中的鉛

一九七四年，安全飲用水法（SDWA）要求環保署為大眾設定安全飲用水標準。SDWA 在一九八六年修訂，禁止在新設鉛管及鉛管修理過程中使用含鉛材料，這項修正案也要求供水者提醒大眾留意有關飲用水中的鉛。在一九八八年，針對另一項 SDWA 的主要修正案的鉛污染防治法也變成一項法律。

一九八八年的修正案，為檢測、恢復、修理或替換含有鉛零件的水冷卻器或鉛襯裡的儲槽，清楚的說明其特殊的準則。這項修正案也為製造商及販賣含鉛的水冷卻器廠商，略述民法及刑法上的處罰。最後，這項修正案授權輔助每一州來協助他們執行這項法律的規格。

幸運的是，父母們現在可以參考鉛污染防治法，強硬主張學校當局應該為學校中的水質負責。父母們可以聯合其他同樣關切的人，組成一個委員會來告知其他父母、老師及學校行政管理階層，有關學校飲用水中的鉛污染問題。這個委員會可以先查核看看學校是否遵從一九八六年的

SDWA 修正案中，要求州政府採納的一九八八年六月的鉛禁令。這可藉查核州政府的健康部門來完成；或藉查核鉛管工人或承包商在為鉛管做增建或修補的工作時，是否僅使用不含鉛的材料。根據 SDWA 規定，假如銲接劑及溶劑不含超過百分之零點二的鉛時，就可視為不含鉛（在過去，銲接劑有將近百分之五十的鉛）。現在管子及管子配件假如不含超過百分之八的鉛，就被視為不含鉛。

委員會也可以請求學校當局提供父母們由環保署所推展的一份問卷調查的解答。這份評量的設計係為每一所個別學校，發展出一套特殊的鉛管分布圖。

一份政府的小冊子——《學校飲用水中的鉛》，提供有關學校飲用水中鉛的有效資訊。這份範圍廣泛的小冊子，可以從美國華盛頓特區印刷所的文獻主管處買到，其以固定的格式撰寫，容易使人理解。這份小冊子詳細解說，如何解讀學校的鉛管分布圖、如何著手開始檢測學校的用水、如何解讀結果，以及如何實施永久性的解決方法。

當實施改變時，學校用水系統在每天開課前可以由維修人員先排放水（如何有效進行的細節也涵蓋在小冊子中），然而，排放水的一項缺點是它們所消耗的水量。其他可以立即實施來減少鉛含量的方法，包括經常清洗來自於所有容易操作的濾篩上的沈積物；在學校自助餐廳裡，只有使用冷水來制作食物及飲料（熱水比冷水較容易溶解鉛）。

如果你覺得似乎有太多阻力而無法嚐試影響孩子學校當局，來從事某些有關水質的改善，做一次學校訪視可能會給你一些刺激。在下課期間就站在操場上，並計算有多少孩子飲用飲水機的水。我的願望是每位父母都會要求他們的孩子在學校所飲用的水，至少依據環保署的標準，提出文件證實是安全的。

展望未來

毫無疑問的，一般民眾及傳統的醫師公會，都開始注意到飲食和健康間有不可否認的關聯。在許多雜誌上的無數文章已經提出這項主題，同樣的，現在許多產品標示吹噓宣稱如：「不合膽固醇」及「百分之百純天然」，亦顯示出即使是食品業也知道人們想要食用較健康的食物。

近來，健康飲食成為眾所矚目的焦點，有一件不尋常的判決，是英國的一位年輕人，因犯強盜罪而獲判多項罪名。該十七歲青年被給予替代食物，以較健康的食物（完整的殼類、新鮮蔬菜及水果）來取代他原先吃的剩菜剩飯，並且服用多種維他命及鋅，以代替牢獄宣判，幾周之後，該男孩被形容，好像從一個強制性的少年罪犯轉變為一位模範市民。

這項不尋常的判決是在康比亞當地實施的一種實驗，當地少年法庭的地方長官已經同意進行測試，反社會行為可能是由環境中的飲食及毒素所觸發的理論。在英格蘭北部的西約克夏警局的督察長彼德‧班奈現階段正籌備一項計畫，即所有的少年罪犯被要求在出庭前進行營養測試。一旦班奈的計畫成立，結果將交由布萊福大學的食品及營養單位來分析。

當我閱讀這些事件時，我得到相當大的鼓舞，即使我個人已經經歷食用一種均衡的飲食，取代傳統的標準美式飲食後的正面影響，我知道一般大眾仍然必須親自經歷才行。所以，當我聽到有關革命性的計畫時，我變得異常受到鼓舞。該計畫不僅可以幫助年輕人，也可以啟蒙其他人，瞭解一種健康飲食加諸在我們身上的強大影響。

我也受到鼓舞，改變飲食的確可行，因為我堅信父母們確實想要給予子女可用的最佳食物。接受挑戰而感受到壓迫感，並沒有什麼大不了的，我當然能記得我自己當時的那種感受。但是請記住，介於奶油夾心巧克力及豆腐食品間的差別，我向你保證這些障礙及困難會因時間而減少，

同時良好的結果會隨之增加。

建議改變及實行查核表

☐ 避開速食餐廳。

☐ 假如肉類及家禽仍保留在你的飲食中的話，只購置不含抗生素、生長荷爾蒙或農藥殘留物的有機性肉類及家禽。

☐ 為防範沙門氏菌中毒，將生肉及家禽分開包裝以避免滴在其他食物上。此外，生肉及家禽應該儘快冷藏。在冰箱中解凍（相對於室溫）並且徹底的煮熟。同時，在處理生肉或家禽之後，應該立即洗手及清洗廚具。

☐ 以素香腸來替代肉類及家禽加工品。

☐ 只食用海水魚。

☐ 選定一家健康食品店或郵購公司，來購買一些當地典型的食品雜貨店買不到的貨品。

☐ 開始以米糖漿、大麥芽糖或水果制的點心，來取代糖果、餅乾。

☐ 以水果增甜的殼類或以米糖漿或大麥芽糖制的殼片，來取代以糖增甜的殼片。

☐ 排除所有含人工色素的食物。

☐ 不購買裝於鉛焊接罐頭的食品（鉛罐頭延著接縫處有不規則線狀的銀灰包金屬摺疊縫）。

☐ 取消所有鐵弗龍及鋁製炊具，因為它們會污染食物。

☐ 細看食物標示、並避免購買添加物及防腐劑的食物。

☐ 食用有機性的完整殼類（例如：米、大麥、燕麥、裸麥）。

☐ 食用有機性的完整豆類（例如：扁豆、黃豆、菜豆）。

☐ 只買有機性栽培的農產品（或至少在當地栽培的農產品）。

□ 購買由有機成份製作的加工食品。

□ 以粗鹽取代精鹽。

□ 開始排除奶品。

□ 食譜中需要牛奶的部分，以豆奶或果核奶取代。

□ 以豆制乳酪取代奶制乳酪。

□ 以豆制或米制冰淇淋來替代奶制冰淇淋。

□ 購買及飲用裝在玻璃容器中的淨水，而非塑膠容器，因為塑膠會滲透到水中。

□ 添加一套淨水系統。

□ 開始閱讀有關烹調「完整的食物」的書籍。

□ 向「完整的食物」烹飪班登記註冊。

□ 嘗試一種修正過的或結構化的「傳統的、完整的食物」飲食，為期至少六個月，然後評估你家人的健康及整體的福利。（記住，並沒有一種飲食是適合每一個人，因我們每一個人都是唯一的。不管完全實施與否，完整的食物之前提，皆可以針對任何未來飲食做為一種有效的準則。）

□ 組織一個委員會，來確保孩子學校中的飲用水之安全。

生殖功能認知測驗

1. （　）據估計，每年有大約二十五萬個美國嬰兒出生即有先天缺陷，
百分之＿＿的缺陷是由食品添加物、環境污染物、藥物及酒精
所引起的。
   (A)十。

   (B)五十。

   (C)八十。

2. （　）自從＿＿起，就已知鉛會干擾生殖功能。
   (A)古羅馬時期。

   (B)工業革命。

   (C)本世紀的轉型期。

3. （　）研究十種致畸胎化合物後，確實發現人類在較低的劑量下，會
比大部分受測其中＿＿種化合物的敏感動物更容易受到傷害。
   (A)三。

   (B)八。

   (C)九。

4. （　）根據一份發表於美國流行病學期刊的報告指出，母親在懷孕前
三個月期間，睡在電毯下之後所生的孩子，罹患腦瘤的機會會
多出＿＿。
   (A)二倍。

   (B)四倍。

   (C)十倍。

5. （　）在一項針對十歲以下（含十歲）兒童罹患白血病的病因，所進
行的案例對照研究顯示，父親曾經於＿＿之工作期間，暴露於

氯化溶劑中，會增加兒童的風險。

(A)孩子出生前。

(B)孩子出生後。

6. （　）「**胎兒保護政策**」＿＿。

(A)保護孕婦在工作期間，避免化學性暴露。

(B)提供員工在懷孕期間的補假。

(C)拒絕雇用可能在工作中會暴露於有害化合物的受孕或懷孕婦女。

生殖功能認知測驗解答

1. **答案：(C)**

   有某些先天缺陷是由突變（基因遺傳）所引發，其他則是由會改變發育中胎兒的化學劑所引起，孕婦可能會暴露於這些化合物中而毫無自覺。

2. **答案：(A)**

   從古羅馬時期以來就已知鉛會干擾生殖功能，在現代它仍會對某些孕婦及她們的胎兒產生不利的影響。暴露於鉛會引起自發性流產及死產，產前的暴露會引起學習障礙、腦部損傷及心智遲鈍。

3. **答案：(B)**

   許多人相信動物研究顯示，毒性對於人類健康沒有意義。然而，有某些化合物，人類在較低劑量下會比受測動物易經歷不利的健康影響。

4. **答案：(B)**

   多數研究人員現在相信電磁場與癌症有關，當高功率傳輸電線已經被牽連在內，許多研究現在證實，家庭電器用品，如電毯也可能是有害的。相較於其他家用電器，使用電毯可能具有較高癌症風險的理由，是因為電磁場與人緊密接觸，且這種暴露經常是長時間的（整晚）。

5. **答案：(B)**

   與毒性化合物一起工作的人，將附著於工作服及工具上的殘留化合物攜帶回家時，其子女及配偶也會暴露於化合物之中。

6. **答案：(C)**

   近來，「胎兒保護政策」被應用於婦女而非男士身上。這項政策之所以被質疑，是因為許多化合物被認為太過有害而不適合婦女們工作，

然而它們也被證實對男性的生殖系統同樣有害。在過去十年以來迄今，至少有五件對抗公司的訴訟，但是不曾建立適法的判例。

第 五 章

我們的寶貝：出生前及出生後

我生二女兒的預產期是四月十六日，當三月逼近時，我並不關心自己尚未整理好嬰兒用品、裝設好嬰兒床，或為我的其餘家人安排時間表，畢竟，我仍有充裕的時間。

然而，出乎我們意料之外，琪莉出生於三月四日，比預產期早了六週。我們早產的女兒出生時，體重僅僅只有一千九百六十公克。

當時二女兒的早產困惑著我們——尤其是因為我們的大女兒是足月出生的。但是，在二年半之後的現在，我們已不再訝異琪莉的早產了。

就在我們遷入全新的家（亦即是我們現在已知會持續排放毒性的地毯、油漆及家具蒸氣的同一個家）之後兩個月，我懷了琪莉。而在我懷孕期間，我們家由除蟲公司噴灑了五次農藥。

回顧這些事項，現在看來似乎相當切題。然而，回憶當時，我們不曾考慮到任何這些環境因素，竟會成為我們女兒早產的可能原因。

在解毒診所時，我記得曾驚訝於遇見好幾位其他也生出早產的病患，這似乎有某種相互關聯，但是，在當時我仍不知道這到底是怎麼回事。

當研究本書時，這種關聯性就變得相當明顯了，我驚訝於有許多我尚未揭露過的文章及研究——其中有些在好幾十年前就已進行了，研究焦點集中於化學暴露對生殖功能的影響上，這些報告不僅提出毒素與早產兒間的可能關聯，而且它們也引證毒素對於其他生殖功能的影響。

不，我不能以科學證明琪莉的早產是因為我持續的毒性暴露，嬰兒早產有不同的原因，但是，我真的相信琪莉的提早出世，是由於我曾將自己及尚未出世的寶貝，暴露於無數種化合物中。

無論這是否為個案，事實仍繼續存在，有文件證明毒素會對生殖系統產生不利影響。暴露於有害化合物中，會引發流產、早產、先天缺陷及在稍後的幼兒時期發生癌症。

本章中的資訊對於父母們大概是全新的概念，在分娩課程、幼兒遊戲組成的家長教師聯誼會中，往往不會討論及此，同樣的，你的產科醫師或小兒科醫師也不常與你討論。我在兩次懷孕期間，幾乎都不瞭解化學物質與生殖功能的關係，當然，在我懷孕時，我想到許多事情——但是老實講，我壓根沒有考慮到農藥或甲醛是否正傷害我未出世的寶貝。沒有人警告我與一般家用化學清潔劑、含鉛汽油或我丈夫在工作中所暴露

的化學物質等相關的危害。

我現在發現這是相當諷刺的：當我懷孕時，我深受重感冒之苦，但我一次都沒有服用感冒藥，因為我關切它對寶寶的衝擊；然而，同時我也居住於排放多種有毒化合物及被重複噴灑殺蟲劑的家。

本章將焦點集中在毒素對孩子出生前及出生後的影響，它描述毒素對於男性及女性兩者生殖系統的影響，化學物是如何直接影響在母親子宮裡的胎兒，以及在工作中暴露於化學物的危險。本章也提出孩子們之所以在出生後，即每天暴露於毒素中，是源於受到母乳的污染。

大多數父母們總希望可以提供最好的給子女，我知道我們做到了。使我們相信自己可能毒害了孩子的論調，看來似乎更像是某些源自於史蒂芬・金的恐怖小說中的情節，但是，很不幸的，它可能是真的。我們的孩子現在居住於一個充滿化學物的世界中，不像我們過去在嬰兒時期曾經暴露過的，因此，我相信即將為人父母者，絕對有必要去瞭解化學物質是如何能直接影響他們的孩子及他們尚未出世的寶寶，畢竟，就如同其他所有事情一樣，我們往往不會有第二次機會。

問題剖析

 ## 會影響生殖功能及後代的毒素

致畸胎物質

致畸胎物質是一種化學物質，在低於那些對懷孕婦女必然會產生明顯毒性訊號的劑量時，會使胚胎產生不利影響。懷孕之後，暴露於致畸胎

物質下，已知會引起流產、死產、新生兒體重過輕及先天缺陷。

或許一種最聞名的致畸胎物質例子，就是在六〇年代專給婦女服用的一種鎮靜劑薩立多胺。儘管薩立多胺對孕婦並無明顯的毒性影響，惟服用該藥後的母親所生的嬰兒，往往會產生畸形的手臂及腿。

現已經證實，對於該藥的致畸胎影響，人類比動物更敏感。例如：人類比老鼠的敏感要多出六十倍之多，比狗則會多出二百倍，同時比大頰鼠要多出七百倍。

當服用薩立多胺的母親們，生出大量的畸形嬰兒之後，醫學界被迫收回原來主張，胎盤可以防止有害細菌及毒性化學物質，免於影響胎兒的立場。醫師們先前認為只有德國麻疹及梅毒會通過胎盤，並傷害胎兒。

今日已知胎盤會防止某些物質影響胎兒，然而仍有其他物質容易通過。亞瑟·凡德醫師指出：「幾乎所有的化學物質都能進入母親的血液中，而或多或少會進入胎兒體內。」

毒性物質會以多種方式影響胎兒。例如：鉛會集中於胚胎的腦部，引起腦部損傷；農藥會累積於胎兒脂肪中，引起智能混亂或器官損傷。

其他變數也會決定致畸胎物質是否會影響胎兒，這些包括在暴露發生時的妊娠期間、暴露劑量、化學物質進入孕婦的途徑，以及未出世小孩的真正基因排列，最終的影響可以從無到不可挽回。

至今，我的小女兒仍是無法預測毒性影響的例子，然而，我依然無法告訴你琪莉遺傳的化學物質負荷，是否會影響她的健康（因為這些化學物質的許多影響，須耗費數年才能使她自己領會）。目前我能告訴你們，她自從出生以來，確實很強壯及健康。事實上，就在她出生幾個小時前，我曾被通知她一出生就必須以救護車緊急送往兒童醫院，因為檢驗結果顯示她的肺部尚未成熟；但出乎大家意料之外，當她出生時，她的呼吸絕對是正常的。

　　我自然希望她的身體能繼續抵抗任何毛病，同時在未來不要產生任何健康上的不利影響，因為她曾經持續地暴露在那麼多的化學物質下。無疑的，並非每一個暴露於致畸胎物質下的胎兒都會被影響，很可能她將繼續保持健康；然而，我現在想到當懷孕時，將自己暴露於已知或可疑的致畸胎物質中，等於是將胎兒的健康放在一場賭注上。

　　近來一位在這個領域內相當傑出的專家菲力斯・賽佛博士指出，有證據顯示下列藥物及化學物質會損傷胎兒：

- **抗癌藥物：** 原設計用來殺死惡性腫瘤細胞的藥物也會殺死胚胎中的健康細胞。
- **抗凝血劑：** 可能會引起面部及視力的缺陷，智能障礙及其他中樞神經系統異常。
- **抗感染藥物：** 可能會引起肝功能障礙。
- **四環素：** 已知會引起嬰兒的牙齒變色。
- **消炎藥劑：** 會使胎兒的心臟血管系統產生不利影響。
- **抗精神病藥物：** 會引起新生兒黃疸及肌肉顫抖。
- **荷爾蒙：** 會引起胎兒心臟缺陷。
- **鎮靜劑：** 與新生兒的先天性畸形及呼吸問題有關。

　　當然，在以上所有的情況下，孕婦必須決定服用一種藥物是否會比對胎兒的已知風險還要重要。

　　此外，賽佛博士警告以下的金屬及化學物質是致畸胎物質，同時也會對胎兒有害：砷、鎘、金、鉛、汞、丙烯腈、aldicarb、苯、可氯丹、戴奧辛、二溴乙烷、多氯聯苯、丁基羥基甲苯、乙二胺四乙酸、聚乙烯吡咯酮、二溴氯丙烷、甲苯及氯乙烯。很不幸的，這些化學物質可以在商

品中及孕婦每天都可以接觸到的商場、家庭及工作環境中出現。例如：丁基羥基甲苯（BHT）、乙二胺四乙酸（EDTA）及聚乙烯吡咯酮（PVP），往往被發現於食品及化粧品中；氯乙烯是一種被用來製造無數種日常生活用品的塑膠，包括家具、汽車內部及玩具；苯被發現於油漆、溶劑、黏膠及清潔劑中；甲苯則存在於指甲油、去污劑及麥克筆。

致突變物質

致突變物質是引起基因突變的化學物質，突變發生於當精子或卵的DNA（去氧核醣核酸）被改變時，接下來會改變下一代的基因密碼。DNA的這種改變，會導致以下兩種其中之一不利影響：第一種是，基因密碼中的改變會因DNA不再能相配於生殖的模板（亦即可孕性），而會抑制以前曾發生過的成功的受精；第二種是，基因密碼中的改變會觸發遺傳疾病或先天性的畸形。

當我們考量致突變物質的不利影響可能會等到下一代才會變得明顯時，評估毒性化學物質暴露的影響，就變得非常複雜。例如：一位婦女可能在二〇年代期間，暴露於化學物質中而沒有任何明顯的影響，然而，這樣的暴露可能要對後來她孫子的先天缺陷負責。要思索在過去究竟是暴露在何種化學物質而引起先天缺陷，是非常困難的，評估毒性暴露的不利影響甚至更複雜。過去多重化學性的暴露及介於暴露與影響間的期限，使人幾乎不可能判斷，到底是哪一種化學物質觸發了先天缺陷。然而，不能證明哪一種致突變物質會引起先天缺陷，並不意味著致突變物質不存在，或者我們不會受到它們的影響。

每當我想到致突變物質，總是感到害怕，這些化學物質存在於我們的日常生活中，使我們不可能真正瞭解每天暴露於化學物質中，到底對於

我們家人的影響為何。

毒素對於男性生殖系統的影響

　　毒性化學物質除了會影響DNA密碼外，也會全面影響生殖系統——不只在懷孕期，而且不只是婦女的生殖系統。暴露於有毒化學物質，也會藉損傷男性精子功能，而影響一對夫婦生育的計畫。

　　一九八〇年，地球之友發表一篇於一九二九年～一九七九年間由三十二項有關男性生殖力的研究所得到的震驚結果。這些研究包括許多隨機取樣的美國及歐洲男性，結果顯示在一九三〇年平均男性精子數目是一億二千萬／毫升，二代之後則少於八千萬／毫升，目前平均男性精子數目為二千萬／毫升，一位精子數目這麼低的男性，可以視為是功能性不孕，也就是說要人懷孕很困難。由於平均精子數目如此劇烈地減少，以至於在一九八〇年，估計有百分之三十的美國男性是功能性不孕。許多研究人員暗示，增加使用已經有文件證實會干擾正常精子產生功能的化學物質，如農藥及重金屬，是劇烈改變精子數目的主要原因。一位在這個領域中的傑出專家羅夫・道弗提博士，將不孕症增加歸咎於，在我們環境中的氯化碳氫化合物，特別是多氯聯苯。

　　功能性不孕也並不只適用於年齡較大的男性，一項在各主要美國大學中所進行的一項研究顯示，在今天各大學的學生中有百分之二十五是不孕的，在三十五年前僅低於百分之零點五是不孕的。

　　在男性中的不孕症比例是如此之高，致使精子銀行找尋可接受的捐贈者很困難。根據服務於美國其中一家最有歷史的商業性私人精子銀行的一位董事長約翰・奧森指出，找尋高品質精液捐贈者在過去從不成問題，然而現在他的精子銀行卻必須拒絕十分之九的申請者。

就今天在我們生活中的毒性化學物質的數量而論，功能性不孕的男性人數極有可能仍然會持續攀升，這個暗示的確令人驚嚇，這難道意味著今天有多達百分之七十五的下一代也會如此？在我們最終承認日常化學物質會不利影響生殖功能之前，這個百分比應該要多高呢？對於那些在房子裡及四周繼續噴灑殺蟲劑的朋友們，我經常好奇他們的子女是否（身為可能的不孕成年人）會認為使用有毒的殺蟲劑，來消滅廚房中的螞蟻確實比較好，而寧可不嘗試一種無毒的替代方法？再者，假如他們發現他們的父母，在知道殺蟲劑與不孕症間的相關壓倒性的資訊，但不管如何，卻仍選擇使用殺蟲劑的事實後，我好奇這些年青人會諒解他們的父母嗎？

暴露於殺蟲劑中會引起不孕症並非是什麼新鮮事，讓我們回顧七○年代一個可恥的事件：在加州一間製造農藥二溴氯丙烷的化工廠工人，清楚地被證實男性生殖功能是如何被農藥所影響。在這間工廠，有好幾位年輕已婚男性焦急的想要小孩，然而，奇怪的是，在經過一段相當長的時間之後，這些男性的妻子沒有一位懷孕過。

在一九七七年，經過醫學檢驗之後，真相終於大白，這是由於他們暴露於二溴氯丙烷（DBCP）中的結果，其導致男性工人顯示睪丸萎縮及精子量減低等二項症狀。檢驗也顯示每一位男性都產生了多得不尋常的畸形精子，最後預知這些男性都是不孕（現在 DBCP 也已經被歸類為致癌物質）。

自從那時起，其他毒素也被證實會影響男性生殖功能。在美國氨基氰公司，女性員工逐漸瞭解，她們暴露於鉛會影響懷孕，假如要保住工作，就必須執行自願的消毒（該公司害怕訴訟）。然而，稍後職業安全衛生署（OSHA）發現，工廠裡的鉛濃度對於男性員工具有同等危險性。

男性暴露於毒素不僅會影響生殖力，也會影響胎兒的健康，對於這種

204

情況如何會發生，有兩種理論存在：第一種理論是，因為毒素可以在男性生殖道中收集及濃縮，所以毒素會直接毀損精子中的基因密碼；第二種理論是，發生於懷孕之後的性交期間，由精液所攜帶的毒素，會經由陰道壁的吸收，進入血液流向胎兒。（這兩種理論中任一種，都可以解釋為何有那麼多越戰退伍軍人，因涉及使用橘劑而生下有先天缺陷的子女，同樣也可以解釋為何在南加州大學所進行的一項研究中發現，父親暴露於毒性化學物中的孩子與罹患腦瘤兩者間的明確相關性。）

工作中會影響生殖功能及後代的化學性暴露

美國政府估計，在國內有近一千五百萬～二千萬的工作，使得員工暴露於某種型態的生殖危害中。確實的影響會隨著工作中所使用的化學物類型而變化，例如男性工人暴露於汞、鉛、鎘、砷及鋅等金屬，染色體會遭受損傷，而他們的妻子顯然較容易流產。然而，究竟是這些金屬確會損傷精子，然後導致畸形的胎兒；還是男性經由工作服及工具將金屬帶回家而使得婦女受到污染，目前尚有待釐清。

自古以來，鉛已經被認定是一種會干擾生殖功能的金屬。女性暴露於鉛已知會引起亂經、不孕症、自發性流產及死產。產前暴露於鉛也同樣有害，即使是少量子宮內的鉛暴露，也會引起學習障礙、腦部損傷及智能遲帶。

值得重視的是有將近百分之九十進入空氣的鉛是來自於汽油燃燒。因此，不僅是那些電池製造廠的員工、油漆工、排版工人或彩色玻璃藝術家，每一個人都規律性地暴露於鉛（欲更深入探討鉛的影響，請參閱第四章）。

工作中暴露於許多其他物質，也會對生殖功能產生不利影響，例如：藝術家、陶藝家、吹製玻璃的人，以及製造油漆、墨水、橡膠和木頭防腐劑的人，會暴露於錳塵中，而引起陽萎或其他性機能障礙。使用於製造塑膠的氯乙烯，被視為一種致突變物質，並且會引起性障礙、流產及可能的先天缺陷。有超過二百萬美國工人暴露於甲醛中，而引起精子數目偏低、月經不順及在懷孕期間的貧血症；同樣的，二硫化碳是一種用來製造人造絲的燻煙劑，已知會破壞精液品質，並減少睪丸的大小。

諷刺的是，衛生專家所使用的化學物，造成了某些最大的生殖危害。例如：孕婦暴露於用來消毒物品的環氧乙烷之中，是冒著損傷她們尚未出世的寶寶的DNA之危險，因為環氧乙烷是一種致突變物質；此外，處於環氧乙烷的孕婦還會有較高的流產風險。在男性方面，慢性暴露於不同的麻醉氣體，已經與不孕症增加、自發性流產率及低出生率間有相當關聯。研究也已經顯示，對於在懷孕前及懷孕期間，工作中與麻醉氣體為伍的醫院職員而言，出生嬰兒的先天缺陷率會增加。

此外，還有一份職業及相關的危害性毒素名單：

- **航空器工人：**有機氯溶劑、水力流體、焊接燻煙及輻射。
- **木匠及建築工人：**黏著劑、油漆、石綿、纖維、絕緣體、塑膠、溶劑及亮光漆。
- **乾洗員工：**二溴乙烷（為防水及保護的塗料）及萘（為了防水）。
- **電工技師：**多氯聯苯（用於絕緣體中）、輻射（在電器中）及鎘（在銲接劑中）。
- **農夫及農業工人：**殺菌劑、農藥、除草劑及乙烯氣體（用來加速成熟）。
- **燻蒸工人：**殺菌劑、農藥、除草劑、苯、氯仿、甲醛、靈丹、丙烷

及其他推進燃料。

・**家具製造工人**：甲醛、漆器溶劑、五氯苯酚、亮光漆及著色劑。

・**寶石匠**：漆器溶劑、鉛、汞、苯及砷燻煙。

・**印刷工人**：苯、甲醛、鉛（於壁紙印刷中）、甲苯及二甲苯。

・**攝影師**：氨（在自動底片處理）、甲醛、氯、酚及硫酸。

・**鉛管工人**：石綿、氯仿、鹼液及聚氨酯。

這份名單正持續增加中，最近有相當多的特殊化學物，正被研究其對於生殖功能的影響，這些化學物質出現於不同的工作場所，同時也常常在家中被發現。

母乳污染

當我的女兒早產出生時，她實在是小得無法成功地哺乳。雖然如此，每天早晨二點我仍醒來，並接上我的吸奶器，精確地擠壓我的母乳，然後將其倒入專為早產兒特製的奶瓶中，我決定讓我的女兒被餵食母乳——即使她的嘴小得無法正常哺乳。當我的母乳在一個月之後供應枯竭時，我覺得悲傷並擔心女兒即將得不到我的「極好的」母乳；然而，有鑑於我現在已經瞭解到有關母乳中的種種毒素，我並不確定我現在會感覺那麼的糟。

我現在瞭解，母乳可能被來自於儲存在婦女身體脂肪中的有毒化學物質所污染。根據環保署指出，美國嬰兒平均攝取的狄氏劑——一種強而有力的致癌劑，為規定允許量的九倍。同樣的，環保署陳述美國嬰兒平均攝取的多氯聯苯量，為食品藥物管理局所規定的最大多氯聯苯含量，此含量會引起測試動物先天缺陷及癌症。

再者，即使滴滴涕因其毒性而在一九七二年起被禁用，最近的一項研究仍顯示，在母乳中的滴滴涕含量並未減低。這項事實不僅暗示，過去化學性的暴露仍保存於體內一段相當長的時間，而且，我相信也證實了在某些農藥中，滴滴涕仍時常做為一種機密惰性成份。該研究指出，有相當比例的嬰兒正攝取滴滴涕，並超過被認為可接受的量。事實上，該研究亦說明，含有相當滴滴涕含量的牛奶，早就被食品藥物管理局所禁用。

因為在哺乳期間人體脂肪流通會增加，同時儲存在脂肪中的毒素被釋入血流中，故會導致母乳遭受污染。哺乳的母親在生活中所暴露的毒素愈多，所分泌的母乳被污染的可能性愈大。

然而，美國小兒科學會最近陳述，沒有證據指出在母乳中發現的污染物含量對哺育嬰兒有實質上的危險，迄今，當我閱讀到這種敘述時，我不得不回想到過去多位頗受好評的醫師，也不相信我的化學性暴露正傷害我的慘痛經驗。再者，有其他已經進行過研究的科學家及醫師們，並不同意該學會的結論。這些研究指出，早產兒可能比較會被受污染的母乳所影響，因為早產兒的淘汰機轉傾向於被破壞，同時他們的血液──腦部屏障更容易被衝破。後者尤其重要，一來因為農藥及其溶劑材料屬於神經毒素，二來腦部成熟發生於出生之後。

這些有關母乳令人焦慮的事情，並不表示牛乳是較安全的替代品。在取樣牛乳中，有以下殘留物會被偵測到：內含百分之九十六狄氏劑、內含百分之九十三的七氯環氧化物、內含百分之七十三靈丹、內含百分之六十九可氯丹及內含百分之四十八滴滴涕，由此可見奶粉也會被毒性化學物所污染。

有太多證據仍支持母乳為幼兒的最佳營養選擇，不僅母乳本質確保含有嬰兒所需的全部營養，而且母乳中也含有新生兒需要的重要抗體；同

樣的，哺乳也能成為母親與孩子間感情的維繫良機。然而不管怎樣，哺乳的母親應該要察覺母乳污染的可能性，並應該採取某些預防措施來保護她們的嬰兒。

嬰兒用品

我認為極端重要的是，至今本書中所探討過的許多毒性化學物，也能在今天市面上無數種嬰兒用品中發現，許多用來清潔嬰兒皮膚的嬰兒用品，基本上都含有丁基羥基甲醚／丁基羥基甲苯、香精及滑石。丁基羥基甲醚是一種疑似人類致癌物質，在動物研究中，丁基羥基甲醚及丁基羥基甲苯兩者都顯示會引起代謝壓力、生長速率機能減低、肝損傷、體重減輕、禿頭及畸胎。

「香精」這個字眼在嬰兒用品標示，涉及多達四千種不同的成份，但往往沒有一種會列在標示上，大部分的香精是合成的，同時在臨床觀察上已經被注意到，會引起多種類型的中樞神經系統症狀。

即使是某些基本用品如嬰兒爽身粉之類的東西，都可能是非常有害的。滑石粉是一種在大多數嬰兒爽身粉中的成份，會被致癌性的石綿所污染。假如意外地吸入或食入含有滑石粉的嬰兒爽身粉，也可能是有害的，每年就有將近五十個吸入嬰兒爽身粉的案例，通報給紐約毒物防治中心。當滑石粉被吸入時，嬰兒會罹患嚴重的、急性的或慢性的呼吸狀況，當暴露量很大時（藉意外的吸入），甚至可能會致命。在一份包括二十五個吸入滑石粉的案例報告中，有百分之二十的兒童死亡，洛磯山毒物中心的貝利・朗派克博士，相信滑石粉應該從兒童的環境中完全去除。

免洗尿片

當為本書研究資料時，我有機會替一位朋友的小孩更換尿片，這是自從罹患化學性過敏以來，我第一次暴露於免洗尿片中，正當我即將完成這瑣碎的苦差事時，我驚訝於來自尿片的壓倒性化學氣味。就在為小孩包好尿片的短暫時間裡，我的眼皮已經腫起來了，同時，我也感到頭痛。我想起了所有那些，無數種曾經用在女兒可愛臀部上的免洗尿片。突然間，我發現自己正奇怪於為何我未曾真正思考過，到底是什麼東西會使得他們的小屁股乾爽呢？

畢竟我們知道女兒在尿片需要更換之前，就已經小便了好幾次，但是到底是什麼使得孩子仍保持乾爽呢？

免洗尿片含有多種化學物質：染料、香精、壓克力、聚酯及聚乙烯等，而它會在嬰兒二歲前或更久時間，全天候的包住嬰兒（據估計，嬰兒包尿片的時間將近兩萬個小時）。染料已知會引起貧血，損傷中樞神經系統、腎臟及肝臟；根據食品藥物管理局指出，香精會引起頭痛、眩暈及皮疹；聚乙烯則是一種疑似人類致癌物質。

除了會吸收潮濕外，塑膠製免洗尿片也會保持溫暖，免洗尿片內部的溫度可高達華氏一百零四度，這些濕熱條件為細菌孳生創造了一個完美的環境。

在一項針對一個月大嬰兒所做的研究顯示，有百分之五十四包免洗尿片的嬰兒罹患皮疹，同時有百分之十六罹患嚴重的皮疹；然而，只有百分之十八包布尿片的嬰兒罹患皮疹，沒有一個嬰兒罹患嚴重的皮疹。對於眾多免洗尿片使用者的尿布疹增加率的可能理由有：某些嬰兒對免洗尿片中的化學物質過敏；免洗尿片外觀常是乾的，所以較不常被更換；

以及免洗尿片減少空氣流通，並提高溫度。

　　另外，近來受到大多數媒體注意的焦點，在於免洗尿片對環境造成的衝擊。在一九八九年，有一百六十億使用過的尿片進入掩埋場，同時有二十億餘是被焚化處理。姑且不論我們的掩埋場容量已經飽和的事實，這些潮濕的尿片極有可能同時污染了我們的地下水。而有些尿片宣稱尿片是生物可分解的也並非事實，所謂「生物可分解的」尿片，僅止於在製造過程中加入玉米澱粉而已，玉米澱粉會幫助尿片分解，但並不能使尿片真正的經生物分解。

　　瞭解有關免洗尿片中的化學物之後，有一天我在商店中，發現自己正凝視著印刷在多種廠牌的免洗尿片包裝上的「無化學物」字眼。其中一家廠牌製造商對於商品相當有信心，以至於將免費電話號碼印在包裝上，好讓消費者有任何問題的時候可以用來聯絡。我無法抗拒，即使我不需要任何尿片，我仍然購買了一包。

　　在打電話給該公司之前，我先利用自己的鼻子為尿片完成一種非常簡易的化學性測試。當我拉開第一片尿片時，實際上我沒有聞到味道，只有用來黏尿片的膠帶似乎排放出一種明顯的味道。我甚至冒險地深深吸了幾口（這是我對其他尿片不曾做過的事），但這尿片並沒有使我產生任何反應。

　　儘管我承認這些尿片並不像其他廠牌一樣含有許多化學物，我仍不能瞭解，該公司是如何能稱呼它們是「不含化學物」。畢竟，我相當確信它們曾以氯漂白過（也就是說它們可能並非不含戴奧辛），我也相當確信這些尿片是由塑膠所製造的，更進一步說，我懷疑尿片頂端所裝飾的彩色小鯨魚及小鳥，是用無毒的水彩手繪而成。

　　我打電話給尿片製造商來證實我所懷疑的尿片，並非真正不含化學物質。起初，該公司的代表非常熱誠，他們告訴我：「是的，『生物可分

解的』尿片外層是由以玉米澱粉為基礎的樹脂及塑膠所混合製成的。」當我追問要點，假如該公司的尿片是由塑膠所製造的話，那麼它就不能稱為不含化學物才對。我繼續向另一位職員詢問，最後終於獲得招認，尿片製造商僱用一家化學公司來製造這種新型的「生物可分解的塑膠」，當我問到該生物可分解的塑膠是否已經長期或短期健康效應的檢測時，他們告訴我肯定的答案。然而，當進一步追問，我發現全部的檢測都是由製造塑膠的公司所進行，有趣的是，我的電話交談也證實了我的「鼻子」檢測——用來保護尿片的膠帶，的確是由一般塑膠所製造的。

當我再次表達這種尿片怎麼能稱為「不含化學物」時，在電話另一端該公司煩惱的代表開始有點兒憤怒了，她為她的公司辯護，並很快地指出，每次公司嘗試做某些好事時，有些人總是反過來批評他們，她感覺公司的尿片當然是勝過其他廠牌的改善。儘管她並沒有真的說出來，但我瞭解，她表示她的公司應該受到感激——而非盡是挑毛病。

我能明白她的觀點。當然，我們要鼓勵製造商生產不含化學物的商品，但是我寧可先保留掌聲，直到製造商真的開始供應這類商品為止。假如尿片包裝上所陳述的是，該尿片比其他免洗尿片含有較少的化學物，那我就不會對該公司有任何良心上的譴責；但是該尿片並非「不含化學物」，而且還自吹自擂，這對憂心的消費者而言是不公平的，尤其是這些尿片比其他廠牌的價錢要高出將近百分之三十。

玩具

當我的健康慢慢地改善時，我對許多化學物變得較不敏感了，然而，假如我能經常冒險進入玩具店，我就會知道自己真正地在復原中。諷刺的是，有一家最容易令我產生反應的商店，竟然充滿了為兒童準備的商

品。

　　無疑的，玩具店會影響我的一個理由是因為此處有這麼多由乙烯塑膠所製作的玩具，包括氯乙烯、聚氯乙烯（PVC）及聚乙烯吡咯酮（PVP）。聚乙烯吡咯酮是相當有害的，以至於太空總署曾禁止它使用於太空艙中，它是一種致癌物質，同時會引起稱作儲積病的肺病，會增大淋巴結，並導致肺部質量及血液細胞發生改變；聚氯乙烯會釋出氯乙烯，該化學物列在環保署的六十五種污染物優先名單上，被認為有害於人類健康；氯乙烯有致癌性、致畸胎性及致突變性，它會引起手指麻痺、慢性支氣管炎及過敏反應，以及其他不利的影響，此外，酞酐及其他使用於聚氯乙烯生產過程中的可塑劑，會刺激喉嚨、嘴及鼻，並會灼傷皮膚。迄今，這些材料仍常常使用於（並未印製警告字樣）嬰兒、幼兒及較大兒童的許多玩具中。

　　在我察覺自己對於塑膠過敏之前，我常留意為何我總是感覺在我們家房間裡不舒服，最後我們將「塑膠」聯貫起來。回想當時，外人匆匆一瞥我們家房間四周，可能會很容易誤認這個地方是玩具陳列室，因為市面上有的塑膠玩具，我的女兒們全都有了。儘管它們亮麗的色彩及外觀很討孩子們喜歡，但這些玩具正排放出確實會使我觸發不利反應的化學物，我對於特別為兒童設計的商品居然使我們過敏感到相當擔心。

嬰兒房

　　除了嬰兒商品外，尿片、玩具及其他用品都可以在典型的嬰兒房中找到，假如它最近裝修過，可能也會產生健康問題。例如：嬰兒床墊可能會有阻燃劑，如氯化四鏻（THPC），當布料潮濕時，這種常用的阻燃劑就會釋出甲醛。

與此相似的，床及舖蓋經常是由持續排放有害蒸氣的塑膠所製作。有一種這類塑膠聚胺酯，會釋出甲苯、二異氰酸鹽，嚴重影響肺部。

床罩及枕頭套經常是由聚酯類所製作的，該物質經甲醛處理過，會引起眼睛及呼吸道刺激和急性皮膚炎。同樣的，嬰兒毯可能經過農藥防蟲處理，或由壓克力尼龍或聚酯類製作。尤有甚者，育嬰室的牆壁可能剛油漆或貼壁紙，地板上舖設新地毯，房間裝設新家具，同時衣櫃內裝滿了全新的聚酯類衣物（有關排氣問題的探討，請參閱第三章）。

然而，一個新生的嬰兒卻被放置於這種特殊的環境，就在這種環境之中，嬰兒必須從他的生命中前幾天，就開始持續吸入被排放出來的有毒蒸氣。嬰兒不可能告訴父母這些蒸氣打擾他們，他們最佳的表達方式就是哭，這種哭聲可能必須翻譯成：「讓我脫離這些有毒蒸氣吧！」

嬰兒猝死症

身為一位母親，我驚恐地發現某些嬰兒會突然停止呼吸而死亡。事實上，在許多情況下，我會把我的幼兒從沈睡中喚醒，只為確信她們還在呼吸。我也承認哺乳我的大女兒的時間，比我想要的時間延後兩個月之久，因為我閱讀過在以奶瓶餵奶的嬰兒中有較高的嬰兒猝死症（SIDS）事件發生。坦白地說，我已經儘可能的減低嬰兒猝死症的可能性。

醫學專家仍不能斷定為何這些嬰兒會停止呼吸。最近的一項研究提出，存在於每一種新的嬰兒用品中的甲醛，對於這些嬰兒的死亡可能扮演一個重要的角色。這種理論對我而言，並不是牽強附會。

首先，我知道甲醛怎麼影響我自己的呼吸。在我們老家中，我往往從沈睡中突然害怕得驚醒，因為我曾停止呼吸了好幾秒鐘；有趣的是，在我們新的無毒的家裡，這種情形卻不曾發生過。

其次，我瞭解五歲以下的兒童呼吸與成人不同。因為他們的呼吸道支氣管較少且較窄，故幼童的呼吸速率比成人快。這意味著在同一間房裡，幼童在空間中吸入的氣體比成人還多。此外，兒童傾向於用嘴呼吸，所以有較大部分的物質會在鼻通道中被截獲留住，不然的話，就會一路通往兒童的肺部，這些吸入的有毒物質會進入人體的其他部位。此外，長期暴露於有毒化學物會破壞肺部的正常運轉，當吸入有毒物質時，就會增加組織發生損傷的可能性。

有另一個理由使我懷疑化學物與嬰兒猝死症之間的相關性，那就是文件證明在冬季期間發生嬰兒猝死症的事件較多。在冬季期間，窗戶經常是緊閉的，這會減少每個房間的通風，包括嬰兒房，通風量減少會增加吸入排放蒸氣體的可能性。

傳統醫學界不能判定這些可怕死亡原因的事實，更使我相信嬰兒猝死症可能與化學物有關，我自己的經驗重複地證實，大部分的傳統醫師至今必須承認（更遑論研究），在我們的生活中有無數的化學物對健康有不利影響。

Fouling the Nest

Fouling the Nest 這句美式片語，是用來描述一個人，在工作中暴露於化學物或其他物質，而無意中污染了自己的家。這種情況往往發生於當每晚受污染的工作服或與工作有關的工具被帶回家時，生活於家中的其他家人就經由吸入、皮膚接觸而暴露於有毒物質中。

工作中暴露於石棉正是典型的一個例子。研究曾經顯示，某些暴露於石棉的工人家庭成員，在延至三十年之後才罹患與石棉有關的疾病。有趣的是，暴露於石棉的員工太太們最受影響。這可能因為太太們是負責

清洗丈夫工作服的人，或因為他們與丈夫接觸的時間最長。

在家工作的藝術家也是此一典型的受害者，在家中工作的藝術家並不受到職業安全衛生署的整體規定所監控，因此他們自認處於安全的狀況之下。不幸的是，這往往不是那麼一回事。

許多藝術用品是有毒的，迄今，往往這是唯一出現在藝術商品上的警告：「僅使用於通風良好的區域。」然而，這種警告太含糊，且效果不彰，因為很難確定何謂「通風良好的區域」。例如：一位藝術家可能將此解釋為一扇打開的窗戶，另一個人可能認為其意為兩扇打開的窗戶，第三個可能認為是有了打開的窗戶加一支通風扇。就這些在家工作的藝術家而論，他們正使家人每天暴露於毒性物質中，這樣的警告似乎並不夠。

更有甚者，看起來似乎對成人的健康沒有負面衝擊的工作環境，事實上，可能對兒童非常有害。例如：紐約有一對夫妻在他們的廚房中製作彩色玻璃，在他們本身並無不利於健康的影響，惟他們十八個月大的幼兒卻被診斷出，由於暴露於父母所使用的藝術材料中而罹患鉛中毒。

此外，一些業餘藝術愛好者，不管他們真正的職業是什麼，可能也會污染他們的家。藝術安全中心估計有一億美國人，包括兒童及藝術愛好者，暴露於危險的藝術材料中，卻不曾認清事實。

不幸的是，我曾經遇見一位對於所使用的藝術用品產生嚴重反應的人。當我在解毒診所遇見這位畫家時，她從腰部以下完全麻痺，並坐在輪椅上。

三年以前，她開始注意她的腳及腿有些刺痛，當時間一分一秒過去，這些情況愈來愈糟，僅管如此，每次她前往專家處求助，她就得到意外的、令人沮喪的診斷（癌症、帕金森氏症），隨後這些結果都被證明是不正確的。為了想忘記她的憂鬱，她更勤於作畫，因為她的嗜好總是提

供她一些放鬆的宣洩管道。最後她發現是自己所使用的顏料緩慢地使她麻痺，檢驗證實她罹患了正己烷中毒，而經常吸入正己烷已知會引起永久性的神經損傷。情況更糟的是她的家人也都中毒了，雖然所受的影響程度不同，但整個家庭都必須歷經解毒計畫。

我的姐姐告訴過我，她的一位朋友及其丈夫，共擁有一小型農藥事業。有一天，我姐姐悲傷地注視著她的朋友正駕駛著除蟲公司的卡車，我的姐姐更心痛的是，她注意到朋友的兩歲大小孩正快樂地緊挨著母親身旁坐著。不可否認的，當她們天真地使用卡車，來做為每天的交通工具時，母親及女兒兩人都暴露於持久不退的農藥氣體中。

藝術用品及兒童

成人藝術用品會引起呼吸及消化道問題、皮膚刺激、神經學的影響及癌症。不幸的是，許多兒童經常使用或暴露於成人藝術用品中。這是值得關切的，因為兒童暴露於毒性的藝術商品中比成人更具風險。

首先，毒性化學物會更容易進入兒童體內，因為他們的呼吸速率比成人快，且皮膚較薄，另一個理由是兒童更可能誤用商品（例如：嚼它們、吸入它們、互相塗抹它們）。

不久之前，我女兒的遊戲團體要將石頭塗上顏色做為父親節的禮物，這個計畫起初看來似乎相當無害。當兒童快樂地在戶外以水彩為他們的石頭上色時，一位負責這項計畫的母親手中拿著一罐噴漆走近我。由於她知道我對化學物過敏，所以她詢問我是否要停止噴灑我女兒的石頭。她想也許我不要石頭上有氣味，但是我更關切的是，當我們的小孩還在那兒時，她已經開始噴灑全部的石頭。我迅速聚集我的孩子（以及她們不閃爍的石頭），並叫她們進入車內。

　　不幸的是，她並不瞭解我的憂慮，且開始噴灑其他孩子的石頭，當我注意風的方向、她使用的噴漆罐及其他小孩與她靠得多近時，我突然將這種憂慮極力表現出來，叫所有孩子進入車內。我很肯定，她所使用的噴漆絕非是兒童的藝術商品，更明白地說，它的標示有警告以防止吸入、食入或皮膚暴露。更有甚者，這些兒童正暴露於商品中的任何有毒化學物，就因為如此，他們的石頭才會看起來那麼閃爍。

　　成人藝術產品也常使用於學校中。近來，在紐約一項調查顯示，學校會定期為高中藝術科及小學訂購含有正已烷（與周圍神經損傷有關）的橡膠水泥及含有甲苯（與肝畸型發育有關）的油性麥克筆。此外，含有鎘的壓克力漆（與日增的肺及前列腺癌有關）及鉻色素（已知會引起呼吸道癌），也在紐約學校補給品庫存中發現，而鎘及鉛在實驗室篩檢中被證明具致突變性。

　　但消費者產品安全委員會（CPSC）已經決定，藝術產品的教育價值比它們的風險更重要（依據一九七二年的消費者產品安全法規定，消費者產品安全委員會有權管理藝術商品的安全及標示）。藝術材料的項目，從禁止兒童商品含有害性物質的這項法律中被免除。該委員會反而明訂某些藝術產品，必須附帶警告標示及使用說明，但不必要求產品是安全的，警告標示只需要出現在已經動物實驗證明為有害的藝術產品上。這種死亡率檢測可知，在十四天內殺死一連串實驗動物的劑量，然而，該檢測並不會顯示任何長時間暴露於較低劑量下，所造成的有關基因或器官損傷的資訊。

　　此外，專為兒童所設計的藝術用品也呈現問題，因為它們也含有毒性物質。基於兒童藝術材料的安全性日益受到關切，現在可能會找到蓋有合格產品（CP）或認可產品（AP）標記的產品。該兩種標記表示該種產品「不含有即使大量吞食也不會造成人體損傷的材料」。

　　我的姐姐工作於一所現在只允許販售「合格」產品的學校。然而，這種證明會製造一種假相的安全意義，因為該項認可，並非來自於監督藝術用品安全性的獨立政府機構，反而是由許多藝術用品製造商，組成的藝術及工藝材料研究所創設的部門，來授與合格及認可產品標記。

　　像這樣的部門，有許多法規的問題存在。首先，三位有決策權力的毒物學家為該研究所雇用；其次，安全性的評估是根據文獻回顧，毒物學家並不篩選在最近的論文中，可能為人知、有關慢性健康效應方面的產品；最後，消費者被預期會接受在商品表面上的合格或認可產品標記，而不須知道藝術商品中的全部成份。

解決方法及替代方案

減低暴露於致畸胎物質及致突變物質中

　　解決方法其實很簡單，就如第二章、第三章及第四章的建議，只要減低在家中的日常化學物暴露量，就會自動地減少家人對致畸胎物質及致突變物質的暴露量。然而，因為在工作中暴露於毒素的機會是如此多，故可以採取下列步驟來減少在工作場所中的暴露量：

　　首先，鼓勵員工蒐集與工作相關的暴露類型及程度的正確資訊（請參閱附錄四「工作場所問卷調查」，及附錄五「研究生殖危害的化學物名單」），利用這些資訊，員工可以總結他們的工作是否會呈現顯著的風險。只有對於雇主表達安全的關切並與其他員工分享資訊，所蒐集的數據才會被注意到。愈多的員工表達關切，管理階層才愈有可能注意。

　　根據一九七〇年的職業安全衛生署的法案，雇主被強制須「提供每一

個員工適當的工作，及免於引起或可能引起死亡，或嚴重的身體傷害等認識。」（29U. S. C. 654(a)(1)）基於這項法律的理解，員工可以建議管理階層來改正任何現存與工作有關的健康危害。為協助員工如此做，珍・史德門（Jean Stellman）博士及蘇珊・道門（Susan Daum）醫師撰寫《工作危及你的健康》（Work is Dangerous to Your Health）一書，該書解釋如何確立一個個案，及如何蒐集數據資料等。

同時，員工可以聯繫當地媒體，他們往往會做報導並繼續調查。員工也可以寫信給州及聯邦立法者或透過工會（假如有的話）的訴怨管道。至少，當情況可能時，員工們可以採取「戶外」罷工手段。

根本之道在於，每一個人必須評估從工作中所得到的收入，是否會比已知健康風險還重要。假如顯示在不久的將來，不會有明顯改變的高風險時，你就必須變得有創造力，並決心去尋找其他工作。我相信，最佳的工作及世界上全部的金錢，都無法補償擁有先天缺陷嬰兒的遺憾。

減少母乳污染

許多研究已經顯示，一位婦女吃什麼與其母乳中的殘留物含量間，有直接相關性。例如：在一九七六年，環保署分析退伍女性軍人的母乳，發現其中的農藥殘留含量，明顯地低於那些一般非退伍女性軍人的母乳中所發現的量。相似的結果發現於一項，已發表於新英格蘭醫學期刊的研究，該項研究顯示退伍軍人媽媽的母乳中，僅含有非退伍軍人媽媽的母乳中的農藥污染量的百分之一或二。

剔除非有機性的奶品、肉類、家禽及脂肪含量高的食物，可能會明顯地減低母乳污染的可能性。此外，婦女在懷孕及泌乳期間應該避免使用殺蟲劑及除草劑，並避免食用快速減肥餐（因為不當的減肥餐，會使儲

存脂肪流通而引起污染釋入血流中）。

　　儘管我同意母乳污染是非常令人困擾的事實，但我仍抱著希望，期望母親們不會對哺乳喪失勇氣。哺乳在營養、免疫及心理上的利益，仍然比母乳中有毒殘留物的已知風險還要重要——尤其是嬰兒奶粉也受到污染。我們期望母親及準媽媽們利用這種知識，形成避免暴露於毒素的原動力。

嬰兒用品替代物

布尿片

　　在我開始研究嬰兒用品替代物之前，對於我的女兒已脫離了尿片的事實，我安心地鬆了一口氣。就我個人而言，我將不須擔心清洗一大堆的布尿片（對塑膠尿片而言，這可能是最不毒的替代物）。但是現在我發現，不僅布尿片較安全，某些非常聰明的人也已經將布尿片製作得相當簡單。

　　「妮琪套」尿片套是一種普遍的免洗尿片替代物，它是由可呼吸的天然纖維（棉及羊毛）製作的，可以讓新鮮空氣流入，使寶寶屁股乾爽而不會引起皮疹。三重編織法是為了提高強度，同時雙層構造是為了耐久性；這些尿片套沒有粗糙的邊緣，故不易受擦傷及有束縛感；每一個尿片套裡還具備可調整式魔鬼貼，所以不需要別針。

　　妮琪套就如同免洗尿片一樣易於使用，你所要做的就是將布尿片放入其腰際及腿帶裡，然後將其置於寶寶屁股下，就如同你使用任何尿片一樣，同時使前墊朝前；其邊褶是為了使寶寶舒適合身而向內縫，並包住

嬰兒；最後以魔鬼貼束緊每部分即完成，全部過程僅須花十秒鐘。

約更換三或四次後，就需要一個乾淨的妮琪套，因此，建議至少要有三個妮琪套（因為有些在使用中，有些在清洗中）。套子可以用洗衣機中的溫水清洗，使用溫和的肥皂或不含漂白劑、硼砂、柔軟劑、酵素或其他添加物的洗衣劑（抱著希望的父母們已經以無毒的洗衣劑來取代有毒的）。棉製的妮琪套可以脫水，羊毛製的套子則應掛在繩子上曬乾。

類似妮琪套的另一種可清洗式尿片「包布金」，是一種以氧漂白、不含戴奧辛的棉製尿片，連接一層由百分之百尼龍所製作的防水套。雖僅有百分之百棉製法蘭絨接觸到嬰兒，但卻有六層棉墊吸收潮濕。以上只是可利用的許多種布尿片中的其中兩種而已。

我必須承認，清洗一堆布尿片的想法聽起來仍然引不起我的興趣。然而，即使在清潔部分，公司也變得具有改革性。例如：有兩家公司拜歐包陀及貝比‧邦茲公司銷售「尿片鴨」──一種會絞出弄髒了的尿片而保持你手部乾燥的極佳工具。

我也發現使用來自尿片服務公司的尿片，會比購買免洗尿片還要便宜五百美元左右（編按：可惜台灣目前沒有這類服務公司），假如尿片服務公司的名單不在你的電話簿內，有一項免付費尿片服務資訊熱線，會協助你尋找到你家附近的公司。

若非需要免洗尿片不可，則選擇不含香料、化學物質、塑膠及超吸附劑膠體的「道夫托」，似乎是最佳的解決方法了。道夫托是由木漿製作的，同時它可以在一個月內經生物分解，而正常的塑膠製免洗尿片分解則須耗費近五百年的時間。像布尿片一樣，道夫托僅置於尿片套內部。

某些公司提供免洗尿片的替代物，包括：貝比‧邦茲公司、拜歐包陀、家庭俱樂部之屋、姆德懷爾、第七代及自然生活型態補給品公司。同樣的，這些公司及其他公司也提供其他無毒的嬰兒用品。

例如：為清洗嬰兒屁股，第七代公司提供了不含戴奧辛、酒精及香味的羊毛脂製嬰兒手帕；如同其他嬰兒手帕的替代物一般，姆德懷爾提供小的百分之百純棉手巾。姆德懷爾也提供一種有效防止尿布疹及擦傷的簡單草藥軟膏；及一種無香味、非石油凍，完全由植物衍生物所製作，稱作「凡士拉德」的產品。

奧頓哈普擁有本身的非石油凍，加上不含滑石的嬰兒爽身粉，以及一種特別溫和的嬰兒洗髮精。自然生活型態補給品公司也提供一系列無毒的嬰兒用品，包括：嬰兒洗髮精、嬰兒皂、嬰兒油、嬰兒霜及一種不含滑石粉的嬰兒爽身粉。

這些產品及公司僅僅開始提供不同的無毒替代物給關心的父母，當我瞭解有那麼多的產品及公司已經承諾要生產無毒的嬰兒產品時，我變得非常興奮（事實上，我已經為我剛剛訂婚的妹妹，籌備每一樣無毒的嬰兒用品）。我認為，父母若能從多種無毒的產品中挑選，並下定決心來使用無毒的商品，將更令人心動。我期望所有的父母，決定以豐富的愛及無毒的嬰兒產品，來圍繞著他們的嬰兒。

無毒的玩具

當我的大女兒出生時，我的一位朋友給她一個手工雕刻的木製嘎嘎響（編按：在台灣的傳統童玩中，名為搖響，竹製品，每一轉便能發出扣扣的響聲。），雖然我記得曾讚美它的漂亮技巧，但當時我並不認為它是一個多麼美好的禮物。

由於我現在擁有某些化學物知識，所以當我注視嬰兒吸吮塑膠嘎嘎響或任何由毒性物質製作的其他玩具時，我發現自己有點兒畏縮。因為嬰兒幾乎會把每一樣東西放入嘴裡，所以我認為注意嬰兒玩具由什麼材料

製作是非常重要的事。我現在倒寧願讓我的寶寶，將木製嘎嘎響或玩具放入她的口中，而取代塑膠製品。

為了本書研究，我請人取回以天然材料如木頭及棉製作玩具的公司的目錄。注視這些目錄使我有點兒懷舊，因為這些玩具提醒我遠在塑膠問世之前，這些優質用品常出現於玩具店。對於那些曾質疑這些玩具能否引起兒童興趣的人而言，我的兩個幼女正好與我一樣，對這些目錄上的玩具印象深刻（「哦！我們能擁有這個嗎？那個怎麼樣？」）。儘管這些玩具往往比較貴，但因為它們是由優質材料所製作的，故它們可能會比較耐用。

然而，由於大多數今日市面上的玩具，並非由天然材料所製作，故可能無法期望合成玩具不會進入你的家裡，例如芭比娃娃及其相關產品，今天比過去要更流行——同時，我從不曾發現芭比娃娃是由天然材料製作而成的。

與其將令人崇拜的芭比娃娃逐出我們家，不如取得一種適合全家的折衷方案，即使我女兒也不能否認新的芭比娃娃的「氣味」有多重。我們的解決方案是讓我們的新芭比成為露營者——它們全都必須先睡在外面來排氣。事實上，當一位朋友給我的小女兒，一個大型的塑膠芭比娃娃禮盒做為生日禮物時，小女兒琪莉首先提到的是化學物質的氣味，而非她有多麼喜歡這禮物：「氣味真難聞，最好把它放在外面。」待最初的排氣減少之後，芭比才可以被帶進屋裡，但她（就像所有其他的合成玩具）被放置於另一個房間裡，而不是我們女兒的臥房。

擁有化學物質的新知識，使我看見印在玩具包裝上「無毒的」這個字眼時，也會有點懷疑。本書一個令人煩惱、重複的主題，是印在產品標示上的資訊（例如：「天然的」或「生物可分解的」）並非總是正確的。我的新準則，就是進一步看清楚是否也列出任何「預防措施」（即使我

知道這項準則也不是安全無虞的）。例如：當我的家人和我在一家小型紀念品商店，我的孩子們正把目光焦點集中在一包「神奇的」恐龍，該包裝解釋說，當包裝中的小圓球浸入水中時，就會變成恐龍，雖然「無毒的」這個字眼以黑體字印滿整個包裝，但它卻是以細小的字體，警告父母們這些小圓球不可吞食。

我並不知道這些產品是否有害，不管如何，「警告」已足夠阻止我了。儘管有人認為我的決定是過度保護，但我不相信我的孩子，會因為劍龍沒有出現在她們的浴缸中而被剝奪了她們應享受的樂趣。

無毒的育嬰室

在第三章中所有減少家中毒素的替代方案，可以適用於創造一個安全的嬰兒房。一間無毒的育嬰室應該要有：漆上無毒的牆壁，瓷磚、天然油布或以無毒膠鋪設的硬木地板，以無毒的密封劑密封的夾板式木製家具，以有機棉製作的嬰兒墊，由百分之百純棉製作的寢具、無毒的嬰兒產品及由天然材料製作的玩具（其他玩具置於另一個房間）。同樣的，房間也應以無毒的清潔劑來清理，同時，使用於房間內外的任何除蟲劑，都應該是無毒的。（房間四周也包括室外，例如父母們在嬰兒房外的灌木叢上噴藥，並於隔天打開窗戶，那麼嬰兒就會吸入農藥。）

我知道我們傾向於考慮，任何為我們的嬰兒所做的事都應該是新鮮且新穎的，但是，舊的和代代相傳的字義，應該是創造一個無毒的育嬰室的關鍵字。大部分的嬰兒用品，尤其是家具，並不會因用久而磨損，因為你的寶寶只使用它們一段短時間而已。因此，讓你的寶寶使用並非全新的家具及其他嬰兒用品，不僅使寶寶們更健康，也更實際及經濟。

至少，父母們應該嘗試在嬰兒出生前幾個月，即完成育嬰裝修工作。

假使父母們仍然決定鋪設新地毯，就應該在嬰兒出生前七個月或八個月前裝設妥當，這麼一來，房間就可以在嬰兒被帶回家前反覆通風，使嬰兒舉動暴露於最有害的初期所排放的氣體之中。（然而，應僅記在心的是，地毯、油漆、家具等，在初期強烈的蒸氣消失之後，仍會持續排氣。）

為協助父母們評估育嬰室毒素量，我已經製作了嬰兒房間問卷調查（參閱附錄六），假如完成這份問卷之後，父母們滿意於他們已經以最少量的化學產品來裝修育嬰室，那麼他們就不需要做任何改變；但是，一旦結果顯示，寶寶從返家那一刻起，就會暴露於無數化學物質之中，父母也許就要做一些改善。

我保證你的寶寶會因此而感謝你，同時，假如你仍然煩心寶寶的育嬰室並不如你當初所想像的一樣漂亮，請放心，只有非常少、非常少的孩子會記得他的育嬰室長得什麼樣子。（你能嗎？）

創造一個無毒的家

讓污染物遠離家的每一個步驟，就是明白什麼化學物質是有害的，以及它們可能是怎麼進入家中的。

一般而言，與化學物質一起工作的人應該在進入家門之前，脫除全部的工作服（包括鞋子）及工作器具。在理想狀況下，工作場所應該有一間更衣室來讓員工沐浴及更衣，以避免員工穿戴他們的工作服回家。假如沒有這種設備，工人可以在家裡的車庫中，脫下及儲存他們的衣服及器具，在工作中與化學物質接觸的人應該在下班後即沐浴。

要記得的是，家不僅會被從工作中帶回家的污染物所污染，假如你的車庫與你家相連，且沒有密封的話，也可能會被污染。來自於車庫中所

儲存的任何有毒氣體，如農藥、油漆汽油，很容易進入及污染你的家。大部分人已經盡力保護家的安全，因此，我期望人們要有自覺，使家保持乾淨及免受污染，儘管我們往往不能在工作環境中或在其他的地方如此做，但我們至少能成功地為我們的子女，創造一個充滿愛及無毒的家庭環境。

沒有毒性暴露的藝術

根據天然資源保護委員會中勞倫・傑可布森所發表的一篇內容豐富的報告——「兒童的藝術危害」指出，藝術材料被視為對十二歲以下的兒童有危害，同時在任何時間不應該被他們使用。例如：壓克力、醇酸樹脂漆、油性漆、磷光漆、印第安墨汁、飛機膠（編按：使用於製造模型飛機上）、環氧樹脂膠、瞬間膠、橡膠水泥、噴膠、亮光漆及木頭染料，藝術家粉臘筆、油性麥克筆、家用及直接染料、冷水纖維反應性染料、專業的製陶業釉藥、金屬琺瑯釉藥粉及溶劑（例如：松節油、丙酮、乙烷）。

該委員會亦曾建議下列產品要小心使用，意味著產品使用的數量及使用的次數，應該要受到監控：廣告顏料或海報漆、小麥漿糊、白色或圖書館漿糊、水性麥克筆、蔬菜及天然植物染料（確定染料是由一種無毒性的植物所製作），以及速成紙漿（mache ／只使用磨過的纖維素種類）。

依據現有的成份資料，下列材料被視為安全無慮的：手掌塗料、水彩、白膠、粉筆、粉臘筆、學校（無屑的）粉臘筆、鉛筆及塑性黏土（或是捏麵團）。

許多安全的（或至少較安全的）替代物，可以用來取代有害性產品，

例如：使用不含滑石的、預混的黏土來取代乾性的黏土；使用水性漆來取代陶業的釉藥及銅琺瑯；使用蔬菜、植物或食物染料來取代商業性染料；使用液體或預混式油漆而非用粉狀塗料色素；同時使用水性產品而不使用松節油、蟲漆或橡膠水泥；用水性油漆來取代噴漆，以白膠或小麥漿糊來取代環氧樹脂或飛機膠；以水性麥克筆來取代油性、有強烈氣味的尖形麥克筆；並以醫用石膏來替代預鑄石膏。

該委員會提出忠告，兒童應該避免使用所有專業性的藝術用品、附有標示載有特殊使用說明或急救警告的任何產品，以及添加人造水果或食物氣味的任何產品（有強烈氣味的產品會吸引兒童品嚐或食用它們）。

此外，為減少兒童吸入來自於藝術產品的有毒蒸氣之風險，父母及老師們在完成藝術設計之後清理時，應該以抹布擦拭或以濕拖把來取代掃除。同樣的，兒童應該在做完設計之後洗手，以免因接觸到某些藝術用品而引起皮膚刺激。

現行的聯邦法令可以大力協助父母及老師們，以保護兒童免於暴露於有害的藝術產品之中。由天然資源保護委員會提議的法令修訂案包括：要求藝術產品進行毒性篩檢，同時要求所有慢性的及急性的健康危害，均應列在產品標示上。

記住：創造力及想像力可能是藝術家們最賴以維生的工具，同時這兩者毫無疑問是無毒的。當然，新進的年輕藝術家們可以被支持而不致暴露於有毒的藝術材料之中，但是，我們首要確信這些有前途的、有創造力的兒童會平安地成長。

展望未來

我有一位朋友，雖然她樂於聽到有關傳統產品的問題，卻從不曾特別垂詢過任何無毒的替代物，直到她的第一個孩子出生剛滿月之前。現在，

當我的朋友突然將這個珍貴的新生命，緊緊擁抱在手臂之中時，她有一大堆的問題要來問我，同時她要知道這些無毒產品的名稱。

我相當高興，假如有些人難以產生動機來為他們自己做一些無毒的改變，那麼我期望父母所經歷的不可思議的喜悅——當嬰兒睡在他的肩膀上或第一次微笑或邁開他的第一步時，都將會觸發一種原動力，以可能最佳、無毒的環境來圍繞那個孩子。

我承認當回顧有關化學物質及嬰兒的資料時，突然間，彷彿消毒過的奶瓶似乎也不足以確保我們孩子的健康及安全。幸運的是，不同的組織、資源及製造商已瞭解這點，而提供父母們許多無毒的替代物。

立法也開始提出，暴露於某種化學物質對於生殖功能可能有的衝擊，事實上，看到張貼在建築物上的標示，來警告懷孕的母親們「致畸胎化學物質是存在的」並不稀奇（雖然仍非模範）。

現在，避免孩子暴露於毒素中的責任，主要是落在父母們的肩上，這責任絕對不輕，在我察覺化學物質可能對於兒童的潛在衝擊之前，我始終認為母愛是一個很大的責任，但是我從未真的思考到我的責任會延續到我自己的孩子身上。直到我開始閱讀及撰寫有關致突變物質，我才終於瞭解，一些日常生活化的決定將可能會影響到好幾代以後。

因為擁有嶄新的致突變物質的知識，使我發覺自己現在不可能同意許多父母們的看法——他們認為，因為家人現在健康情況良好，所以證明生活中的化學物質對他們並沒有不利的影響。假如在未來，他們發現自己的孩子是不孕的，或發現他們自己從祖父母到孫子輩都有先天缺陷的時候，我懷疑這些父母是否會有相同的感受。但是我希望這種情況不會發生，反而，我希望這些父母能面對目前已有足夠關於化學物質影響生殖功能的文件資料，而即刻開始做一些改變。

建議改變及實行查核表

☐ 當懷孕或餵奶的時候，儘可能避免暴露於任何化學物質之中（包括家用清潔劑等）。

☐ 在規劃住家時，完成「工作場所問卷調查」（參閱附錄四），來評估配偶的工作環境是否使他暴露於毒性化學物質中。

☐ 假如工作評量的結果，證明有確實值得關切的要點，就組織一群人強迫雇主提供一個安全的工作環境（根據職業安全衛生署一九七〇年的法案）。

☐ 假如你的雇主拒絕改善一個不安全的工作環境，不妨認真地考慮找其他的工作，或在同一公司裡尋求一個可能不會被危害的職位。

☐ 為了減少母乳污染，欲哺乳的母親應該從飲食中減少或去除肉類、豬肉、家禽及奶品。（這也適用於不想哺乳，但卻計畫成家的婦女，因為一位母親過去的暴露也會污染母乳。）

☐ 哺乳期間，避免食用任何快速的減肥餐，因為快速的減肥會增加母乳污染。

☐ 購買由天然纖維製造的兒童衣物。

☐ 購買由天然材料製造的玩具。

☐ 確定所有新的玩具（尤其是帶有強烈塑膠氣味的），都曾在外面排氣。

☐ 在嬰兒房中只使用無毒的清潔劑。

☐ 在嬰兒房內外避免使用任何種類的農藥。

☐ 使用無毒的嬰兒用品。

☐ 使用布尿片。

☐ 購買由百分之百有機性栽培的純棉，或未經處理的羊毛製作的嬰兒

床墊。

☐ 在嬰兒房中，使用無毒的密封劑來密封任何夾板家具。

☐ 在嬰兒房中，使用無毒的黏膠來舖設替代性地板（天然油布、硬木地板或瓷磚）。

☐ 假如要使用任何毒性材料來裝修嬰兒房，至少在嬰兒出生六或七個月前進行，在這段時間，該房間應該要有良好的通風及換氣。

☐ 鼓勵孩子在使用過藝術用品之後，清洗他們的手。

☐ 以抹布擦拭或濕拖把擦洗，而不用掃地方式清理藝術活動場所。

☐ 避免在兒童周圍使用下列藝術產品：噴霧式藝術產品或噴漆、溶劑或釉藥。

☐ 避免購買含有人造水果或食物氣味的藝術用品。

☐ 不要讓兒童使用成人專業藝術材料，或可能在成人專業藝術材料周圍出現。

☐ 與孩子的學校共同實施，在教室內只使用安全藝術材料的政策。

☐ 以下列配合做法來支持修訂法令：所有的小學及中學教師都要修過藝術用品的潛在危害這門課；藝術用品的成份要更正確的標示；為藝術用品進行毒性篩檢，確認所有與藝術用品相關的慢性及急性健康危害。

過敏兒認知測驗

1. （　）根據馬歇·馬度博士指出，兒童經歷了重複性的疲勞，加上鼻
子不通及（或）精神混亂／機能減低，可能＿＿＿。
(A)罹患黴菌及（或）酵母菌過敏。

(B)罹患慢性鼻竇炎。

(C)需要個別心理輔導。

2. （　）當兒童染患一種過敏狀況，他的解毒系統＿＿＿。
(A)可以藉服用抗組織胺藥來改善病況。

(B)很可能已經被破壞了。

3. （　）「蔓延現象」（有關過敏狀況）事實上應歸因於＿＿＿。
(A)過敏狀況可能是會傳染的。

(B)最初曾對少數化學物質過敏的人，可能會開始對於以前不
曾困擾他們的其他化學物質產生反應。

(C)有愈來愈多的醫師開始明白，化學物質與健康不良之間的
因果關係。

4. （　）在美國＿＿＿是目前兒童住院治療的主因。
(A)糖尿病。

(B)氣喘。

(C)麻疹。

5. （　）過敏症檢驗的「刺激——中和法」，＿＿＿。
(A)對於十二歲以下的兒童沒有效果。

(B)可以促使醫師將一種抽出物稀釋來複製症狀，並以另一種
來消除它們。

6. （　）染患化學性過敏的兒童往往＿＿。

　　　(A)抱怨自己可以嗅出別人無法嗅出的味道。

　　　(B)無法嗅出大部分人可以感受到的味道。

7. （　）當一個人的解毒系統被破壞，通常＿＿是主要的目標器官。

　　　(A)心臟。

　　　(B)腦部。

　　　(C)膀胱。

8. （　）根據美國醫學協會期刊的一份報告指出，每經過＿＿，使用
　　　Ritalin 及其他藥物來治療過動兒的病例會加倍。

　　　(A)十～十五年。

　　　(B)二十～三十年。

　　　(C)四～七年。

過敏兒認知測驗解答

1. **答案：(A)**

   雖然黴菌及酵母菌大不相同，但它們都屬於相同的真菌科成員，因此，對其中一種過敏的人，可能也會對另一種過敏。酵母菌常見於麵包、餅乾、點心、糕餅及酵母乳；此外，醋及所有果汁也含有酵母菌形成的物質。而蘑菇、各式各樣的乳酪及草藥，則是含有黴菌的食物；在家裡，黴菌也常常發現於靠近浴缸及洗滌槽等地，和土壤、地毯、床墊、填塞家具或空調中，以及已經被水所浸濕的任何區域（例如：天花板、地下室）。

2. **答案：(B)**

   抗組織胺藥物會幫助減輕症狀，但是它們對於改善被削弱的解毒系統卻是毫無功效；相反的，全面性的過敏，在一個技術高明的臨床生態學家的悉心照料之下，會強化解毒系統，並幫助減輕症狀。當一個兒童由於化學性暴露而變成「過量負荷」時，他的解毒系統可能會產生機能障礙，引起毒性化學物質在體內逐漸增強、蓄積。惟有治療整個解毒系統，而不只是治療肉眼可見的症狀，才是減少及（或）消除過敏情況的最有效方法。

3. **答案：(B)**

   個人若對於食物（或）化學物質有多重過敏，則要直到所有的環境病源被確認後，健康才會有所改善。

4. **答案：(B)**

   在一九八八年，每五個兒童中就有一個會因氣喘而住院治療。儘管現代醫學企圖治療氣喘病，在一九八三～一九八七年間，美國氣喘病死

亡率依然上升了百分之三十。再者，自從一九七〇年起，據估計罹患氣喘的人數已經倍增，從六百萬人增加到一千二百萬人。一份最近發表於英格蘭醫學期刊的研究結論指出，實際上所有的氣喘病發作皆由過敏原所觸發。

5.答案：(B)
這種過敏症檢驗是由臨床生態學家所實施的，首先，給予一位可能是相當年幼的病童疑似過敏原的少量抽出物，接著注意其反應。假使該病童對於過敏原會過敏，一系列的症狀就會幾乎立即發作；然後，給予一份相同的過敏原「中和」劑量，幾乎立即使症狀消失。

6. 答案：(A)
對味道有一種不尋常的過敏性，可能是深受化學性過敏之苦的人最佳線索。

7. 答案：(B)
腦部經常是目標器官，因為有許多進入人體血流中的化學物質是脂溶性的，而在腦部及神經系統中有相當豐富的脂質。

8. 答案：(C)
只藉藥物治療過動兒的預後（編按：指治療後的狀況）是不值得鼓勵的，事實上，服用藥物的過動兒會面臨在學校遭遇問題及法律上的高風險。同樣的，假如一個孩子是過動兒，因為他的解毒系統機能障礙，故以藥物治療該小孩，最終只會使問題惡化而已。相反的，進行飲食改變及減少化學性暴露，同時給予營養補充，並配合心理上的鼓勵，業經證明會使某些過動兒有顯著的改善。

第 六 章

今日的過敏兒

自從我確定某些食物也會影響我，我便在生活中做其他的改變來改善我的健康，同時接受食物過敏症的檢驗。我經常經歷疲倦、進食之後腹部脹氣，這原本不太嚴重，只是令人覺得討厭。

我的醫師使用的食物檢驗型式，是所謂的刺激—中和法。它與標準的過敏症皮膚效應檢驗大不相同。在刺激—中和檢驗中，醫師會將一種微量的特殊過敏原抽出物，置於病患舌下或皮下注射；然後，該病患被監視，是否會因過敏原引起任何身體上或行為上的反應。為了防止任何對於待檢食物（或化學性物質）先入為主的反應，故不事先告知病患將要注射什麼食物或物質。假如該病患真的與過敏原起反應，則供給同一種抽出物的「中和」劑量，直到症狀消退為止。

在渴望發掘哪幾種食物對我有不利影響下，我懷著非常好的心情及充滿無窮精力，進入醫師診所的過敏病房，當護士為我注射第一針抽出物時，我甚至還報以愉快的笑容。

然後我被告知等候十分鐘，在我注射的部位，我並未感到發癢或腫脹，只有輕微的發紅，於是護士又為我注射較高劑量的「神秘的」食物。

我信心滿滿地回到我的座位上，確信護士已經著手進行我曾說過不會使我引起反應的食物。幾秒種過後，我相當驚訝自己突然變得虛弱。然後我經歷了突然湧到的其他症狀：我的喉嚨立即腫起來了，同時我的耳朵及鼻子也變得充血。

但是那時最令人震驚的是：我開始感到極端地沮喪，呆坐在一個充滿陌生人的房間裡，我拼命地，但是不成功地，試著想要隱藏流滿雙頰的眼淚——過敏原不僅觸發了身體上的反應，同時也觸發了行為上的反應。

十分鐘的等待期似乎沒完沒了，當時間慢慢消逝時，我確信自己所有的這些症狀，不可能是由注射所引起。我不相信一種食物會引起這種症狀，反而認為我必定與某些毒素發生反應。

當十分鐘耗盡時，護士給我第一次試驗抗原劑量，但是抗原並沒有影響，我繼續深受症狀之苦，至此，我已經完全確信發生在我身上的根本與食物無關。我的沮喪慢慢地轉變為不合理的憤怒（我覺得這個護士很

爛），我甚至無法想像在那種情況之下，我將如何回家。

十分鐘之後，我接受另一種抗原劑量，這次，奇蹟似的，抗原發生了作用，同時我的激動平息了。我的所有症狀（包括沮喪）開始消失，這令我感到吃驚。

我注視著護士，並懷疑地詢問：「告訴我，到底是什麼食物？」

「雞。」她回答道。

我難以置信地搖晃我的頭，我從未想過我會對雞過敏，但後來我回想到幾週前的七月四日，那一天對我而言，是一種令人困惑的挫折。當我們早上觀賞全市的遊行活動，以及稍晚在海灘上郊遊時，我都感覺還不錯，但是，就在近黃昏時，我經歷了如同在醫師診所裡所遭遇到的那些症狀，只因為當天是假日，所以我清楚記得午餐吃的是——雞。

我已經瞭解對於食物的反應，會在食用食物後或長達二十四小時之後立即發生，但是卻不曾去理解食物過敏引發症狀的強度。從前我曾經想過我只會對化學性暴露產生嚴重的反應，如今過敏症的概念對我而言，正逐漸發展出新的意義。

其後我開始認清許多過敏症是因為個人的解毒系統被破壞，我發現當人體解毒系統被增強及修補時，許多過敏症就會消失。

雖然過敏症這個字，從一九〇六年起就已經廣為流傳，惟今並非所有醫師都同意會引起過敏症的病源。大多數的醫師會接受個人可能會對黴菌、花粉及灰塵產生過敏，同時會產生乾草熱、鼻竇感染及氣喘等症狀；但是許多醫師不會接受在環境中的任何事物，會觸發任何種類的過敏性反應之前提，端賴個人解毒系統的現況。

本章將探究過敏性反應及機能不全的解毒系統，是如何引起不同的身體症狀（例如：耳道感染、肌肉疼痛、尿床），以及負面的行為（例如：發脾氣、亂咬、過度活動力）。我期望本章中的資訊能幫助父母來判定

孩子的解毒系統是否被破壞，倘若如此，本章資訊亦可幫助父母來改善孩子的健康。

雖然我已經命名本章為「今日的過敏兒」，但我希望在閱讀完本章之後，父母們會明白，治療一個孩子的過敏症優先於治療立即的過敏性症狀。我期望父母們能把過敏視為解毒系統被破壞的症狀。

我之所以有一股強烈的欲望想要與人分享，我所瞭解到有關人類解毒系統的種種，主要是因為我認為該項資訊適用於每一個人，瞭解解毒系統可以幫助我們明白，到底有多少化學物質可能對你及家人有負面的影響——即使現在並沒有任何症狀。明瞭人體的解毒系統，可以協助解釋，某些人怎麼會在白天看起來似乎是好好的，然而幾乎在一夜之間，突然開始罹患難以解釋的症狀。這種理解也可以解釋在我們生活中的這些化學物質，如何能確實影響行為、心情、注意力集中及學業成績。

問題剖析

過度負荷的解毒系統

當我發現許多解毒診所治療的病患曾多次進出之後，我開始想要瞭解有關人體的解毒系統。這些病患告訴我說，他們在第一次解毒後曾感覺舒服些，但是當他們再繼續過平常的生活型態時，他們又再度裝滿了化學物，結果每逢症狀再次令人不堪忍受時，他們又回到診所來。

想到經常必須返回解毒診所，的確非常地使我憂心，我已經討論過診所是一個最有壓迫感及令人消沈的地方。更進一步說，我開始想到某些病患以同樣的方法來使用解毒診所，某些人使用成藥或醫師開的處方，做為減輕症狀的暫性解決方法。我總結這些病患和我都沒有提出我們問

題的真正來源——當初為何我們裝滿了毒素。

　　我的擔憂及問題，刺激我去瞭解有關人體的解毒系統，我想要完全明瞭暴露於日常化學物之中怎麼會變得如此病重，以及為什麼別人看起來卻似乎不受影響，在獲得了這種無價的資訊之後，我突然知道我必須做些什麼才能恢復我的健康。為了真正地康復，我發現我必須做遠超過將儲存於體內的化學物解毒還要多的事——我也需要修補我的機能，不僅是解毒系統。

　　雪莉・羅傑斯（Sherry Rogers）是一位著名的醫師，她不僅治療病患被破壞的解毒系統，也針對這個題目教授醫師這門課程。在她最近的《疲勞的或有毒的》（Tired or Toxic）著作中，詳細解釋了解毒系統。雖然我不能如同她以詳盡的、廣泛的方式來說明這個主題，但我將嘗試扼要說明要點。

　　然而，當我整理好思緒，我便想要藉由分享我所面對的困境，先解說人體的解毒系統。我知道某些人總是需要明確的、技術上的解釋，需要使用及認識特殊的指示及科學性的術語；但是，我也知道其他人會被這些解釋所恐嚇及擾亂。故當我撰寫有關解毒系統時，我嘗試使這兩種人都記得，為了提供讀者理解這種系統到底是如何失敗，我將焦點集中在解釋系統被破壞的不同方式。但是，我已經決定不做有關解毒程序的細胞生化學的詳細解說，因為我惟恐那些不需要這些資料的人會因而迷失（或厭煩），如果你想尋求更徹底的解說，請參閱羅傑斯醫師的《疲勞的或有毒的》一書。

　　解毒系統的主要功能在於保持人體的清潔及健康。當它的功能正確地運作時，即使是有毒化學物，也會被解除及排泄出去。然而，因為我們暴露於那麼多的化學物中，故這個系統往往會過度負荷或被破壞，而導致許多的症狀或慢性病。

　　欲明瞭人體的解毒系統及它是如何被破壞的，第一要務是瞭解我們所呼吸的、吃的或經由我們的皮膚吸收，而進入我們血液中的每一樣東西（不管我們聞到沒有）。當化學物進入我們的血液時，有三樣事情會發生：首先（理想上）人體會排泄化合物；假如人體不能排泄，人體就會將化學物儲存於脂肪或重要的人體組織中，直到稍後人體能夠排泄它為止（記住哺乳就是這種機會）；最後，人體可能會將化學物轉成某種更毒的東西，而增加對於解毒系統或人體器官永久性損傷的可能性。

　　解毒作用以兩個階段進行。在解毒作用程序的第一階段，人體會在細胞層次分解化學物，使化學物較不具毒性並將其送往腎臟排泄。在第一階段期間，人體先將某些化學物分解為醇類，其次醇類被代謝為醛類，醛類被轉變為酸，然後酸經由尿液排泄出。

　　有許多與酶相關的因子會影響這個階段的解毒作用。要有非常特定的酶，才能將不同的化學物分解為醇類，然而，這個程序不可或缺的許多酶能否出現且正常運作，端賴特定的維他命及礦物質。在某些情形下，缺乏特別的營養素時，會使酶失效。例如：礦物質鋅在醇類轉變為醛類過程中是必需的，且礦物質銅在醛類轉變為酸時是必需的，一個人缺乏這些礦物質的話，解毒作用程序就會失敗。人體會製造水合氯醛來替代醛類，而水合氯醛會影響腦部功能，使一個人感覺「酒醉」一般。酶也有可能和營養素兩者共存，但是它們不能解除有毒化學物，因為它們忙著解除其他過去的有毒化學物，當人體負荷化學物過量時（如同時暴露於新地毯、油漆、殺蟲劑等），這種情形就會發生。此外，也可能個人剛好沒有必要的酶，這可能是過去的化學性暴露已經摧毀了解除特別化學物所不可或缺的酶。

　　在第一階段不能排泄至腎臟的化學物，會進入到第二階段的解毒作用程序。在第二階段期間，大分子的蛋白質或胺基酸會勾住化學物（來自

於第一階段），然後該化學物會輕易地經由膽汁排泄並進入糞便中。此程序依靠三種胺基酸——麩酸胺、甘胺酸及半胱胺酸組合的化學性化合物，稱為GSH（麩胱甘酶），GSH幫助人體解毒外來的化學物、藥物及輻射，同時會直接及間接地影響許多其他重要的人體功能（例如：製造新的遺傳物質、酶及荷爾蒙）。

然而，每次一分子GSH與化學物的接觸，人體即永久地失去GSH分子。假如一個人的GSH補給變得枯竭，係因為在第二階段中不斷地被召喚去協助解毒所致，最後一個人甚至連忍受正常的、日常的化學物質暴露都變成相當困難。

假如主要的醇類及醛類解毒作用路徑都被破壞，人體就可能會製造出環氧化物——高反應性及不穩定的化合物，是來自於第一階段或第二階段中無法去除的化合物。環氧化物是代謝過程的產物，會引起癌症（藉連結於DNA）、過敏症、環境疾病、免疫抑制、改變遺傳基因及先天缺陷。

對於那些（像我自己一樣）沒有科學頭腦的人而言，可以將環氧化物想像為徘徊於體內並大肆蹂躪，直到在交替路徑中被解毒為止的不穩定有毒化學物。在這段期間，這些化學物對於原先需要作用於解毒系統的酶會引起永久損傷。

同時，當正常的解毒路徑未在最理想的狀況下作用，一個路徑所需要的化學物可能會「填塞」另一路徑，而干擾已經在那個路徑中的解毒作用。當這種情況發生時，化學物都不易被解毒。

緊接著，解毒系統甚至會更進一步被破壞，同時一個人會經歷來自於化學性暴露所引發的更多症狀，一旦解毒系統產生機能障礙，損傷會日益增加，一個人的健康可能會快速的走下坡。

即使一個人開始減少他所暴露的毒性化學物的數量，他的解毒系統可

能仍然不會在最理想的狀況下再度作用，因為它也許已經對於細胞發生永久性的損傷；即使我正盡我所能來修補自己的解毒系統，我仍無法預測，是否有一天我將與其他人一樣，能夠忍受一般日常用的化合物。

我持續被這些資訊所迷惑，尤其是當我明白解毒作用程序後，我想到我如何能夠改善自己的健康。當我的生活及身體充滿了化學物時，我病得相當危急（許多人相信我與死神相當接近），但自從開始大量減少生活中的化學物及同時修補我的解毒系統後，我變得愈來愈強壯、健康，這種演變讓我吃驚。

為了修補被破壞的解毒系統，我的計畫包括：食用一種長壽的飲食（去除了在傳統飲食中人體極需解毒的化學物，並提供我在整體的解毒作用程序中不可或缺的重要營養素）；為了我所缺乏的，甚至連長壽飲食也無法供給的那些維他命及礦物質，我服用額外的特殊營養素（應該注意的是，個人不應該在未經專業醫師的指導下，逕行服用營養素補充物，否則可能有害）；儘可能減少在我家及生活中的化學物；每週洗二～四次的蒸氣浴；同時每週接受按摩及偶而的針灸治療。

當我剛患病的時候，我偶而發現自己會將自我治療的方法與所遵循的傳統方法相互比較。接受三次手術、無數次醫師處方的結果，只是使我的病愈來愈嚴重，當然我現在認清手術的麻醉及永無休止的藥物治療，都只是使我可憐的身體必須去解毒更多化學物而已（超過我持續在家裡所暴露的所有殺蟲劑及甲醛）。

我現在也明白為何我目前的改善健康計畫奏效，以及為何它在許多方面，真正協助我達到患病之前的健康水準。它之所以能奏效，是因為我不對勁的毛病，並非是鼻竇、腦下垂體腫瘤、氣喘或愛迪生氏症（以上所指的只是少數我過去的診斷），而是我擁有一個機能障礙的解毒系統，那才是我全部症狀的真正病源。不幸的是，有許多人仍繼續深受一個機

能障礙的解毒系統的不利影響之苦，而沒有認清它也是他們症狀的病源。

遮蔽現象（為何某些人認為他們並未受化學物所影響）

因為許多人現在並未顯示任何症狀，因此很難使他們接受化學物正傷害他們的事實。大多數的人已經被灌輸，無症狀就相當於健康良好的觀念，然而，他們可能不瞭解毒性暴露的症狀可能會被遮蔽。遮蔽現象是人體適應持續毒性暴露的自然能力，發生於人體開始增加特別的酶產量，以解毒任何重覆進入血液中的毒性物質。

酶產量增加，最早起於毒性物質暴露的症狀就會被遮蔽，這解釋了為什麼人們往往會承認新地毯或新油漆最初會困擾他們，而引起頭痛及呼吸道問題的症狀，但是在幾週之後，他們的症狀「消失了」。其實，他們最初的症狀多半尚未「消失」，只不過是被「遮蔽」而已。

除了讓人們誤信暴露於有毒化學物之中不會受影響之外，遮蔽現象還對人體產生巨大的壓力。遮蔽需要大量的酶及營養素，當那麼多的酶及營養素必須用來遮蔽時，整個解毒系統就會遭到不利影響，結果，一個人可能會開始感覺慢性疲勞或經歷似乎與最初症狀不相關的其他症狀，此外，一個人體藉遮蔽現象而「適應」化學性暴露多久是一個極限，在某些方面，有些人體將會正好分解。

吸煙是遮蔽現象奏效的極佳範例，當人們抽第一口煙時，他們通常會咳嗽及反胃，這是人體對於吸入第一口煙的自然反應，人體自然警告「吸煙有礙健康」；然而，假如一個人持續吸煙，最後身體將會適應，同時對於吸煙的自然反應將會被遮蔽。不管如何，僅停止咳嗽及反胃，並非

意味著吸煙不會再傷害人體。

正如可能會遮蔽症狀一樣，症狀也可能會揭露。當暴露於特定的期間內減少或消除某些有毒物質時，酶含量會停止上升。例如一個吸煙者停止吸煙一年後又開始吸，則他在吸第一口煙時將可能又咳嗽又反胃，因為人體對於吸煙的自然反應已經被揭露。

遮蔽現象也不僅僅適用於化學物而已，對於食物及飲料的不利過敏也會被遮蔽。例如：當我最初遇見我丈夫時，他在早晨總是需要至少三杯咖啡，好讓他開始一天的活動；沒有它的話，他就像一具死屍。毫不意外的，在他決定放棄咖啡的早上，他近於中午就感到相當睏倦（且心情極差），以至於我不能確定他能小睡一番，他也說自己罹患了這輩子以來所患過最嚴重的頭痛。他的身體對於咖啡因的自然反應被揭露了，他像上癮者一樣忍受藥物消退症狀之苦。

他在不飲用咖啡的第二天早晨，情況並未好轉，第三天僅有輕微改善，在他不飲用咖啡而能清醒及感覺恢復體力之前，幾乎經歷一週的時間。

某些人似乎是了不起的適應者，他們適應再適應直到有一天，他們發現自己竟罹患了癌症！我父親就是個例子，七十年來，他不曾生過病，後來，幾乎在一夜之間，他被診斷出罹患了淋巴癌，治療一年之後，又發現了另一種惡性腫瘤，同時幾個月之後，他被診斷出有膀胱癌。值得注意的是，我父親僅選擇了標準的癌症治療，而不使用替代性的醫藥，同時生活型態或飲食也不做改變，惟一例外的是戒掉了煙斗。

以我父親的情形而言，某些人可能會說：「算了，他已經七十歲了……。」暗示當人到了某個年紀，幾乎不可免除會生病。然而，暴露於致癌物質與惡性症狀出現之間相隔了二十～三十年之久，意味著觸發我父親癌症的化學性暴露，發生在他四十或五十歲時，也就是在六〇或七〇年代期間，換句話說，就是在我們知道這個世界已經被化學物氾濫的期

間。我所擔心的是，假如癌症要耗費二十～三十年才會顯現出來的話，今天生活在比我父親那個時代還要依賴化學物的世界的兒童，可能現在就會被包圍及遮蔽往後引起癌症的毒性暴露，只不過這些孩子不像我父親到七十歲時才患癌症，他們將在二十歲及三十歲時就染患癌症。不幸的事已經發生了，令人悲哀的，我們朋友的一位女兒最近死於肺癌，她只有三十歲，她成為我個人所知，年齡在四十歲以下而死於癌症的第四個人。

你的孩子的解毒系統被破壞了嗎

考量一個被破壞的解毒系統可能的影響，來評估一般孩子的解毒系統是否在理想狀況下是相當重要的。我們可以將焦點集中於一般美式飲食來開始這種評估，我們現在已知解毒程序的第一階段及第二階段所需要的特定營養，但令人擔憂的是，有多少這種營養會從典型的美式飲食中流失。根據美國著名的權威之一梅傑爾‧索耶黎博士估計，有將近百分之八十～九十的國民顯著缺乏鎂這種礦物質——有近三百種酶依賴鎂來作用。

然而，鎂不是從典型的美式飲食中流失的唯一營養素。因為市售農產品是以那麼多的化學物栽種而成，因此營養素會比有機性農產品含量較少，它可能只含有有機性農產品中整體營養素的百分之二十五而已。在蘇打飲料中的高含量磷酸鹽及其他加工食品，也會阻礙礦物質的吸收。幾乎使用在每一種加工食品中的糖，都會耗盡人體的維他命及礦物質；再者，在加工期間，維他命 E 經常會從市售的油及麵粉中除去，所以它會從一般美式飲食中流失，而維他命 E 有益於人體的解毒系統，因為它會協助防止細胞膜被環氧化物所破壞。

最近發生在日本的案例，可能是何以傳統美式飲食會觸發過敏症的極佳範例。日本的傳統飲食包含米飯、魚、豆腐、海帶及新鮮蔬菜。然而，今天許多日本的年輕人，也食用如同許多美國年輕人所食用的飲食——高含量的加工食品。由日本食品工業中心最近所做的研究顯示，沒有一樣傳統的日本菜，可以進入初中學生前十種食物選擇的排名之內。

日本這種飲食改變的影響使教育部目瞪口呆，該部門最近進行一項為期三年的學童健康全國性普查。針對二千六百名日本小學及中學生的初步研究結果顯示：這些年輕人的健康不可否認的正確實逐漸惡化，特別的是，他們之中有百分之九十點八深受過敏症之苦——在一九七八年時僅百分之七十二；深受皮膚問題、慢性疲勞、背痛及糖尿病之苦的兒童數目也顯著增加。現在正飲用美式飲食的日本兒童之中，過敏症及疾病的增加暗示，這種飲食會破壞孩子的解毒系統及整體健康。

常評估一般人的解毒系統的情況時，其他必須考慮的因素是自七〇年代起「活力缺乏」（energy tight）的建築物及住家的增建。愈來愈多的合成化學物被使用於建築材料、地毯、家具、衣著及個人的保養品，這意味著生活或工作於「活力缺乏」的結構體內（由於它們原來就通風不良）的人，被迫吸入含量增加的毒素。

會影響個人解毒系統的其他因素，包括我們過度依賴殺蟲劑、除草劑及殺菌劑，使家庭、學校及商業環境為綠色草地所圍繞且沒有害蟲出現，結果卻是我們的飲用水及洗澡水被污染，以及我們賴以呼吸的空氣受到毒性化合物的污染。環保署列管的四萬八千種化學物之中，實際上幾乎有百分之八十沒做過毒性對人類影響的研究；同時，每年有將近一千種新的合成化學性化合物被引進。

毫無疑問的，我們居住於一個非常化學性的世界裡，自從孩子出生的那一刻起，他們就被迫解毒無數的有毒化學物。考量有多少化學物現在

正圍繞著我們的生活，我就發現今天大多數的兒童不可能以最佳的解毒系統在作用。

在《無毒的、天然的與智慧大地》（Nontoxic, Natural, and Earthwise）一書中，黛博拉・戴德（Debra Dadd）指出化學物滲透入我們的身體及生活的程度，她引證一份由環保署所做的研究，指出百分之百受測人士的脂肪組織中含有苯乙烯、二甲苯、1-4—二氯苯、乙酚及戴奧辛，此外，有百分之九十六含有苯，百分之九十一含有甲苯、百分之八十三含有多氯聯苯及百分之五十五含有滴滴涕。這些毒性化學物，只代表發現儲存於這些人體內的部分化學物而已。

當我們評估孩子的解毒系統是否正在理想狀況下作用時，我認為這些統計數字更重要。我尚未找到一種研究可以證明，兒童並未如同成人般讓這些化學物儲存於體內；相反的，我已經閱讀許多研究可以證明，兒童更容易讓有毒化學物進入體內。這些研究顯示，兒童負擔更多風險來承受化學性暴露的不利影響之苦，因為：㈠他們從空氣中吸入的毒素或每磅體重的飲食量大於成人；㈡他們的細胞分裂更快速；㈢他們有某些不成熟的器官可以更快速的吸收毒性化學物；㈣他們體內可用來解毒的酶含量較低。

很不幸的，我相信許多兒童的解毒系統已經出現機能障礙的症狀，但是因為大多數的人不明白解毒系統，故他們的症狀被施以藥物治療（可能只會更進一步破壞系統）或當作一個「調皮」孩子的行為而被掩飾過去，雖然我瞭解沒有人會故意傷害這些孩子，但在某種意義上，持續以藥物治療或處罰需要獲得適當治療的孩子們，看起來就像是一種虐待孩子的作法。

對抗

本書最大的希望是說服你相信，在我們生活中的化學物確實影響我們的健康。但是你要準備遇到許多與你意見相左的人士。

很不幸的，即使是解毒系統被破壞的病人之家屬，也可能會反駁整個事件而斥為荒唐，在解毒診所，不相信他們的丈夫、妻子或孩子們是真的生病的家屬並非太稀有。在某些方面這並不令人驚訝，這些家庭成員，先前可能不曾聽過環境疾病，（她對地毯發生反應——什麼？）假如是他們可以信得過的醫師做了這種診斷，他們或許才會相信環境疾病與存在，但是，取而代之的是許多家庭醫師告訴他們，絕對沒有這種所謂的環境疾病。

在這種情形之下，我認為必要的是，人們要先瞭解，大多數醫師的教育訓練過程，並不包括任何有關環境疾病或人體解毒系統的資訊；再者，大部分的醫師並未受訓去認識解毒系統被破壞的症狀。假如一種疾病並不能與列在傳統醫學教科書裡的症狀相符，許多醫師會總結認定必有感情或精神的成份在裡面，這就是他們被教導的思考模式。因此，許多在環境醫學領域內傑出的醫師，都在變換專業領域之前曾經罹患環境疾病（或有家庭成員染病），而許多站在環境醫學前線的這些醫師們，卻被他們的同事稱為「蒙古大夫」（當一位醫師脫離基準並不稀奇）。

當我在生病期間，由於我需要繼續領取無工作能力的救濟金，故必須到州立醫院去檢查並領取證明（基於州政府的規定）。對此，我自然不抱太大的期望，因為一般州立醫院的醫師對於環境疾病的瞭解，其機會接近零。不過由於這項檢查是在我去解毒診所之後進行，至少我自己知道問題出在哪裡，同時，我擁有顯示我的化學性毒性的血液檢驗報告副

本。然而，當我在等候醫師進入檢查室時，我仍然擔心我所需要的救濟金也許不保。再者，當歸因於日常生活化學物會引起疾病的可能性時，我可以想像以下情節：從這位醫師嘴裡所說出來的第一個字是：「你知道的，這些都是非常具有爭議性的。」我同意她的說法，但正視她的臉說：「但是，很不幸的，它對我不再是一種爭議了。」然後我會請教她，假如某些我的問題會促使她承認可能會發生的情節，被醫師所摒棄的具爭議性的知識，在未來被證明是正確的話，則她身為一位醫師應該如何處理醫學爭議。

正當我在思考的時候，醫師走過來，她注視著我帶來的血液檢驗報告副本，然後果真說道：「這些根本不具意義。」

當我要求她解釋時，她同意這份檢驗報告確實顯示，在我血液中的毒性化學物有上升的趨勢，但是她不同意該報告證明了化學物會使我生病（雖然她的結論明顯的不為所有醫師所接受）。當我問她需要哪種證明時，她有點結巴，同時並沒有真正的回答，我於是問她，是否她認為一種疾病只會在切片檢查被運用前，做了完整的檢驗後才會發病，換句話說，她是否暗示，沒有人罹患癌症？

她的面部表情傳達了她認為這些是有確實根據的問題。就在一些冗長的討論之後，我高興的知道，醫師建議州政府繼續發給我無工作能力的救濟金。

然而，我知道這個小小的勝利，可能仍然不能刺激其他醫師、大型製造業、除蟲公司或者甚至政府機構，來改變他們認為，在我們的生活中化學物不會傷害我們的主張。有時候，某些人會告訴我，他的醫師曾說：主張由於化學物而罹患一長串不相關症狀的病患，實在是憂鬱症患者。偶而我想人們之所以告訴我這個，只是要看我的反應，但是，我經常只是笑著及搖晃我的頭。畢竟，我確信有許多人即使在現代，在哥倫布紀

念日時，也主張世界是扁平的，就算他剛旅行回來——尤其是假如他們的生計在於仰賴製作扁平的地圖。

腦部的過敏性反應（毒腦症）

化學物會影響人體的任何部位，包括腦部。肺部中的反應可能會觸發氣喘症，發生於中樞神經中的反應，可能會觸發改變個人的思考力、知覺、運動神經控制及行為等。

我第一次經歷腦部過敏性反應（或稱毒腦症），是在家中發生的「紫色小馬」事件。然而，在我說這個故事之前，我要先指出我變成化學性過敏之前行為的某些特徵，如此你才能明白化學物是如何戲劇化地改變我的行為。

在我患病之前，偶而我會生氣，然而，我從不會砰然關上門、亂丟東西，或藉著發脾氣來表達我的憤怒；我是屬於會清楚的逐項發表觀點的這類型人，然後會緊跟著目標對象不放，直到他最後承認我的觀點為止。然而，當我有腦部反應時，我的行為完全改變了。

就在「紫色小馬」事件當時，我尚未瞭解化學性過敏，更遑論腦部反應了，我只知道，經過鼻竇大手術，有四位醫師告訴我會讓我的呼吸較順暢，實際上，卻使我比以前的情形更糟糕。回顧從前，我現在知道來自於手術上身體所承受的壓力、全身麻醉（使我產生了可怕的四十八小時不利反應）、靜脈注射，及全天候服用的抗生素等全部因素聯合起來，使我沈入化學物過度負荷及健康進度不良的沼澤而愈陷愈深。但是在當時，我所知道的只是我仍然還在生病。

由於手術及我的「神秘的」疾病之故，我仍然非常虛弱，有一晚我要求丈夫為我撥一通電話，當時我正躺臥在沙發上，他回答他會。但是當

　　我等著接電話時，我看到他竟在做別的事情，於是我再度請他打電話，他說他會撥，並說等一下。這時，一股不可思議、不合理的憤怒征服了我——就在我再次請他撥電話而他又回答說等一下再撥之時。

　　我甚至無法解釋我所感受到的憤怒，我從來不曾經歷過像這樣的情形。我感覺好像他用盡最壞的方法來背叛我，所以，當我發現女兒的填充玩具——「紫色小馬」就在我旁邊時，我迅速一把抓住，並將我的手向後伸到作勢要丟的位置。

　　我丈夫漫不經心的看我一眼，在他認識我十五年以來，沒有任何事情可以比這即將丟到他臉上的玩具，更讓他感到不知所措，除了不曾想過我會丟那個玩具之外，他也想像不到我在虛弱的狀況下，還能丟得那麼準。

　　自從那段插曲之後，很不幸的我已經有了其他的腦部反應（當他認清楚發生了什麼事時，我丈夫會警覺到急忙低頭避開）。由於過敏性反應，昏眩、喉嚨腫大、喘氣等症狀，對我持續最嚴苛的蹂躪。雖然在腦部反應期間，身體上並無任何痛楚，惟精神上難以控制的痛苦，對我而言，比任何身體上的症狀還要可怕。

　　從來不曾親眼看過如此狀況的朋友們，告訴我說，他們無法想像我會尖叫、拉扯頭髮或歇斯底里地啜泣（在最糟反應期間某些我的行為）；事實上，反應平靜下來之後，即使連我也不相信自己的行為。當我的喉嚨腫大時，我能使它鬆弛；當我昏眩時，我筆直地走，但是，在腦部不正常的反應期間，對於防止那些不合理的憤怒或不可思議的沮喪，根本可說是束手無策。這些行為，全是對某些東西的過敏性反應，而我從未將腦部視為一個過敏性器官。

　　毫不意外的，自從我避免了會使我觸發反應的化學物，同時繼續修補我的解毒系統之後，這些腦部反應發作的頻率較低。事實上，此刻我已

記不得上回是什麼時候經歷過敏較大的腦部反應。現在我經常有比較小的插曲，不是運動神經控制被影響（因此我不斷掉東西或甚至無法閱讀自己的筆跡），就是經歷了輕微的心情變動。

你也許會奇怪，我和其他深受毒腦症之苦的人，是如何區分真正憤怒或沮喪，以及由於腦部反應結果所產生的憤怒或沮喪。或許你會想到每一個人都有掉東西或漫不經心書寫這麼一天。

然而，記住腦部是毒素的主要目標，經由我自己的經驗及我所知也深受腦部憂慮之苦的那些人，我可以瞭解到某些會指示腦部反應的共同因素，就是行為改變的緣由。

首先，因為腦部反應，一個人的行為會有所改變，看來似乎沒有邏輯。例如：當我的喉嚨腫大、胸腔灼熱或胃作嘔時，我絕不會哭泣或歇斯底里的；然而每當主要的身體症狀平息後，我偶而就會不合理地沮喪或憤怒。事實上，我記得有一次我罹患了相當嚴重的呼吸重病，以至於我不確信自己能否熬過來，當我躺在床上時，因為我決心為女兒們活下去，所以我被刺激「撐下去」；但是每當呼吸重病發作平息之後，我就突然感到沮喪、絕望並認為自己沒有用，同時想到我的女兒如果沒有我會更加幸福才對。我甚至告訴我丈夫，假如我馬上死了，情況會更好，畢竟，她們還小，他是聰明且有吸引力的，同時他們沒有我的話，全部的人都會更幸福。這種猛烈的心情變動對我而言毫無意義，直到我最後明白毒腦症為止。

更進一步地說，腦部反應使你相信事情與事實不相稱。例如：我丈夫會將他的夾克丟在沙發上並留在那兒，隔天早上，假如我沒有罹患腦部反應，看到夾克在沙發上，只會使我有點兒煩，我會搖晃我的腦袋大聲嘆氣；然而，假如我罹患了腦部反應，我會想像他已經將衣櫃裡所有的物品都倒在沙發上，他的夾克變成了敵人，我的憤怒相當不相稱，幾乎

是令人難以置信的，更糟的是我很明白自己在說些什麼（或者更正確的是大聲嚷嚷著說），但是我就是不在乎。在這種腦部反應期間，似乎我的聲音與我的心或靈魂斷絕關係了；或甚至更糟，就像魔鬼暫時附在我身上，把我變成一個完全不同的人。每當反應消退後，我就會對自己所創造的情景感到悔恨（尤其是當我想到刺激這種行為的微不足道的原因時）。

　　我知道要和罹患腦部反應的人相處是非常困難的，尤其是對於減輕化學性過敏的人所經歷的、可怕的精神上的煩惱，真的是讓你啞口無言或束手無策。（我丈夫有次犯了讓我甚為生氣的錯誤，只因為他說了一句：「哦！你剛剛罹患腦部反應了。」）因為不是家庭成員也並非化學性過敏的人，是無法知道那種反應何時將會發作。

　　在解毒診所，我有機會觀察其他罹患腦部反應的人，當他們正在解毒許多儲存在體內的化學物時，出現腦部反應是相當常見的，我尤其記得一個在診所中被公認為是最好、最有趣及最討人歡心的人，也罹患了腦部反應。我幾乎不能相信親眼所見的：護士所做的只不過是問他離開蒸氣浴有多久了，這是她時常詢問病患的事情，因為它是她工作的一部分——確信病人們中間休息時間不會超過十分鐘。

　　在過去，當她問起這個問題時，他會與她開開玩笑；然而，在這種特別狀況下，他變得臉色發青，並開始以言詞攻擊她。他不但大聲喊叫，也使用粗俗的語言來使她明白，他自己會決定準備返回蒸氣浴的時間。

　　我逐漸察覺到腦部過敏性反應的存在會改變一個人的生活。在解毒診所的一個婦女，總以為自己罹患了嚴重的情緒問題，因為每當她處在群眾之中時，她就會感到恐慌。但是在與腦部反應這個因素聯結之後，她明瞭她不再害怕群眾了；反而，她對她的衣服、香水及洗髮精起反應。

　　我有一位朋友的妹妹，被一個有關兒童腦部反應的脫口秀節目引起興

趣。在觀賞該節目之前，那位母親確信養女偏激、負面的行為（發脾氣、猛打、亂丟、亂咬等）及情緒的問題，是由於不幸的過去及被收為養女的結果。那位母親已經為女兒安排好個別輔導，但是迄今輔導並未完成任何改善。

在觀賞完脫口秀之後，那位母親開始考慮是否腦部過敏症會影響她的女兒。她找到這個地區內一位受過訓練的醫師，並約定了就診時間。

過敏症檢驗證明某些食物——並非她的過去——對這個小女孩的偏激行為要負相當責任。當這些令人厭惡的食物從她的飲食中去除後，這個孩子好像完全變了一個人似的。只要她避免這些食物，她就不會經歷腦部反應，在下一次的家庭聚會中，我的朋友注意到這個六歲大的孩子，必須吃不同食物的事實似乎不會影響她。儘管她只有六歲大，她也完全明白某些食物會對她產生負面影響，因此她絕對沒有吃它們的欲望。與其他可能在不知不覺中深受腦部反應之苦的兒童大不相同，我相信這個小女孩是一位幸運兒。她現在知道自己不是一個調皮搗蛋、可怕的、愛找麻煩的小女孩，只是一個在吃某些食物時會經歷腦部反應的女孩而已。

在學校的腦部反應

我往往發現自己會想到，所有由於化學物引發最陌生的不利反應，而產生負面行為的那些兒童們。同樣的，那些無法幫助「受刺激的或只是偶而狂暴的兒童」的教師及父母們，儘管充滿了耐心及管教，卻又是怎麼樣的充滿無力感？

至少我有三十四年的「正常期」行為可以對抗我的腦部反應。三十四年正常行為的價值顯示在腦部反應期間，我所展示的無理行為，並非是真正的「我」。事實上，因為我的腦部反應相當不符合我的個性，所以

我會為它們找尋一些身體上、醫學上的解釋。但是那些自從出生或幼年時代，就已經對環境刺激物質發生反應的兒童，不可能像我一樣擁有可以用來做比較的基本個性，這怎麼辦？

自從我成為老師以來，我開始特別好奇在學校裡，腦部反應如何影響學生的行為及學業成績。當我開始瞭解毒腦症之後，我開始想到在過去我有一位名叫蘿拉的學生。

蘿拉是我所教過的一位學生，也是我似乎永遠不能提高她學習欲望的學生。雖然她從未展露出負面的行為，只是一直淒然地呆坐而令我受挫（當她移動時，卻以烏龜的慢速度行進）。她表示有意要完成功課，但是卻從未達成。即使在當時我不瞭解毒腦症，我還是奇怪是否藥物要對她的行為負責（她只有十歲，同時我找不到證據來證實她使用過藥物）。

就我現在所知道的，我敢打賭蘿拉一定經歷了腦部反應。她具有一個過敏兒所有身體上應該有的特徵（不久就會探討）。事實上，我在解毒診所遇到一個病人，看到她的行為就讓我想起蘿拉，這個病人在耗費幾個小時才能完成一個句子，同時似乎一直處在五里迷霧中，我從不確信她如何找得到從化妝室到蒸氣浴室的通路。

但是在解毒診所僅僅三週之後，這個病患的改變令人不可思議。與她交談不再是一種痛苦，事實上，她解的毒愈多，愈清楚顯示她確實是一位非常活潑、機智的婦女。我發現自己甚至更希望當蘿拉還在班上時，我早已經瞭解有關腦部反應的種種。

就在看到我自己的改善及瞭解有關環境刺激的種種，我那身為老師的妹妹，不得不把這種新的資訊應用在班上的學生身上。例如：她有一位被歸類為有「行為上的」問題的學生——在他前五年的就學期間，一份厚厚的檔案文件資料證明了這樣的稱呼。當妹妹愈來愈熟稔某些化學物反應的信息時，她注意到這個學生有一些這類特徵，當她觀察在使用漂

257

白水來從事藝術創作之後，這位學生的行為發生不可否認的改變時，她開始更加質疑化學性反應的可能性，這鼓勵她告訴那位學生，有關我的一些化學性反應的經驗。

我後來前往她的教室探視，在午餐時間，這位男孩寧可不與朋友嬉戲，而選擇待在教室裡與我談論有關化學性反應的事，他問我無數個有關化學物如何會突然改變某人行為的問題。當我告訴他有一本書，是由一位每天與腦部反應兒童在一起工作的小兒科醫師所寫時，他迅速地跑回座位取出一枝鉛筆及紙張，請求我寫下這本書的書名。

經過交談之後，當我看到這個十歲大的孩子，瞭解他的偏激行為有一種可能性的理由之後變得興高采烈時，我感到悲哀。瞭解到人格中令人討厭的一面可能不會真的是自己的錯誤，就好像將一個很大的負擔從肩頭被抬起來一樣。

我不知道最後那個學生到底怎麼樣了，下個學年他轉到別的學校去了。我真的希望，那個孩子跑回家，並告訴他的父母有關我們的談話，同時他們立刻開始尋求經過環境醫學訓練過的醫師，來排除或證實化學物在他們兒子的行為上扮演何種角色。

但是很不幸的，那可能並不是我們所預期的，我知道其他「問題兒童」的父母，得到相同的資訊時，他們會選擇以不變應萬變來幫助他們的孩子，我只能總結這些父母們想必相當根深蒂固的接受這種迷思（是由許多醫師、企業及政府使它永遠存在）——在我們生活中的化學物並無害處；以及他們發現要接受擁有一個問題兒童，要比擁有對於化學物及（或）食物過敏的兒童還來得容易。

當然，並非所有的負面行為均由化學性反應所引起，兒童會因為他們憤怒而亂發脾氣，也會因為他們疲倦而變得易發脾氣。但是某些兒童確實會因環境刺激物質而罹患不利反應，展露極端的行為，這是千真萬確

的事實。

文件證明的研究顯示，兒童的過敏反應與過度活動力及學習困難間有直接的相關性。今天監獄中的百分之七十五的犯人曾是過動兒，我認為過敏性反應及過度活動力間的關聯性非常明顯。

將焦點集中於環境醫學的一位小兒科醫師庫克，主導一項針對四十五位深受過度活動力或學習困難之苦的兒童所進行的研究顯示，食物過敏是其中四十一位出現症狀的原因。當不再食用這些令人厭惡的食物時，這些症狀會部分或全部減輕。（對於那些僅有部分症狀減輕的兒童而言，其他的化學物檢測可以證明。）其中有二十八位對牛奶過敏，其他的共同點為糖、蛋、小麥及玉米。

另一位專攻環境醫學的著名小兒科醫師瑞普，發現智力測驗分數會在適當的過敏症治療後改善。就在焦點集中於改變飲食、環境，並以過敏症抽出物治療六個月之後，瑞普醫師的一位四歲大的病患不再吐口水、咬人、打人或亂丟玩具。更令人驚訝的是，這位男孩的魏氏學前兒童智力量表（WPPSI）分數進步。在開始治療過敏症前，這男孩的語文智商數為八十一分（低標準），學業成績智商數為九十九分（平均水準），整體的智商數為八十八分（低標準），經過六個月過敏症治療之後，他的語文智商數為一百零九分（平均水準以上），學業成績智商數為一百一十分（平均水準以上），同時整體的智商數為一百一十分（平均水準以上）。

過敏症也與自閉症、精神病及青少年犯罪相連接，在許多案例中，適當的過敏症照料已經大大地減少一些負面的行為。這樣的發現，不僅是為兒童，也為了整個社會而蹣跚前進。

從事環境醫學的醫師並不相信每一個身體上的症狀或負面的行為，都是由於環境中的某種東西產生過敏性反應的結果，但是他們會考慮環境

刺激物質會引發症狀及影響行為的可能性。假如沒有這些醫師的話，許多兒童會落得被歸類為少年罪犯、學習遲鈍者，注意力不集中或有侵略性，或持有罹患慢性的健康問題，而從未與腦部反應／機能障礙的解毒系統相連結。

耳道感染

在任何時間裡，在我女兒的小團體中似乎有超過半數以上的兒童，為了耳道感染而使用抗生素。母親們會談到自己年幼時，從不記得有那麼多的耳道感染，但是我們從不去追究，為何今天有那麼多幼童罹患再發性的耳道感染。

我現在知道在耳朵內液體增加的四個主要原因：過敏、感染、機械性阻塞及營養缺乏。不管原因為何，「耳道感染」這個專有名詞都被醫師及父母們廣泛使用。然而，總是稱呼耳朵內的液體增加為「耳道感染」可能並不正確，這種情況的醫學名詞為中耳炎，意即耳道發炎，而非感染，當考量以抗生素治療大部分耳道感染時（即使抗生素不會減少發炎），這種差異就非常重要了。事實上，有將近百分之三十～五十的中耳炎病例，在兒童的中耳內並無有害細菌存在，這就解釋了為何許多兒童耳朵的問題使用抗生素治療沒有反應。

再者，重複使用抗生素確實會產生再發性的耳朵問題。抗生素會藉消滅「有益的」腸內細菌來減弱孩子的健康。這樣，依次會引起腸內酵母菌（黴菌）繁殖，而導致慢性健康問題。雖然大多數傳統醫師將黴菌視為局部感染（例如：鵝口瘡及陰道酵母菌感染等），但也有醫師承認黴菌為一種慢性健康問題，會引起多重症狀，包括過敏（記住過敏為中耳炎的原因之一）。而給予一個孩子重複性的抗生素治療，只會更進一步

加重孩子解毒系統的負荷，尤其是假如他們的解毒系統已經被破壞時。

　　一想到抗生素被引進之前，有將近百分之八十的耳道問題會自然地痊癒，父母們就可以質疑，是否每次耳道感染都需要以抗生素治療。更進一步地說，父母們應該要考慮過敏、機能性阻塞或營養缺乏，可能就是孩子耳道「感染」的真正原因所在。

食物過敏

　　傳統的過敏症專科醫師堅持，食物過敏只會發生在擁有固定反應的人身上。固定反應是指一個人在食用某種食物時總是會發生反應，即使他們已經有許多年不曾吃過。據估計，在每一千人中只有少數人確實罹患固定的食物過敏。

　　反之，據估計有百分之六十的人，有某種會隨時間慢慢顯露出來的食物過敏性，會對一種食物或一種飲料產生不利的反應。許多傳統過敏症的醫師，不相信食物過敏性存在，因為他們賴以證明食物過敏的皮膚檢驗，可能無法證明食物過敏性。

　　然而，專攻環境醫學的醫師們，以及其他醫師們都認為，人們可能變成對食物過敏。食物過敏性會引起三種反應：累積性反應（只發生在攝取食物一定量之後，或在短時間內多次食用相同的食物之後）、不定的反應（沒有任何理由就發生）和成癮反應（無法吃到渴望的食物時會發生）。

　　一個人會對一種食物過敏有二種方式：一種方式是每一天食用相同的食物；另一種方式就是使黴菌在腸內過度生長。當黴菌發生過度生長時，會使腸內有害的黴菌比有益的黴菌多，如此營養的消化及吸收會變差，同時腸壁變成過敏及發炎。這種過敏及發炎的結果，導致大分子的食物

能穿越腸緣進入血流中。當這種情形發生時，人體會開始製造抗體，來對抗分子所導致的症狀，例如：肚子痛、腹脹、脹氣、咳嗽、胸痛、氣喘、喉嚨腫大或舌腫大、疲倦、痢疾、心情變動、心悸及尿床。

會導致兒童過敏的共同食物包括：小麥、奶品、柑橘、玉米及糖；在一項針對一千個病患所做的研究發現，牛奶、巧克力、可樂、玉米、柑橘及蛋為最常見的元兇。在這項研究中，牛奶對於二歲以下的兒童是頭號的元兇。除了這些食物之外，食物色素及添加物也經證明會引起不同的症狀。

大多數人可能從來不曾想過，尿床竟然可能是一種過敏性反應。尿床經常會引起孩子相當大的困窘，尤其是對較大的孩子而言，同時一個尿床的孩子最後會需要個別輔導。然而，有趣的是，對於牛奶、果汁、水果（尤其是葡萄乾）或其他食物會產生食物過敏的人常會尿床。在一次案例研究中，有一個持續尿床將近六年的孩子，就在從飲食中去除柳橙之後，停止了尿床。

對於過敏如何影響尿床有一種解釋：當一個人食用一種會導致過敏的食物時，在膀胱周圍的肌肉外層會收縮，使膀胱變小而無法容納正常的尿量，結果會在白天期間增加排尿，晚上則會尿床。此外，像反常的睡眠有時會緊隨著食用一種問題食物而發生，然後會導致一個孩子在膀胱發出已經裝滿的信號時沈睡不醒。

每一個人對食物過敏的反應都不同，因為每個人的生化反應不同，每個人所經歷的反應類型，也視個人的解毒系統在當時發揮的作用如何而決定。這可以解釋，為什麼沒有一種相同的食物（或化學物），對每個人都會引起相同的症狀，或者每次都會引起一個人相同的症狀。

當症狀及行為似乎並不依循任何模式的時候，食物過敏（相對於化學性過敏）就可能會被質疑，像父母會注意到兒童在室內、室外、在家或

在學校時，其症狀或行為沒有改變。縱然食物被懷疑，亦可能會難以決定是哪一種食物引發問題，因為加工食品往往含有許多成份。此外，即使一種食物已經被確認為會引起個人問題，仍然難以去除那種食品，因此父母們必須記住，要謹慎地審視加工食品的成份。

讓我們假想一個嬰兒對於玉米過敏，母親會避免給孩子玉米，但她卻沒有注意她給寶寶含有玉米糖漿的奶粉（玉米糖漿在許多產品中是非常普遍的成份）。這位寶寶可能會對玉米糖漿發生反應，例如行為易煩燥，但母親卻不曾將它們聯貫起來。她也許會更改奶粉，但是她可能剛好又買到，另外一種與玉米糖漿相關的食物，因為她以前一直忽視這種成份。假如母奶中含有會使寶寶過敏的微量成份，嬰兒也會顯示食物過敏的症狀。

此外，人們也會對多種食物過敏，除非引起問題的食物已經被確認及去除，否則症狀是不會減輕的。必須記住的是，來自於食物過敏性的症狀，並不見得會正好在食用食物之後才發生，這種情形讓許多人難以接受，食物正在引起症狀。我的一位朋友常抱怨她兒子再發性的胃部痙攣及灼熱，當我提到探究食物過敏的可能性時，這個想法被草草結束，因為我朋友說，她兒子的胃部問題與他的飲食習慣沒有明顯的關聯。

取而代之的是，那個三歲大的孩子接受了多方面的血液檢驗，醫師以胃腸上部（Upper GI）來決定孩子是否有潰瘍，或任何其他主要的胃部問題。這項檢驗並沒有透露任何訊息，醫師告訴她一切都很好，但是她的兒子卻仍然覺得疼痛。

醫師說有兩種選擇，對我朋友及她的兒子幸運的是，那位醫師放棄建議男孩接受個別輔導，他決定看一下男孩所吃的食物，結果發現是蘋果汁（那男孩每天飲用）引發他的胃痛。當蘋果汁從他的飲食中去除時，胃痛停止了；當蘋果汁再被引入時，症狀又出現了。

　　我並非反對做多方面的血液檢驗，但得考量這種檢驗對精神上及身體上的雙重壓力（更不用說費用了），以及它們可能不會是檢測胃痛原因的最適當步驟。假使排除飲食或刺激—中和檢驗顯示不出什麼，那麼複雜的潰瘍檢驗（對三歲大的孩子相當少用）或其他胃部檢查，就有其必要性，但是絕不應該被本末倒置。

解決方法及替代方案

🔲 過敏兒的症狀及信息

　　我過去常說我從未有過敏的問題，直到我被農藥及化學物弄垮了為止。然而，為這本書所做的研究及在瞭解更多有關過敏的過程中，我得到一個結論，我真的從幼年時期就已展露出輕度的過敏信息。身為一個孩子時，我有許多不明原因的流鼻血及罕見的喘氣情形，在最近幾年，似乎每次我回到父母家探視時，我就會得到傷風或感冒。回憶當時，我家人常常開玩笑說，我只是期待在家生病，好讓媽媽來照顧我。

　　然而，我現在知道父母家含有會令我極端過敏的大量黴菌，黴菌可能會在許多意想不到的地方被發現，它會在毛毯中、輸送管機械設備、舊衣服、空調、書、植物、寵物、垃圾桶及其他地方生長，此外空氣中我們肉眼看不見的黴菌孢子會容易地被吸入。

　　儘管蕁麻疹及打噴嚏可能是明顯的過敏症狀，但過敏兒也有許多較不為人知的症狀。

　　這些症狀也可能是機能障礙的解毒系統發出警訊，一般身體上的徵候包括：眼睛無神、呆滯、耳朵發紅、眼睛下方出現藍色、黑色或紅色眼圈，紅色、胭脂般的雙頰，眼睛下方起皺紋，鼻子起皺紋（從下往上擦

鼻子），以及無法解釋的臉色蒼白。應該要注意的是，並非以上所有的症狀都可能會出現。許多這些症狀也將會出現，然後消失。

某些過敏兒的共同行為徵候包括：想睡、昏昏沉沉、忐忑不安、注意力衰退、粗心、過度活動力、沮喪、疲倦、吵鬧、糊塗、不合理的憤怒、說話急促、口吃及模仿動物叫聲，這些都與過敏有關聯。

不幸的是，我曾同時經歷大部分這些症狀，為幫助你瞭解這些症狀，如何影響一個化學性過敏的人每天的生活，我將與你分享某些我自己的經驗。然而，要謹記在心的是，具有不同生化反應及解毒系統的其他人，可能會有不同的反應。

- **想睡：**假如我被交通阻塞絆住的話，我一定開始感覺昏昏欲睡，碳氫化合物使我有如吃了安眠藥般安靜，幸運的是，有好幾次發生這種情況時，我正好沒有開車。（我很高興地說，因為我購買了汽車空氣濾清器，所以我不再有這種問題了。）
- **粗心：**我記得有幾次，當我無論如何努力嘗試要抓住話題時，我就是無法理解別人到底在說什麼，我會注視到人們的嘴唇在動並聽到聲音，但是無論如何，我無法告訴你她在說什麼。
- **沮喪：**我記得有次我想拿一把菜刀割自己的手，因為我認為來自於割傷的身體上疼痛，必定會取代我所經歷的不可名狀的精神上的痛苦，幸運的是，我在我的腦部憂愁期間，仍保持一貫的頭腦清楚，使我避免去做任何自我毀滅的事情。然而，我最近仍閱讀到，有關一個化學性過敏的人自殺的消息。
- **運動神經遲鈍：**有很多次，我好像眼睜睜地看著每樣東西掉落或打翻，有時候這是我對於某種東西發生腦部反應的唯一症狀。
- **難耐陽光：**在逐漸生病之前，我經常曝曬在陽光下。現在，我若沒

有大型白色的帽子，即使外出幾分鐘也不可能（也因此我博得了「修女」的綽號）。

· **難耐噪音**：在診所解毒期間，我對噪音及聲音相當敏感，以至於我無法與超過幾個人待在同一個房間裡。即使現在，當我反應發作時，噪音也似乎變成千倍的音量。

· **難耐味道及敏銳的嗅覺**：我過去常發誓，我可以聞到幾天前噴灑的殺蟲劑，而其他人則宣稱氣味已經「消散了」。我也能告訴你某人在某個地點正在點火烤肉，我幾乎可以在你的吐司燒焦變黑之前告訴你。

許多家裡的物質會引起以上症狀及其他症狀，例如：氣懸膠、氨水、漂白水、地毯膠、塵蟎、羽毛、地板清潔劑及地板蠟、甲醛（包含在以下東西中：黏著劑、混凝土，紡織品、漱口藥水、指甲油、家具及紙類產品等）、殺菌劑處理過的壁紙、瓦斯爐及器具、髮膠、殺蟲劑、黴菌、剛印好的報紙、爐台清潔劑、香皂，洗髮精及合成的衣服。

在房子外面，已知下列為觸發過敏性反應的東西：草皮、雜草、花粉、殺蟲劑、空中化學噴藥、新柏油及工廠污染。

在學校中，惹麻煩的東西包括：藝術用品（油漆、麥克筆、膠水）、粉筆、老師的香水味、油印機或化學物處理過的紙張、螢光燈及可移動式教室（含有甲醛、膠水及其他毒性物質）。此外，從學校巴士所排出的薰煙，甚至會在孩子上學之前使他們觸發反應。

新的過敏症

相當重要的是人體有適應壓力的能力，故來自於過敏的症狀，有時候

不會確實出現。某些父母會排除他們子女罹患過敏的可能性，只因為她們的孩子在以前從未顯示過敏性症狀。我想強調的是，直到兩年前我患病為止，我尚未顯示出任何我所描述的奇怪症狀（身體上或行為上的）；但是，幾乎在一夜之間，我成為一個罹患數種過敏症的人。（當然，現在我認清這個發生在我已經到達了閾值點，及我的解毒系統開始盤旋下降時。）

假如你的醫師不明白被破壞的解毒系統，他們不會願意接受你的孩子突然產生過敏症的想法，尤其是假如這些症狀與過敏有關的症狀不同的話。

例如在我的病開始發作時，我因為正經歷相當嚴重的呼吸困難而前往急診室。此外，我的左眼皮腫起來了，我很虛弱，同時小便過度——儘管事實上我並沒有飲用流質。當急診室醫師問我哪裡不對勁時，我脫口而出（在喘氣之間），我認為我對某種東西產生了過敏性反應。縱使我知道在那個時候並沒有過敏症，只是直覺地看來我正罹患過敏性反應。

但是當急診室醫師後來問我，是否曾染患任何已知的過敏症或氣喘時，我當然回答說沒有。那就是原因——我即將要習慣於我在接下來的六個月時間的「樣子」，因為醫師要知道為什麼我「認為」我不能呼吸。同時，因為胸部 X 光片顯示不出什麼東西（看情形這可能是一種過敏性反應），以至於我又被送回家，回到那剛剛被過度噴灑農藥的房子。

檢驗一個被破壞了的解毒系統

有多種血液檢驗可以幫助某些人瞭解解毒系統狀況。不同的血液檢驗有麩胺硫過氧化酶減低、油脂過氧化酶量升高、糖氧化 dimsultase 量降低、mercapturic acid 及（或）D—葡萄糖二酸增加，和甲酸量升高所做的

不同的血液檢驗。

每一項這種檢驗都和解毒系統的特定功能有關。這些檢驗的結果被視為問題的指標，而非解毒系統被破壞的絕對證據。

並非所有實驗都可以從事這些檢驗，然而，你的醫師可把你的血液樣本送往紐約南邊的孟羅實驗室、芝加哥的「醫師約會」團體，或是賓州「柳樹叢市」的國家醫學服務中心來完成這些檢驗。

根據羅傑斯醫師指出，甲酸檢驗可以在任何醫師診所中完成。這種檢驗決定你的身體處理醛類的效用如何（但是其他解毒路徑卻顯露不出來）。假如在你血液中的甲酸量太高的話，羅傑斯醫師說：「你好像正等待發生意外一樣。」在血液中高量的甲酸（是甲醛的代謝產物），象徵在解毒路徑中甲醛的蓄積，這表示你的解毒系統去除它不夠快。甲醛的蓄積為整個解毒系統添增了額外的負荷。因此，任何額外的暴露於化學物，例如來自於新地毯，都可能會觸發眾多的不利反應。

刺激—中和檢驗

刺激—中和檢驗，是病患被給予少量稀釋過的食物、化學物、黴菌或菌類抽出物。這種抽出物可以注射於手臂或是置於舌頭上。給予劑量之後，任何對於物質的反應（身體上的或行為上的）都會被監測。這種檢驗是用來確認哪種環境刺激物質會引起問題，以及什麼抗原可以用來消除症狀。

許多傳統的過敏症專科醫師並不相信這類型的檢驗，然而這些醫師無法解釋，一小滴的過敏性抽出物，如何能引起病患不同的症狀，包括改變一個人的筆跡。使用刺激—中和檢驗的醫師也表示，過敏性抽出物如何能引起戲劇性的心情變動：許多美好的、友善的圖畫，是幼童們在被

給予過敏性抽出物之前所描繪出的；而激烈的、憤怒的圖畫，別是給予抽出物之後的兒童所描繪的。

　　除了我自己的經驗之外，我已經看過兒童接受刺激─中和檢驗的錄影帶。有一支帶子顯示一個二歲的兒童，在被注射過敏性抽出物之前是完全冷靜的；然而，在注射片刻之後，他卻大發脾氣。吹毛求疵者主張該兒童開始尖叫是因為針對刺痛之故，但卻無法解釋為何該兒童在注射中和抗原之後，就突然安靜下來。

　　我也曾看過某人由於對一種物質產生不利反應，因而不可思議的改變筆跡。在解毒診所，病患每天在圖表上記錄他們的症狀。假如你回顧那些圖表的話，你將會注意到在那些激烈的解毒日子裡，病患們的筆跡發生戲劇化的改變。

　　刺激─中和檢驗可以用來測定，哪種物質會引起個人的不利反應，但人們也能接受幾針（或幾滴）中和抗原，做為過敏治療計畫的一部分，許多過敏症患者使用這種方法，已經有了顯著的改善。

偵測食物及化學物過敏

　　桃樂絲‧瑞普（Doris Rapp）醫師曾指出一種簡便的方法，來決定糖、食物色素或添加物，是否會引起你的孩子產生反應，那就是為你的孩子及其朋友們舉辦一個派對。當年輕賓客到達時，要求他們寫下名字或畫一張圖。

　　就在你提供派對食物（餅乾、蛋糕、冰淇淋、甜飲料）四十五分鐘之後，再度要求他們寫下名字或畫張圖。假如你注意到筆跡（畫法）有任何改變，或行為（例如：攻擊、糊塗、退縮）上有任何改變的話，那麼孩子們可能就是對剛剛食用的糖發生反應。同時，可觀察孩子們是否有

鮮紅的耳朵、眼睛無神或眼睛下方有黑眼圈，因為這些也是食物過敏的症狀。

懷疑者可能會說兒童的行為改變，純粹是由於派對時興奮罷了。為駁斥這種說法，可邀請同一批兒童來參加派對，而你僅提供蔬菜。假如那些兒童不展露相同的行為改變，你就能更確信含糖的人工色素及甘味的食物，在第一個派對裡促使兒童行為改變。

我從沒有真正打算實施這種實驗，當女兒的同儕團體舉辦每年一次的聖誕派對時，我有機會來觀察團體中那些兒童的結果。在派對中的食物包括傳統的聖誕糖果、餅乾。

派對進行到大約中途時，我注意到所有的兒童，除了我自己的孩子外，正在奔跑、尖叫、打鬥或哭號，我並非暗示我的孩子從不奔跑、打鬥或哭號，只是她們不像她們的朋友一樣，她們在派對裡所做的都不是這些事情。此外，與其他孩子唯一的差異是我的女兒未曾食用任何的派對盛饌。我總結為並非是聖誕老人的抵達，促使其他兒童改變行為而興奮；反而，在我看來，在派對食物中及假日裡的糖、食物、色素及添加物的結合，已成為大多數兒童過多的刺激品。

不同的飲食能有效地決定，你的孩子是否會深受食物過敏之苦，這些包括了單一食物飲食、多重食物飲食及輪流飲食（兼具診斷及治療兩種功能）。所有這些飲食，在庫克醫師所著的《查出隱藏的食物過敏症》（Tracking Down Hidden Food Allergies）及瑞普醫師的書《無法忍受的孩子》（The Impossible Child），都提供了詳細的飲食解說及大概描述如何檢驗它們。

父母偵探

為了測定是什麼環境刺激物會使孩子產生問題，父母們可能必須成為偵探。父母們最初可以嘗試找出，孩子的反應與暴露於特定的物質之間，是否有一種模式存在，然而，這未必那麼容易。

首先，反應未必立即發生於暴露之後，它們偶而會發生於遠在二十四小時之後，因此，可能難以確認孩子是因學校還是因家裡所暴露的某種東西而觸發反應；甚至此反應可能是源於孩子在昨天所暴露的某種東西。此外，孩子可能不會一直對相同的刺激物有同樣的反應。（記住，人體對於一種物質會如何反應，均賴解毒系統開放何種路徑。）

父母們必須明白的重點是，扮演「偵探」是「全然的過度負荷」。例如：你的孩子可能對牛奶有輕微的過敏性，並對豕草也有過敏性，直到豕草季節為止，你的孩子可能飲用牛奶而沒有經歷任何反應；但當豕草季節快到時，這兩種因素的結合可能會使他罹患症狀。此外，許多對食物過敏的人已經注意到，他們在夏季可以食用某種食物，但是在冬季則否。這同一批人當中有些人抱怨整個冬季染患「感冒」。

在這種情況下，有人可能會懷疑家用暖氣爐。暖氣爐製造出更多的空氣亂流，激起更多的灰塵及黴菌孢子，這兩者皆為非常普通的過敏性刺激物。

假如你們家沒有瓦斯暖氣爐，那麼可能瓦斯本身即是一個問題。長久以來，我無法理解為何我的症狀總是在晚上會更惡化。似乎太陽一下山，我的健康就開始走下坡。

然而，在二月份的一個不尋常的一週期間，當天氣相當溫暖，我不需要在晚上將暖氣爐打開時，我明顯感覺舒服了點。在一連幾個晚上感覺

舒服些之後。我開始懷疑暖氣爐了。就在我們將暖氣爐再次打開的頭一天晚上，我預期我的症狀會再次增強，然而這種情況卻沒有發生。（這就是為什麼「偵探」工作會非常有挫折感的原因，尤其是假如有人不明白整體過度負荷理論。）但是，不久之後，我的老毛病又復發了，同時我在晚上再度感覺不舒服。就在前往父母家探視幾週之後，終於證實了我對瓦斯會產生不利反應。

與我半電器化的家（暖氣系統例外）大不相同的，是我父母家全用瓦斯。就在一個寒冷的下雨天清晨，我母親在同一時間打開瓦斯烘乾機、瓦斯洗衣機、瓦斯爐及瓦斯暖氣爐，不用說，我簡直快不省人事了。當我們理解到底發生什麼事時，我選擇站在外面冰冷的雨中，直到房子能夠完全通風換氣為止。

這裡有某些特定的步驟，可幫助父母們理解壓迫孩子解毒系統的到底是什麼東西：

一、找尋在當地區域內樹、草皮或花粉最盛開的是在每年的什麼季節，注意症狀及季節間是否有任何模式存在。

二、假如一個孩子提到或抱怨聞到臭味，試著確認氣味從哪兒來。（然而，臭味可能會非常非常稀薄，甚至連一個有化學性過敏的人也注意不到。）嘗試確定這種來源是否與兒童身體上的症狀及（或）負面行為之間有任何關係存在。

三、為找到過敏性反應的可疑來源，將項目（例如：清潔劑、聚酯紡織品、發霉的水果）放入玻璃瓶中，蓋緊蓋子並放置至少三十六小時（對於紡織品，某些醫師建議將瓶子放在溫暖之處），然後打開瓶子，讓兒童聞一聞裡面的東西。某些人會有立即反應（例如：頭痛、反胃、鼻塞）；有些人（延遲反應者）即可能晚一點才會顯出症狀（對於這些人，

必須重覆進行聞一聞檢驗，以決定受測項目是否真的是觸發源）；假如沒有症狀發生的話，那麼這個孩子可能對這種項目沒有過敏性。

四、保留孩子吃什麼的紀錄，並且注意是否有任何食物，疑似會觸發症狀。

毫無疑問的，人體是一個複雜的機器。假如父母們與受過環境醫學訓練的醫師共同合作，則偵測食物及化學物過敏會是最成功的。這種合作之所以最有效，是因為父母們處於可以每天觀察的立場；而醫師則處於提供指導及檢驗來證實或排除可疑的元兒。

過敏症與學校

建議學生接受特殊教育測驗的其中一項準則，就是老師觀察孩子們在學業成績上的特定差異。假如有一位學生是個傑出的閱讀者，但卻似乎不能做最簡單的計算，老師可能會建議讓他接受測驗。但是如果這個孩子是不知不覺地對牛奶過敏，同時每天午餐時必飲用牛奶，就不知會怎樣？而且如果數學只在午餐後才教，又會怎樣？學生之所以對數學苦惱，可能是每天中午他會因午餐所飲用的牛奶而深受不利反應之苦，並非他有學習障礙。

可以想見一個孩子在食用一種食物，或已經暴露於會使他過敏的物質中之後，所進行的學習障礙測驗可能會發生什麼事情。當然，接受這些測驗的人可能會被發現異常，但是測驗結果是顯示孩子有學習障礙，還是孩子可能會對一種食物或化學物產生過敏性反應呢？我知道當我產生反應時，我最討厭測驗任何東西。

父母們不惜用所有代價，同時必須擁有廣泛的測驗及證明文件，才能

將孩子安插入特教班，這似乎排除了在評估程序中，應該被列為強制性部分的環境因素。同樣的，老師不惜用所有的時間及力氣，來熱愛有行為問題的學生，似乎也該有合理的測驗來看看環境因素是否為問題的原因。

　　一個由父母及老師們組成的特別小組，會幫助其他人逐漸察覺，介於化學性暴露與學生學習及（或）行為問題的可能關聯。該小組會鼓勵學校及當局，經由「應用過敏症研究基金會」來購買現成的錄影帶。這些帶子清楚地展示，常在學校中發現會影響過敏兒的衝動性化學物。即使你自己的孩子看起來沒有症狀，惟確認在教室中其他孩子的問題，實際上也會幫助你自己的孩子，因為，當一個老師必須耗費多餘的力氣在教室裡的「問題」兒童身上時，所有的學生都不可避免的深受其苦。

治療耳朵感染的自然方法

　　我的兩個女兒頭一次遭受耳朵感染，是在她們近三個月大時，其後，她們持續罹患再發性耳朵感染，所有的感染均以許多回合的抗生素來治療。醫師甚至討論以外科手術將管子置於我小女兒的耳朵中以排出液體。然而，當這建議出現時，我已經逐漸懷疑傳統醫學熱衷於「修理」症狀，而不事先確認那些症狀的病源。

　　在當時，我尚不瞭解化學物及食物過敏，但是我曾閱讀過二本由醫師所撰寫的，有關黴菌為慢性疾病先決條件的書。此外，我曾閱讀過來自於小兒科醫師的許多聲明，包括美國耳鼻喉科學院前任院長喬治‧善巴醫師的聲明，這份聲明有關遭受再發性耳朵感染之苦的兒童，是如何在治療黴菌感染之後，而經歷肯定的結果。當我瞭解奶品是與耳朵感染有關的主要食物後，我發現自己正在思索女兒所食用的所有奶品，包括每

天三杯牛奶（小兒科醫師所指示的），以及她們已經服用的全部抗生素。

因此，當小兒科醫師說我的女兒已再一次罹患耳朵感染時，我們決定放棄傳統的抗生素，取而代之的是，我們決心去嘗試某些替代的方法。如同我們針灸醫師的建議，我們給予女兒一些耳朵點滴（含有毛蕊花及大蒜油）及藥物（甘菊），我們也立即從她的飲食中排除水果、奶品及所有含有酵母菌或糖的食物。我們情願等待二十四小時來看這些替代治療是否有效，畢竟，假如她看來情況更糟的話，我們仍然可以供應醫師處方。

當小兒科醫師隔天來電詢問我女兒的近況時，我無意中提到我們正考慮使用不供應抗生素的處方，結果我聽到的是，若不以抗生素治療耳朵感染甚至會威脅到生命的一番長篇大論；即使我自己的父母，也以懷疑的眼光看著我們，好像我們的女兒已經發燒高達華氏一百零四度似的。

但是二十四小時之後，無可否認地她正在改善中，隔天她甚至更有起色，並且在第三天就舒服些了。十天以後，我們回到醫師的辦公室來確認，耳朵感染已經真的排除了。在過去此時，醫師經常告訴我們耳朵「仍然有點兒感染」，並且給予我們更多抗生素的處方；但是這是第一次，在檢查過我女兒之後，醫師說道：「太漂亮了，像喉嚨一樣乾淨！」

基於這樣的成功經驗，我們決定排除子女飲食中的所有奶品及糖精，並且限制她們食用的水果及酵母菌的數量。我們已經逐漸確信，過敏症在我們女兒的耳朵感染過程中，扮演一個重要的角色。

我們的直覺看來似乎是正確的，在過去兩年期間，我的大女兒不曾罹患過耳朵感染，同時我的小女兒只有罹患過一次。在從前，他們每年經常罹患五～八次的耳朵感染。儘管我們相信奶品及糖是女兒耳朵問題的主因，但仍有其他與再發性耳朵問題相關的普通食物，包括：蛋、黃豆、貝殼、小麥、巧克力及玉米；此外，常見的空氣傳播元兇有香煙、甲醛、

花粉、一氧化碳、黴菌及家裡的灰塵。要瞭解更多有關再發性耳朵問題及替代治療，請閱讀由麥克‧史密特（Michael A.Schmidt）所著的《童年耳朵感染》（Childhood Ear Infections），它是一項傑出、有教育性的資源。

矯治你孩子的解毒系統

假如化學性暴露可以壓迫一個孩子的解毒系統，那麼，減少化學性暴露將會協助修補受壓迫的系統。因此，為了確信你的孩子具有機能正常的解毒系統，我建議：諸如家具、建材、個人用品、玩具、藝術用品、嬰兒產品及由毒性化學物製作的任何其他產品，以及殺蟲劑、除草劑及殺菌劑，都應儘可能的從孩子的生活中排除掉。我也建議你將有機農產品、豆腐及完整穀類，納入孩子的飲食中，因為這些食物中的營養對於解毒程序是重要的關鍵。

我瞭解我們無法防範孩子暴露在任何東西之下，但是我知道，假如我們藉由創造一個無毒的家，並提供他們一種以上有機性的完整食物為基礎飲食，來減少他們的毒性暴露，則他們冒險降臨這個世上時，就還有一種絕佳良機，那就是他們的解毒系統將會排出他們所遭遇到的毒素。

教導你的孩子

經過一段生活型態改變的時期，我的女兒們偶而被認為是有點小精靈，有些人看到這些幼童，對毒素及化學物有高度警覺而覺得有趣。但在另一方面，有一種潛意識的恐懼，就是改變似乎使多數人害怕。

此外，有些人曾經暗示我們正在教導孩子生活於恐懼之中。這種批評

也出現在一九八九年的反對使用 Alar 時期，針對聯合抵制蘋果的父母們。這些批評者認為，父母們使子女因害怕食用蘋果而引發心理上的損害。

然而，當父母們教導子女如何安全在穿越馬路（例如：在角落穿越、看兩方來車、等候綠燈）時，並不會使批評者向這些父母們口出惡言。為了強調要謹慎，當穿越馬路時，父母們經常解釋假如孩子不謹慎會發生什麼事情，然而，卻沒有人會說父母們正逐漸灌輸孩子一種不合理的恐懼馬路情結。其實，教導孩子有關世界上毒素的危險，與教導他們穿越馬路時不謹慎的危險是沒有差別的。

一個課程

對我而言相當重要的是，讓我的孩子明白多重化學性暴露與某種生活型態。曾經損害我們的解毒系統及觸發我的疾病。為了說明這點，我使用一張打字紙來作一種簡單的展示。

我將紙舉高並開始逐一點名，所有我曾食用過或曾在過去暴露過的毒性物質，例如：糖精、加工食品、噴霧式產品、農藥、化學清潔劑、新地毯等。

當我逐一點名時，我在紙上製造一個小裂縫來代表它對我身體所曾遭受的衝擊，當裂縫愈來愈多時，我的女兒們不得不注意到它看起來已經不再像一張白紙了。

就在數次撕裂之後，我們開始預測何時紙會完全撕破，我繼續點名毒素然後撕這張紙，直到最後這張紙不再是完整的而是碎紙了。

當女兒們注視著第一片碎紙掉落地上時，我解釋人體並沒有太多不同。它當然是強壯得足以接受切割，但是難以預測的是，人體可以在被撕裂

277

之前忍受多少切割。

但是我也要我的女兒來認識人體不可思議的復原力量，所以我開始證明我們能夠嘗試將那些碎紙再拼湊回來。我們慢慢地開始用膠帶把每一片紙黏好，這個工作耗費我們相當長的時間。當我們完成了貼滿膠帶的紙後，雖然它看起來像一整張紙，但我們也毫無異議地同意它無法像以前一模一樣，也不如撕裂前堅牢了。

這個例子說明我們需要耗費多久時間，才能治癒機能障礙的解毒系統，以及人體可能不會像以前那樣強壯。它也反駁了那些相信人體無論如何不對勁，都被醫師或藥物修補好的人們。（我無法告訴你有多少人曾經問我：「到底有什麼東西是你可以吃的？」）

結束時，我問女兒是否已經得到有關那張即將被撕毀前的預警。在思考過之後，女兒們同意，假如我們在中途曾暫停切割，那麼紙張可能就不會完全被撕碎；她們也總結，如果我們早點開始拼湊那張紙的話會更容易些。

我向她們解釋人體也會給予我們警告及信號。我當初向醫師（在我逐漸罹患重病之前幾個月）抱怨的其中之一是過度出汗，我會由於不明原因而出汗——即使在冷天。當然，我現在知道我可憐的身體，正克服萬難及努力去除我一直使它暴露的毒素，但是回顧當時，我卻剛剛買了一種較強烈的（化學性）除臭劑。

從一個孩子的觀點來看

基於我們家使用天然療養經驗的結果，我們兩個學齡前的孩子，對於她們自己的身體已經變得非常具有直覺。事實上，她們已經相信自己的身體會告訴她們有什麼不對，我的大女兒說：「當然，我的身體不識字，

但是它仍然能告訴我事情。」

例如：現在假如她吃太多水果，同時她的臉開始起疹子，她就會總結她的身體正告訴她「夠多了」；當她疲倦及易發脾氣時，就表示身體需要睡眠。

她甚至已經將這種對健康狀況的新認知擴及到朋友之中，有一天她無意的見解的確令我驚訝：「妳知道嗎？媽，艾咪的身體也會跟她說話。」

艾咪是個每年冬天都會染患久病不癒的感冒的朋友，最近，我已經得到結論，不健康的飲食及（或）其他的環境因素，可能會是這個小女孩健康不良的主因。但是我不曾告訴女兒這些話，所以，當女兒表示「艾咪的身體正與她說話」時，我感到非常有興趣。

「妳如何得知的？」我問她。

「這個嘛！」女兒回答：「妳知道她總是罹患那些感冒及流鼻涕。」然後，她以一種非常認命的聲音，嘆息地說：「但是我不能告訴她，她必須親自發現才對。」

有一天，我甚至因她的洞察力而感到更吃驚。透過我們所有關於健康身體及變更生活型態的談話，我從不確信我的孩子到底吸收了多少東西。然而，在這個特別的日子裡，我的女兒向我表示她真的明白，我們曾經使用的一個有關人體的字眼。

她眼中閃爍著光芒轉向我說：「媽咪，我的身體是不可思議的。」

我嚇了一大跳，不，我簡直目瞪口呆。在短短的一句話中，她表達了我在過去幾個月裡一直嘗試想教導她的觀念。

是的，她已經知道人體並非是百毒不侵的——我就是一個實例，但只要不被無數的化學物及毒物攻擊，它仍有機會正常運作。她同時也瞭解人體有不可思議的復原力量——我就是一個例子；但重要的是，這樣的體認居然出自於一個只有三歲大的孩子。

毫無疑問的，我們的新生活型態並非是每一個人的模範。現在每當聽到有人說，我們可能只是藉此「與眾不同」，而在心理上會損傷我們的子女等批評時，我們往往只會微笑以對。

我們微笑是因為我們不擔心這些批評者說些什麼，我們知道我們的孩子學到的不只是有關化學物或一種新的飲食，她們真正明瞭的是兩者間的因果關係。同時她們已經開始知道，在這個國家個人有自由來獲取知識並因此而生活。

我的女兒們不認為這樣會使她們與眾不同，她們相信它僅使她們有點兒特別而已。

展望未來

偶而，我對化學物的討論可能有點誇張，但我已再三說明我們的孩子所生活的世界與我們生長的不同。假如毒素已經逐漸地被引入我們的生活中，那麼人體可能已有機會來逐漸對它們作調整——但是人體沒有。

好好想想今天一般孩子們暴露於什麼之中，有人甚至無法開始列舉侵入我們日常生活的化學物質及人造物質。此外，我們的孩子在出生時就暴露於化學物質之中，從未有機會在一個乾淨的、健康的環境中成長。從這個觀點來看這種情形，提出「化學物質可能會大大地衝擊我們子女的健康」似乎並不荒謬；事實上，對此說法堅持否定態度才似乎可笑。

我知道當讀完本書，你會感到有點不勝唏噓。毫無疑問的，我已經呈現出許多資訊。同時，假如你像兩年前的我，那麼這種資訊對你而言肯定是既新穎又令人心驚膽跳。

但是我要把握這個最後的機會來向你保證。縱然我期望大家都會被刺激並改變生活，但若某些人並未立刻做任何改變，我也不會失望或沮喪。我之所以有這樣的感覺，是因為我認為只要閱讀本書中所呈現的資料，

就會改變人們。

　　我保證你在閱讀本書之後，將會有所不同，因為你將會瞭解在我們生活中的化學物質。你如何處理這些知識，不管現在或未來都是你個人的選擇；同時，只要以不侵害他人的健康為原則，任何選擇都是值得尊重的。

　　我也知道不同的人需要不同的時間來吸收，然後應用新的資訊。例如我有兩位朋友的孩子，現在已經被確認為會因化學物及（或）食物而罹患不利的反應。這兩個朋友從瞭解本書中的資訊，到最後決定遵從已幾乎經歷一年了，然而，儘管他們耗費了一年的時間才實施必要的改變，他們改變的開端，仍肇始於最初接觸到這種資訊之時。

　　帶有化學性過敏的人（像我自己），已必須在生活型態中進行戲劇性的、立即性的改變，只因為他們突然發現自己在一個化學物世界中無法保持健康。儘管某些人可能仍未發現我們情況適用於他們自己身上，但還是有人將我們比擬為煤礦坑中的金絲雀（以前礦工常會帶者金絲雀深入煤礦坑中，以便空氣變得太差時來警告他們。當金絲雀死亡時，礦工就出坑了）。有些人相信，今天患有多種化學性過敏的人，就像社會上的金絲雀一樣，警告那些尚未被影響的人們。

　　顯然的，我最誠摯的希望是所有的父母將開始承認，介於化學物與健康之間有不可否認的關係。無疑的，它是一首今天我們某些「金絲雀」正在高唱的悲歌，但假如沒有人肯聽的話，它將成為一首更悲傷的歌。

　　我拒絕為本書下悲觀的結論。本書非關命運，當我回顧在過去兩年中所經歷的種種，本書對我而言，真是一種慶賀：它是一種知識的慶賀，說明知識如何能夠如此強有力的使人，像我一樣得以再度復原；它是一種對家人及朋友的慶賀，證明了愛及支持具有不可思議的正面影響；它是一種個人自由的慶賀，顯示個人的確有權選擇吃進他們體內，及圍繞

他們自己的是什麼東西；它是一種社會行為的慶賀，因為許多個人、出版商、商人、組織及醫師們，都已經奉獻教育幫助其他人學到這種重要的知識，並做必要的改變；最後，本書真的是一種生命本身的慶賀，經歷完成了生命種種令人驚訝的轉變及挑戰，使我感激不盡。

建議改變及實行查核表

□ 藉減少孩子的暴露化學物（參閱第二、三及五章）量，及提供有機性完整穀類、豆類及蔬菜飲食，來確保孩子的解毒系統正理想地運作之中。

□ 假如你認為需要，可在社區內找尋一位臨床的生態學家，幫助你來確認哪些可能的物質會影響你的孩子。

□ 購買一卷有關環境疾病的錄音帶，它可以告訴你如何處理不同的過敏性飲食，以及如何使你家沒有過敏症及化學物。

□ 要測定孩子是否對某些物質或食物可能會有過敏性，可觀察介於暴露及症狀之間的任何關係，讓你的孩子排除某些飲食，或是接受刺激—中和檢驗。

□ 由父母及教育工作者共同組成一個小組，以更加瞭解化學性暴露對於行為、學習及整體學業成績之影響。

□ 當你使用無毒的替代物時，教導你的孩子有關毒性化學物的影響。

附錄

附 錄 一
校園農藥評估調查

注意事項：將下列調查問題交給學校及（或）校區職員來填列有關上學年的情形，然後這些資料應該提供父母們利用。

1. 使用過哪些殺蟲劑？多久一次？在每次典型的施作上用量有多少？

2. 使用過哪些殺菌劑？多久一次？在每次典型的施作上用量有多少？

3. 使用過哪些除草劑？多久一次？在每次典型的施作上用量有多少？

4. 使用過哪些滅鼠劑？多久一次？在每次典型的施作上用量有多少？

5. 除蟲工作是由校醫實施還是外包給私人公司？

6. 假如是由私人公司實施的話，學校如何來監測其施作？

7. 在化學施作期間及之後，應該實施哪些安全預防措施？

8. 在使用化學施作之前，是否有先嘗試非化學性替代方案？假如沒有的話，為什麼？

9. 父母們是否有被通知過要進行化學施作？假如沒有的話，為什麼？

10. 在完成施作之後，是否有豎立警告標示？假如沒有的話，為什麼？

附　錄　二
校園毒物學資料表

注意事項： 為了附錄一的「校園農藥評估調查」所列出的每一種化學物質、學校及（或）校區職員要填列這張表。

化學物質名稱：＿＿＿＿＿＿＿＿＿＿＿＿＿＿＿＿＿＿＿＿

化學物質種類：＿＿＿＿＿＿＿＿＿＿＿＿＿＿＿＿＿＿＿＿

請提供有關＿＿＿（本表中化學物質名稱）的毒性及下列相關範圍可利用的資料及研究結果：

1. 癌症：

2. 先天缺陷：

3. 遺傳基因的損傷：

4. 生殖影響：

5. 慢性疾病：

6. 中樞神經系統損傷：

7. 在植物、土壤中及水中的持續存在：

8. 急性毒性：

　　假如沒有相關研究可資提供，請指出。

附 錄 三
揭露學校的自來水管線分布圖

注意事項：針對這份問卷答案的意義及解釋、在《學校飲用水中的鉛》（Lead in School Drinking Water）手冊中有深入探討。這本手冊可以購自於：

檔案管理員（Superintendent of Documents）

美國政府印刷出版部（U.S Government Printing Office）

Washington, D. C. 20402

1. 學校建於何時？

2. 在原本的建築物蓋好之後，是否有新建築物或加蓋增建？如果有的話，為什麼？

3. 假如建於一九八六年十二月之後的話，是否有遵循鉛禁令而使用無鉛自來水管及焊接劑？

4. 最近一次的自來水管線維修是在何時？

5. 自來水連接管是由何種材料製作的？

6. 自來水管是什麼材料製作的（注意位置）？

   (A)紅銅。

   (B)塑膠。

   (C)鍍鋅金屬。

   (D)鉛。

   (E)黃銅。

(F)其他。

7.與自來水管相連接的焊接劑包含什麼材質（注意與鉛焊接劑的位置）？

8.在飲用水系統中是否有使用黃銅配件、固定物、水龍頭或閥？

9.下列哪些排水口是為消耗而供水的（注意每種的位置）？

　(A)水冷卻器。

　(B)飲水機。

　(C)製冰機。

　(D)廚房水龍頭。

　(E)其他。

10.在學校中所使用的是哪些廠牌及模型的水冷卻器？

11.水龍頭是否有進得去的過濾篩？

12.這些過濾篩是否曾經被清洗過？

13.是否有任何腐蝕的徵候，例如：經常漏水、鐵繡色水，以及盤子或洗條衣物被染色？

14.是否任何電器都有在水管上接地線（注意它們的位置）？

15.是否曾經有人抱怨飲用水中有金屬味？

16.上一次檢驗大廈水樣中的污染物是什麼時候？以下幾點情況如何？

　(A)是否發現有鉛？

　(B)濃度為多少？

(C)氫離子濃度指數（pH 值）為何？

(D)是否有規律性地進行檢驗？

17.誰供應學校的飲用水？供應情形如何？

(A)假如用購買和話：

a 供水系統是否有任何鉛管？

b 水受腐蝕的程度如何？

c 供水現在是否已經被處理過了？

(B)假如學校自己供水的話：

a 是否供水已經被處理過而減少了腐蝕性？

b 假如如此的話，使用何種類型的處理方法？

c 水處理是否為了腐蝕防治以外的任何目的？

d 假如是的話，目的何在？

附 錄 四

工作場所問卷調查

注意事項：使用下列問卷調查，來判定你在工作中是否暴露於可能會影響你或家人健康的化學物質中。

◲ 確認化學物質

查核你在工作中藉呼吸或觸摸而直接接觸到的下列任何化學物質、蒸氣及溶劑等：

薰煙及灰塵

- ☐ 石綿
- ☐ 塑膠薰煙
- ☐ 焊接薰煙
- ☐ 玻璃（例如：纖維玻璃）
- ☐ 氧化矽（例如：砂）
- ☐ 石膏
- ☐ 其他_____

元素及金屬

- ☐ 鋁
- ☐ 砷
- ☐ 鎘
- ☐ 鉻

我們正在毒害孩子
Poisoning Our Children

☐ 銅
☐ 鉛
☐ 汞
☐ 鎳
☐ 鋅
☐ 其他＿＿＿＿＿＿＿＿＿＿＿

溶劑

☐ 醇類（例如：甲基）
☐ 苯
☐ 甲苯
☐ 二甲苯
☐ 四氯化碳
☐ 油漆、洋漆
☐ 四氧乙烷
☐ 其他＿＿＿＿＿＿＿＿＿＿＿

其他化學物質

☐ 酸類
☐ 清潔劑及肥皂
☐ 染料
☐ 甲醛

☐ 農藥（包括除蟲公司的服務地點）

☐ 塑膠樹脂

☐ 其他＿＿＿＿＿＿＿＿＿＿＿

化學物質評估

1. 你每天暴露於哪些化學物質之下？

2. 你擁有哪些關於這些化學物質健康效應的資料？

3. 你週期性地暴露於哪些化學物質之下？

4. 你擁有哪些關於這些化學物質急性及慢性健康效應的資料？

5. 這些化學物質有任何被視為是致癌性物質嗎？

6. 這些化學物質有任何被視為是致突變物質嗎？

7. 這些化學物質有任何被視為是致畸胎物質嗎？

8. 假如生殖毒素已經被確認的話，是否兩性都會被影響？

訓練

回憶有關安全的職前及在職訓練，以便回答下列問題：

1. 你可曾接受過工作安全及衛生訓練？假如有的話，是誰提供的？假如沒有的話，為什麼？

2. 你可曾獲得任何有關在工作中，所使用的化學物質可能的健康效應之資訊？

防護

回答下列問題，來評估公司是否提供了足夠的防護措施：

1. 你是否穿著特殊的工作服？假如有的話，為什麼？

2. 你是否穿著特殊的工作鞋？假如有的話，為什麼？

3. 餐廳是否遠離了工作暴露？

4. 你在工作中是否有必要穿戴以下任何裝備：面罩式呼吸防護具、供氣式呼吸防護具、手套、連身工作服或圍裙、安全眼鏡、聽力防護具？

5. 假如需要的話，你穿戴防護具的次數有多少？

6. 你認為穿戴防護外套／衣著的次數應該為多少？這是否與實際施行相符？

評估

1. 你是否滿意於擁有關於在工作中，所使用的化學物質的正確資訊？

2. 你是否滿意於擁有關於工作場所中的建材及家具，所使用的化學物質的正確資訊？

3. 你是否滿意於工作場所具有適當的通風？

4. 你是否滿意於你對任何潛在健康危害所做的防護？

5. 你是否滿意於任何未來的後代子孫不會被你現在工作的暴露所危害？

附 錄 五
研究生殖危害的化學物質名單

acetaldehyde	醛類
acrylamide	丙烯醯胺
acrrlic acid	丙烯酸
acrylonitrile	丙烯腈
Agent Orange	橙劑
aldrin	阿特靈
aniline	苯胺
arsenic	砷
arsenic（penta-and tri-oxides）	五氧化三砷及三氧化三砷
benzene	苯
benzo(a)pyrene	苯并蒎
bromide, sodium	溴化鈉
butadiene, 1, 3-	1,3- 丁二烯
butanol(buty alcohol)	丁醇（丁基醇）
cadmium	鎘
caffeine	咖啡因
carbaryl	一萘基—N—甲苯氨基甲酸酯
carbon dioxide	二氧化碳
carbon disulfide	二硫化碳
carbon monoxide	一氧化碳
carbon tetrachloride	四氯化碳
cellosolve, ethyl	溶纖劑（乙—乙氧基乙醇）
chlordane	可氯丹
chloride	氯
chloroform	氯仿
chloroprene, B	B—氯丁二烯
chromium trioxide	三氧化鉻
DDT	滴滴涕（二氯二苯基三氯乙烷）
dibenzofurans	氧化二亞苯（二苯并呋腩）

dibromochloropropane（DBCP）	二溴氯丙烷
dichlorvos（aka DDVP）	磷酸 2,2—二氯乙烯基二甲基酯
dieldrin	狄氏劑
diethyl ether	二乙醚
diethylstilbestrol（DES）	二乙基已烯雌酚
dimethyl sulfoxide（DMSO）	二甲亞碸
dimethylacetamide	二甲基乙醯胺
dimethylformamide, N,N（DMF）	二甲基甲醯胺
dinitroluene	二硝基甲苯
diphenylamine	二苯胺
EDTA	乙二胺四乙酸
epichlorohydrin	環氧—1,2—氯—3—丙烷
ethanol（ethyl alcohol）	乙醇（乙基醇）
ethylene dibromide	二溴乙烷
ethylene dichloride	二氯乙烷
ethylene oxide	環氧乙烷
fluorocarbon-22	碳氟化合物
furfural	呋喃甲醛
glycol, ethylene	乙二醇
glycol, propylene	丙二醇
halothane	溴氯三氟乙烷
hexachlorophene	六氯酚
hydantoin	乙內醯脲（乙二醇脲）
hydrofluoric acid	氫氟酸
hydroquinone	氫醌（對—苯二酚）
lead	鉛
lead, tetraethyl	四乙基鉛
lindane	靈丹
lithium carbonate	碳酸鋰
lithium chloride	氯化鋰
malathion	馬拉松
maleic anhydride	順—丁烯二酸酐

marijuana	印度大麻
mercuric chloride	氯化汞
mercury	汞
methacrylate, butyl	丁基甲基丙烯
methacrylates	甲基丙烯
methauol	甲醇
methyl iodide	碘化甲烷
methylethyl ketone	甲基乙基酮
naphthalene	萘
nickel	鎳
nitrobenzene	硝基苯
nitrogen dioxide	二氧化氮
ozone	臭氧
paraquat	巴拉刈
parathion	巴拉松
pentachlorophenol（PCP）	戊氯酚
phthalate, dibutyl	二丁基酞酸鹽
phthalate, dimethyl	二甲基酞酸鹽
phthalic anhydride	酞酐
phthalimide	酞醯亞胺
piperidine, N-formyl	氫—甲醯基六氫嘧啶
polybrominated biphenyls（PCBs）	多氯聯苯
propiolactone, B-	B—丙丙酯
resoricinol	間—苯二酚
selenium	硒
styrene	苯乙烯
Sulfur dioxide	二氧化硫
2,4-D	2,4—二氯苯氧基乙酸
2,4,5-T	2,4,5—三氯苯氧基乙酸
TCDD,2,3,7,8-	2,3,7,8—四氯聯苯—對—二氧苯並戴奧辛
thiourea methyl parathion TMTDS	硫脲甲基巴拉松
tobacco	煙草

toluene	甲苯
toluene diisocyanate	二異氰酸甲苯
toluenediamine	甲苯二胺
toluidine, ortho-	鄰—甲苯胺
toxaphene	八氯茨烯
trichlorethylene	三氯乙烯
trichloromethane	三氯甲烷
trimethyl phosphate	三甲基磷酸
turpentine	松節油
urethane	氨基甲酸乙酯
vivyl chloride	氯乙烯
xylene	二甲苯

附 錄 六
嬰兒房問卷調查

注意事項：回答下列每個問題，假若得到肯定答案的話，則將每個問題最後所列的點數，記錄在另一張紙上，當完成後，將所有點數加總起來。

1. 車庫與住家是否相連？（五點）

2. 嬰兒房是否直接位於車庫上方及（或）靠近一片共同牆壁或出入口？（十五點）

3. 房間是否舖設合成地毯？（二十點）

4. 新地毯是否於最近六個月內舖設？（二十五點）

5. 房間內是否有新家具？（每件家具給予十點）

6. 房間內是否有由夾板製作的任何家具？（每件家具給予十五點）

7. 房間是否舖設壁紙？（十五點）

8. 房間是否於最近六個月內舖過壁紙？（十五點）

9. 房間是否於最近一年內曾經漆過除了無毒油漆外的任何油漆？（二十五點）

10. 嬰兒床墊是否由合成纖維製作？（二十點）

11. 嬰兒寢具是否由合成纖維製作？（二十點）

12. 房間內是否有新的填充動物及玩具？（每一件給予五點）

得點數：你的寶寶擁有健康開端的最佳機會，就是待在得點數為零的房
間裡；假如針對所有問題，你的答案皆為是的話，那麼你的得
點數可能介於二百到二百五十之間。父母們必須決定哪個數字
對於嬰兒房是可以接受的。

國家圖書館出版品預行編目資料

我們正在毒害孩子 / Nancy Sokol Green 原
著；程樹森 譯.一二版. 一臺北市：書泉，2005
[民 94]
　　面；　公分
譯自：Poisoning Our Children: surviving in a
toxic world
I S B N 978-986-121-225-8（平裝）
1.環境衛生　2.毒物學
412.7　　　　　　　　　　　　94013466

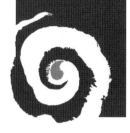

3D05

我們正在毒害孩子
Poisoning Our Children

作　　　者 ─ Nancy Sokol Green
譯　　　者 ─ 程樹森
發 行 人 ─ 楊榮川
總 編 輯 ─ 龐君豪
審 訂 者 ─ 陳東隆
責任編輯 ─ 舒玉萍　劉俊輝
校對人員 ─ 林宣宣　張棠紅　劉俊輝
出 版 者：書泉出版社
地　　　址：台北市和平東路二段 339 號 4 樓
電　　　話：(02)2705-5066　傳　真：(02)2706-6100
網　　　址：http://www.wunan.com.tw
電子郵件：shuchuan@shuchuan.com.tw
劃撥帳號：013038953
戶　　　名：書泉出版社

台中市駐區辦公室 / 台中市中區中山路 6 號
電　　　話：(04)2223-0891　傳　真：(04)2223-3549
高雄市駐區辦公室 / 高雄市新興區中山一路 290 號
電　　　話：(07)2358-702　傳　真：(07)2350-236

法律顧問　元貞聯合法律事務所　張澤平律師

出版日期　1996 年 5 月初版 一 刷
　　　　　2002 年 11 月初版十二刷
　　　　　2005 年 8 月二版 一 刷
　　　　　2011 年 6 月二版 五 刷
定　　　價　新臺幣 330 元